コメディカルスタッフのための
論文の書き方
―初心者から上級者まで―

西尾正輝　新潟医療福祉大学　教授　医学博士

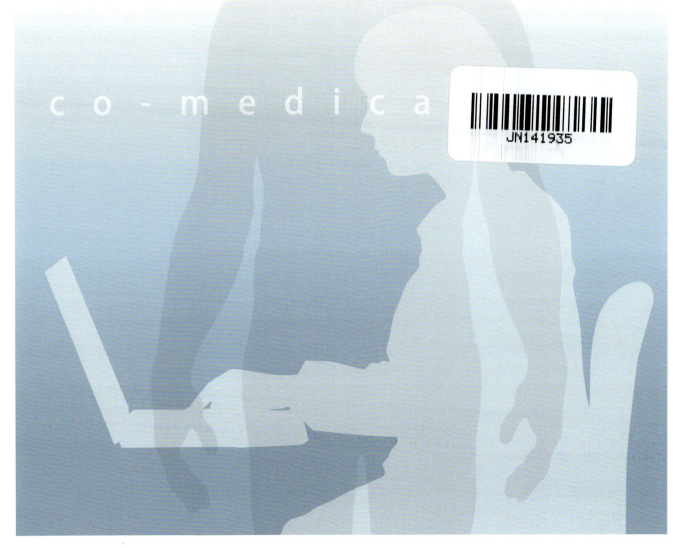

インテルナ出版

序　文

　　研究とは学会発表だけで完結するものではない．論文という形になって受理され雑誌に掲載されてようやく成果物となる．学会発表は演題に応募すると，ほとんど査読なしに受理もしくは採択される．したがって，学会発表の中には，誤りが散見される．これに対して論文が雑誌に掲載されるためには，投稿後にピア・レビュー（専門家による審査や査読）を受け，多くの場合，誤りを修正しなくてはならないし，不適切な投稿論文は「掲載不可」の審査結果を受けることになる．したがって，研究論文が雑誌に採録されるということは該当分野の有識者によってその成果や有効性が認められたということといえ，業績として記録することができる．しかも，場合によっては，その研究成果物はいくつもの連続したアウトカムの蓄積によってようやく結実する．

　　「どんなに濃い記憶でも，一番薄いインクに優るものはない」という孔子の格言が示唆するように，得られた知見を記録し共有することには重要な意義がある．学会発表を行い，意見や情報を交換しあって磨きをかけたものを論文として仕上げてこそ，その情報がその領域を進展させる．

　　こうした研究論文を書くには多大な時間と労力を要するが，それに挑戦しようとする意欲のある若手臨床家が一定数存在することは確かである．研究とは社会貢献の一種であり，そこに真の研究価値を見いだすことは大切なことであるが，初心者は単に「おもしろそうだ」という理由から研究を始めるのも良いと思う．研究を「おもしろい」と感じることはすばらしいことなのである．「おもしろい」と感じるからこそ，多大な時間と労力を費やしながら苦難を乗り越えることができるのである．

　　ところが，学会発表まではできるようになったが，論文としてまとめることができない，という悩ましい声をしばしば耳にする．約20年間大学・大学院の教員として臨床家・研究者の育成に携わってきたが，卒業生たちが学会発表を行っている様子をみかけることはあっても，確かに論文としてまとめたものを目にすることは非常に少ない．あるいは良い内容の学会発表をみかけると「論文としてまとめてみてはどうですか」と声をかけてみるが，なかなか筆が進まない，どうまとめればよいかわからない，といった類の返答がしばしばある．

　　そういった場合，論文の執筆要領について解説された書籍は多数あるので，私は従来こうした書籍を紹介していた．しかし，次第に論文指導にあたって要領をまとめ，自分自身で指導することが多くなった．論文執筆に関する書籍は多数あっても，論文執筆に必要な知識をコンパクトに網羅した書籍は意外とみあたらなかったからである．それに加えて，論文執筆を進めるさいの諸種のテクニックについて記載した書籍がなかなかみあたらないため，結局は基本的な点まで直接指導することになることが多い．卒業生の中には約10時間も深夜バスを利用して私の研究室に通い続け，論文を書き上げた方もいらっしゃった．

志の高い臨床家であれば，書き方のポイントを丁寧に根気よく指導すると，論文掲載まで導くことができるものである．

　研究論文について，初心者の多くは自分には無理な高尚なもの，と決めつけてしまってはいないだろうか．医学系の論文を執筆するには，確かに様々な知識，論理的思考能力，文章能力，統計処理能力などを必要とする．しかし，コツコツと質の高い論文を読みながら執筆に関するこれらの能力を高めるよう助言と指導を継続することでまとめあげることができるようになることが少なくない．むしろ，最初は失敗しても，実際に研究を実践することのおもしろさを味わうことが大切であろう．夢中になって何かを追いかける姿勢はエネルギーを生み出し，試行錯誤しながらも壁を越えて歩み続ける道を切り開く．失敗を繰り返しても，研究を続けていると，研究の進め方をそれなりに学習し成長するものである．

　こうして症例報告を書くことから始めて原著論文を書き続け，やがて国際雑誌に挑むというのは，研究者がたどる典型的な道のりである．一旦その知識と技法を習得すると，おもしろいように論文を発表し続ける方もいらっしゃる．書くほどに，論文の精度も高まってゆく．

　あるいは，諸学会の編集委員や査読委員を経験してきて，論文を執筆するために必要な知識を十分に身につけていないまま投稿されてくるものが実に多いことに驚く．査読でさまざまな不備な点を細かく指摘すると，驚くほど整った論文に修正されて再提出されることがある．

　こうした経緯から，私自身が指導してきた経験を活かして，論文執筆に必要な知識とテクニックをコンパクトに網羅した書籍として編むことにし，これまでの経験を踏まえて，論文執筆に必要な知識とテクニックを凝縮した．これまでに研究論文の執筆の知識とテクニックを体系的に学ぶ機会が少なかった，という臨床家の悩みを少しでも解消することを目的として企画した．

　臨床に携わっていると，研究のヒント（クリニカル・クエスチョン）が多くある．常に良い臨床成果を残したいという気持ちで取り組んでいると，臨床の中でのさまざまな疑問を解決しようとする思いが研究への動機となることは珍しくない．こうして得られた知見の蓄積が私たちの臨床を支え，発展させる．研究の目的について，難しい術語をならべて崇高に語る気はない．単に，クライアントの機能，活動，参加の状態を改善し，QOLの向上に寄与するためにエビデンスを提供すること，と考えて良いではないだろうか．そこに興味関心を抱くことは前述のとおりすばらしいことである．繰り返すが，ともかく，本書を参照して失敗を恐れず論文の執筆に着手してみていただきたい．

　本書がこうした研究論文の執筆を志す方々の一助となることを願ってやまない．

2018年6月
西尾正輝

目次

コメディカルスタッフのための論文の書き方
―初心者から上級者まで―

序文 iii

第1章 論文の種類 1

1　原著 2
2　症例報告 3
3　総説 3
4　短報 3

第2章 論文執筆の流れ 5

1　クリニカル・クエスチョンから投稿までの流れ 6
　1-1　クリニカル・クエスチョンと漠然としたテーマの設定 6
　1-2　研究領域の歴史的背景の把握とリサーチ・クエスチョン 7
　1-3　研究計画書の骨格となる「PECO」と「PICO」 10
　　1）「PECO」と「PICO」とは 10
　　2）PECO の例 11
　　3）PICO の例 12
　　4）説明変数 12
　　5）治療・訓練の効果における PECO と PICO の使い分け 12
　　6）FINER 13
　1-4　研究計画書の作成とその後のあらまし 14
　　1）研究計画書を作成するさいの留意事項 15
　　2）研究計画書の妥当性にこだわることの重要性 15
　　3）倫理的配慮と倫理審査委員会 15
　　4）研究計画書が完成した後の取り組みのあらまし 16
　1-5　研究費の助成制度 17
　1-6　「二重投稿」のケースと問題性 18
　1-7　投稿する雑誌の選択 19
2　投稿から掲載までの流れ 20
　2-1　投稿から受稿まで 20
　2-2　受稿から「査読」まで 20
　2-3　査読結果の判定 22
　2-4　査読結果の通告 23
　2-5　論文の修正 24

目次

第3章 研究デザインと誤差，エビデンス　27

1　研究デザインの種類　28
1-1　観察研究　29
　1) 症例報告　29
　2) 症例集積　32
　3) 横断研究　32
　4) 症例対照研究（ケースコントロール研究）　35
　5) コホート研究（前向きコホート研究　prospective cohort study）　38
　6) 後ろ向きコホート研究　41
1-2　介入研究　42
　1) ランダム化比較試験（無作為化比較試験）　42
　　(1) パラレル比較デザイン（並行群間比較試験）　42
　　(2) クロスオーバーデザイン　43
　　(3) N-of-1（エヌ・オブ・ワン）試験　44
　2) RCTの倫理的問題　44
　3) ランダム割り付け　45
　4) 盲検化（盲検法）　46
　5) CONSORT声明　48
1-3　二次研究　51
　1) システマティックレビュー（定性的システマティックレビュー，系統的レビュー）　51
　2) メタアナリシス（定量的システマティックレビュー）　52

2　誤差　54
2-1　選択バイアス　54
2-2　情報バイアス　55
2-3　選択バイアス・情報バイアスと交絡バイアスを制御する時点　56
2-4　交絡バイアス　56
2-5　バイアスを回避するための方策　58
　1) 限定（制限）　58
　2) ランダム抽出　58
　3) ランダム割り付けと盲検化　60
　4) マッチング　60

3　エビデンス　61
3-1　EBMの概要　61
　1) EBMの歴史的背景とその普及　61
　2) EBMの実践手順　61
3-2　「研究デザイン中心主義」から「アウトカム中心主義」へ　63
3-3　GRADEシステム　64

第4章 原著論文の構成と各セクションの書き方　*71*

1　原著論文の構成 …………………………………………………………………………… *72*
2　論文の表紙 ………………………………………………………………………………… *73*
　2-1　論文の題名 …………………………………………………………………………… *73*
　2-2　論文の著者 …………………………………………………………………………… *74*
3　要約・要旨・抄録とキーワード ………………………………………………………… *76*
　3-1　要約・要旨もしくは抄録 …………………………………………………………… *76*
　3-2　キーワード（索引語） ……………………………………………………………… *78*
4　はじめに（Introduction） ……………………………………………………………… *78*
　　1）研究領域の進捗状況を示す3つのポイント ……………………………………… *78*
　　2）研究の意義 …………………………………………………………………………… *79*
　　3）研究の目的 …………………………………………………………………………… *79*
5　方法（Method / Methods） …………………………………………………………… *80*
　　1）対象 …………………………………………………………………………………… *81*
　　2）課題内容，実施手順（手続き），課題の解析方法 ……………………………… *82*
　　3）信頼性 ………………………………………………………………………………… *82*
　　4）研究デザイン ………………………………………………………………………… *82*
　　5）統計解析 ……………………………………………………………………………… *82*
　　6）倫理的配慮 …………………………………………………………………………… *83*
6　結果（Results） ………………………………………………………………………… *84*
　　1）図表の活用 …………………………………………………………………………… *84*
　　2）不要な図表 …………………………………………………………………………… *86*
　　3）結果のセクションの文章 …………………………………………………………… *86*
　　4）統計学的処理結果の記載の仕方 …………………………………………………… *86*
　　5）図表の綴じ方 ………………………………………………………………………… *87*
7　考察（Discussion） ……………………………………………………………………… *87*
　　1）考察で記載する内容 ………………………………………………………………… *88*
　　2）先行報告との比較検討 ……………………………………………………………… *88*
　　3）今回得られた結果に関する学際的解釈 …………………………………………… *89*
　　4）研究の成果の有用性と研究の限界や今後の課題 ………………………………… *89*
8　謝辞（Acknowledgments） …………………………………………………………… *90*
9　利益相反（Conflict of Interest：COI） ……………………………………………… *91*
10　文献（References） …………………………………………………………………… *92*
　　1）文献の倫理的注意事項 ……………………………………………………………… *92*
　　2）本文中の文献の引用の仕方 ………………………………………………………… *92*
　　　　(1) ハーバード方式 ………………………………………………………………… *92*

目次

  （2）バンクーバー方式 93
 3）書誌的事項の書き方 94
 4）文献の記載上，注意すべきその他の事項 97
11　英文抄録（Abstract） 97
12　カバーレター 99

第5章　症例報告の構成と執筆上の留意点　101

1　症例報告とは 102
2　症例報告の構成 103
 2-1　はじめに 105
 2-2　症例と検査所見 106
 2-3　臨床経過 108
 2-4　考察 110

第6章　文献・情報検索と管理の仕方　111

1　なぜ，文献・情報検索が必要なのか 112
2　文献・情報検索と管理の流れ 113
3　収集する文献・情報の種類とツール 114
 3-1　図書の検索の仕方 114
  1）大学や病院などの図書館のOPACや蔵書目録 115
  2）NDL ONLINE，CiNii Books，Webcat Plus，カーリルなどのデータベース・ポータルサイト 116
   （1）NDL ONLINE（国立国会図書館蔵書検索・申込システム） 116
   （2）CiNii Books（サイニィブックス） 118
   （3）Webcat Plus 119
   （4）World Cat 119
   （5）カーリル 120
   （6）Jcross 120
   （7）BOOKPLUS 120
   （8）その他の主要なデータベース 121
  3）インターネットで利用できるオンライン書店・ポータルサイト 121
   （1）オンライン書店・ポータルサイト 121
   （2）古書や絶版になった図書 124
   （3）Googleブックスとそのほかのオンライン・サービス 124
 3-2　論文の検索の仕方 126
  1）和雑誌の論文を検索する場合に役立つデータベース 126
   （1）NDL Search 126

　　　　(2) 医中誌Web ... *128*
　　　　(3) JDream III ... *129*
　　　　(4) magazineplus ... *130*
　　　　(5) J-STAGE ... *130*
　　　　(6) CiNii Articles ... *131*
　　　　(7) 最新看護索引Web ... *132*
　　　　(8) PEDro ... *132*
　　　　(9) JAIRO ... *133*
　　　　(10) WARP（国立国会図書館インターネット資料収集保存事業）... *133*
　　　　(11) メディカルオンライン ... *134*
　　　　(12) 医書.jp オールアクセス ... *135*
　　　　(13) Google Scholar ... *136*
　　2) 洋雑誌の論文を検索する場合に役立つデータベース ... *136*
　　　　(1) PubMed（パブメド）... *136*
　　　　(2) Cochrane Library（コクラン・ライブラリー）... *141*
　　　　(3) Embase（エンベース）... *142*
　　　　(4) Science Direct ... *142*
　　　　(5) Web of Science ... *143*
　　　　(6) Scopus（スコーパス）... *143*
　　　　(7) EBOSCOhost（エブスコホスト）... *143*
　　　　(8) ProQuest Health and Medical Complete ... *144*
　　　　(9) PsycINFO ... *144*
　　3) 関連雑誌のバックナンバー ... *144*
　3-3　インターネットからの情報の検索の検索の仕方 ... *145*
4　文献・資料の入手の仕方 ... *146*
　4-1　図書の入手の仕方 ... *146*
　　1) データベース・ポータルサイトで検索する ... *146*
　　2) 直接所蔵している図書館に出向く ... *146*
　　3) 図書館間相互貸借（Inter-Library Loan：ILL）サービスを利用する ... *146*
　　4) コンビニエンスストアで受け取る ... *149*
　　5) 電子書籍をオンライン書店で入手する ... *150*
　4-2　論文の入手の仕方 ... *151*
　　1) データベースで検索し入手する ... *151*
　　2) 本文がリンクされているタイプのデータベースで検索し入手する ... *151*
　　3) 会誌のホームページにアクセスして閲覧する ... *152*
　　4) 図書館間相互貸借（Inter-Library Loan：ILL）サービスを利用して入手する ... *152*
　　5) 国立国会図書館蔵書に複写を申し込んで入手する ... *153*

  6）直接所蔵している図書館に出向く　　153
  7）業者に文献複写の依頼をして入手する　　153
  8）著者に論文の別刷寄贈を依頼する　　154
 4-3　文献管理　　155
  1）EndNote（エンドノート）　　156
   （1）オンラインでの文献情報の検索と取り込み　　156
   （2）データベースから取り込んだ書誌的事項の保存，編集，管理　　156
   （3）文献リストの自動作成　　158
  2）EndNote X7 と EndNote basic　　159
  3）EndNote basic を用いた文献の取り込み　　159
  4）その他の文献管理ソフトウェア　　161
   （1）RefWorks と GetARef　　161
   （2）Mendeley　　163
   （3）PubMed CLOUD　　163
  5）文献管理ソフトウェアを使用しない場合　　163

第7章　医学系論文における文章の書き方　165

1　投稿規定・執筆要項　　166
 1）投稿規定　　166
 2）執筆要項　　166
2　文章表現の原則　　167
 1）文章表現の基本原則　　167
 2）仮名表記の注意点　　170
3　医学系の論文の文章作法のポイント　　171
4　構想の立て方：マッピングの活用　　173
 1）マッピングの技法　　173
 2）マッピングを作成する能力の高め方　　174
 3）マインドマップ　　174
5　初心者に散見される拙い文章例　　174
 1）稚拙な文章例　　174
 2）改めて，良い日本語の文章を書くために　　176

第 8 章 図表の作成の仕方　*177*

1　図の作成の仕方 ··· *178*
 1-1　図表の意義 ··· *178*
 1-2　図表を作成するさいの基本的重要事項 ································ *178*
 1-3　図の種類と解像度 ··· *179*
  1）折れ線グラフと棒グラフ ·· *179*
   ① 折れ線グラフ ··· *179*
   ② 棒グラフとエラーバー ··· *179*
   ③ 折れ線グラフや棒グラフの留意点 ······························· *184*
  2）散布図，円グラフ，帯グラフ，フローチャートなど ············ *186*
   ① 散布図 ··· *186*
   ② 円グラフ ·· *186*
   ③ 帯グラフ ·· *186*
   ④ フローチャートなど ·· *187*
  3）箱ひげ（ヒゲ）図，積み上げ棒グラフ ····························· *189*
   ① 箱ひげ（ヒゲ）図 ··· *189*
   ② 積み上げ縦棒グラフや積み上げ横棒グラフ ···················· *189*
  4）画像所見 ·· *191*
2　表の作成の仕方 ··· *191*
  1）どのような場合に，どのような目的で表を用いるのか ········ *191*
  2）表を作成するさいの留意点 ·· *194*

第 9 章 校正の仕方　*197*

1　校正の基本原則 ··· *198*
  1）著者校正の義務 ··· *198*
  2）著者校正の基本的な事項 ··· *199*
2　日本式校正記号 ··· *199*
 ① 文字・記号の修正 ··· *199*
 ② 削除する ··· *199*
 ③ 修正・削除の取り消し ··· *200*
 ④ 文字・記号の挿入 ··· *200*
 ⑤ 小書き文字へ修正（こが） ··· *200*
 ⑥ 小書き文字の修正 ··· *200*
 ⑦ 上付き文字・下付き文字へ修正 ·· *200*
 ⑧ 文字を入れ替える ··· *202*
 ⑨ 大文字にする ··· *202*

目次

 ⑩ 小文字にする　202
 ⑪ まぎわらしい記号の明確化　202
 ⑫ 改行に変更する　202
 ⑬ 改行されている行をつづける（追い込み）　202
 ⑭ 行をあける　202
 ⑮ 字間の調整　203
 ⑯ 全角と半角　204
 ⑰ 文字の位置を上げる・下げる　204
 ⑱ 書体の指定　204

索引　205

全国医学書取り扱い主要書店リスト　211

Column

「一次資料」と「二次資料」　*3*
リサーチ・クエスチョン，研究計画書を作成するアプリケーション　*14*
初心者に論文指導者は必須！　*17*
観察研究のガイドライン：STROBE 声明　*31*
初学者はまず症例報告から始めよう！　*31*
リスクファクターと曝露（exposure）　*34*
タバコ肺がん論争の歴史をめぐって　*42*
システマティックレビューおよびメタアナリシスのガイドライン：PRISMA 声明　*50*
論文の正式題名は最後に決定する　*75*
キーワードを選択するさいの裏技　*78*
「はじめに」のセクションは最後に書く　*80*
統計解析という障壁を乗り越えるために…　*83*
初心者は症例報告から投稿論文を書くほうが取り組みやすい　*102*
「はじめに」のセクションは最後に書く　*105*
文献をダウンロードするさいの注意事項　*135*
CDSR でヒットした論文を文献リストに記載する仕方　*142*
文献検索の裏技的手法　*144*
図書を迅速に購入する方法　*152*
特異的な氏名を入力する裏技　*169*
類語辞典を活用しよう！　*172*
Excel を用いたエラーバーの作り方　*180*

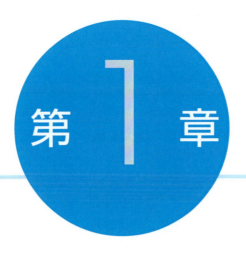

第1章

論文の種類

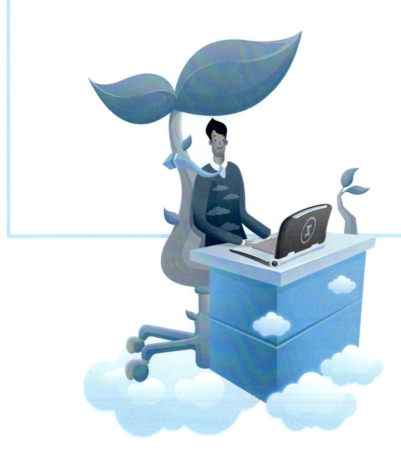

Chapter 1 論文の種類

- 学術論文を書くさいには，まずどの種類の論文を書くのか選択しなくてはならない．
- 医学系論文の主な種類には，① 原著，② 症例報告（事例報告），③ 総説，④ 短報がある（表1-1）．
- 雑誌によっては，そのほかに，「速報」「臨床ヒント」などを設けているものもある．また，「Letters to the Editor」や「会員の声」が文献として引用されることもある．

🔑 **キーワード**　原著，症例報告，総説，短報

1　原著

「原著」（original article）というのは通常の論文であり，自分自身の研究成果をまとめたもののことをいう．オリジナル論文ともよばれる一次資料である．新奇性，オリジナリティ（独創性）があり，科学的に価値のある知見があることが条件となる．

さらに，原著は適切な研究デザインに基づいていて，客観的に結果が解析されていることに加えて，論理的な文章で記載されていなければならない．

原著論文は，臨床研究と基礎研究に分類される．臨床研究とは，実際の患者を対象とした研究である．基礎研究とは，動物実験や遺伝子，培養細胞などを用いて基礎医学的なメカニズムの解明を行う研究である．

大学院における「修士論文」や「博士論文」は，しばしば原著論文の形式で執筆されるので，4章「原著論文の構成と各セクションの書き方」が参考となるであろう．

表1-1　論文の主な種類

種　類	内　容
原　著	新奇性，オリジナリティがある論文であり，科学的に価値のある研究成果（知見）をまとめたもの
症例報告	先行報告例が乏しい症例の病態所見や臨床経過をまとめたもの
総　説	特定の研究テーマに関する従来の知見を系統的に整理して，歴史的展望と現在の動向，将来の展望を紹介するもの
短　報	原著をコンパクトにまとめたもの

2　症例報告

「症例報告」（事例報告：case report）というのは，従来報告されていない，もしくは先行報告例数が乏しく珍しい症例の病態所見や臨床経過などをまとめたもののことをいう．

症例数は少数であり，1例であることも珍しくない．初心者が論文を書く場合，症例報告や後述する短報から取り組むと，挫折することなく投稿の段階にまで到達しやすい．

3　総説

「総説」（review）というのは，内外における多数の文献（一次資料）を参照として，特定の研究テーマに関する従来の知見を系統的に整理して，歴史的展望と現在の動向を紹介するもので，二次資料に含まれる．将来の展望について言及することもある．

その研究課題の領域におけるオピニオンリーダー，すなわち第一人者レベルの研究者が学会の編集委員会から依頼を受けて執筆することが多い．

したがって，通常，査読はない．総説を著すには，相当に高い学識を有していることが必須条件となる．読み手にとっては，総説はその研究に関する全容を簡便に知ることができるため，便利な論文である．

4　短報

「短報」（short communication, brief report, brief note, short note）というのは，原著をコンパクトにまとめたものである．データ数も原著と比較して少ない傾向にある．

研究成果を早く世に公表してプライオリティー（先取権）を獲得したいという理由から，こうした簡潔で速報性に優れた短報の形式を用いることもある．

Column　「一次資料」と「二次資料」

必要な資料や情報をより早く的確に検索あるいは利用できるように加工・要約・編集したものを「二次資料」という．従来は文献目録や蔵書目録などを指していたが，今日では二次資料の多くが電子化されるようになり，インターネットで提供されているデータベースが二次資料の中心として用いられている．

これに対して，「一次資料」とは二次資料によって検索される資料であり，それ自身で完結したオリジナルな情報を収録している資料のことをいう．

医学系の論文の場合，原著論文は一次資料の典型例に該当する．

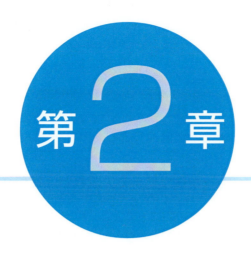

第2章

論文執筆の流れ

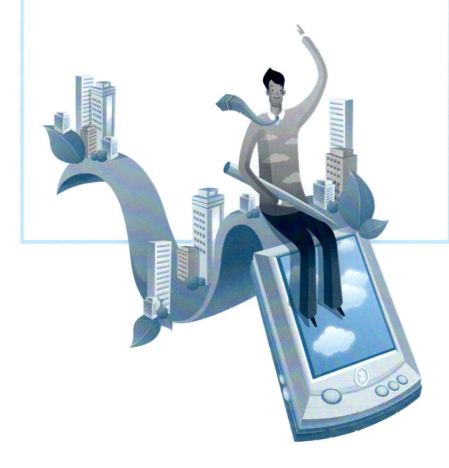

Chapter 2 論文執筆の流れ

- クリニカル・クエスチョンは，研究の出発点であり，リサーチ・クエスチョンへと構造化することで，研究の骨格ができる．
- 本章ではクリニカル・クエスチョンから投稿までの流れと，投稿後の掲載にいたるまでの作業の流れについて解説する．

キーワード クリニカル・クエスチョン，リサーチ・クエスチョン，PECO，PICO，研究計画書

1 クリニカル・クエスチョンから投稿までの流れ

1-1 クリニカル・クエスチョンと漠然としたテーマの設定

図2-1に，論文執筆におけるクリニカル・クエスチョンから投稿までの流れをフローチャートに示した．**論文執筆は，まず漠然とした臨床的疑問が生まれるところから始まることが多い．漠然とした，あるいは素朴な臨床的な疑問は臨床研究の種である**．そのほか，文献を読んでいるなかで関心を寄せてテーマが芽生えることもある．学会発表や講習会・勉強会などの他者の発表がモチーフの原点となってテーマに発展することもある．こうした勉強会の後の単なる雑談からテーマが生まれることもある．偶然に臨床で得られた結果が新

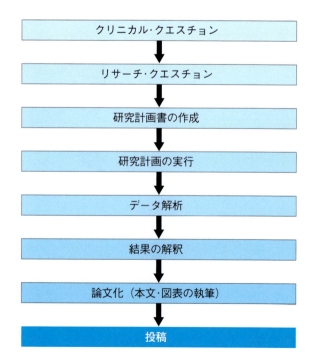

図2-1 クリニカル・クエスチョンから投稿までの流れ

表 2-1 クリニカル・クエスチョン(文献 1 より)

問題	クリニカル・クエスチョン
異常	患者は病気なのだろうか,それとも健康なのだろうか
診断	病気の診断に用いられる検査はどの程度正確なのだろうか
頻度	病気はどの程度の頻度で発生するのだろうか
リスク	病気のリスクを高める因子は何だろうか
予後	病気の結果として何が起こるのだろうか
治療	治療によって病気の経過がどのように変わるのだろうか
予防	健常人に何か介入することで病気を予防できるのだろうか.病気を早期に発見し治療すると,病気の経過が改善するのだろうか
原因	どんな条件で病気が発生するのだろうか.病気の原因は何だろうか

しい知見を含んだテーマとなることもある.

　これらのなかで,**臨床のなかで疑問が生じて標準的なテキストで調べても不明であることが動機となってテーマが生まれる**ことは,進取の気性に富んだ臨床家であれば珍しくないことであろう.

　症例報告はまさしく日常の臨床における経過観察に基づくものであり,きわめてまれな疾患を呈した症例の病態や臨床経過,新たな治療薬や訓練方法を用いて得られた臨床経過などからテーマが生まれる.

　こうした素朴な臨床的疑問のことを,「クリニカル・クエスチョン (clinical question:CQ)」という.クリニカル・クエスチョンは,研究の出発点ともいえる.

　表 2-1 に,一般的なクリニカル・クエスチョンを示した[1].クリニカル・クエスチョンは,知的好奇心が豊かな人,一般的には通説となっている事項でも臨床と一致しない場合に疑問に思うほど探究心が強い人,新しいアイデアに鋭敏な人,野心的な人ほど多く芽生える.定期的に学術集会や勉強会に参加し続けないと,学生時代にいかに優秀であろうとも,こうしたマインドは衰えてしまう.

1-2　研究領域の歴史的背景の把握とリサーチ・クエスチョン

　しかし,この段階ではその研究がすでになされているかもしれないし,意義がどの程度あるのかも明らかではない.

　そこで,まず**クリニカル・クエスチョンに関する先行研究論文を展望してその研究領域の歴史的背景と現状の問題点を把握する**[2].そうして,自身が取り組もうとする研究領域が先行研究でどこまで明らかにされており,どのような点が不明であり,どのような点が現在の課題として残されているかを明確にする.

　研究とは知見の積み重ねの連続であり,一つの研究によってその研究領域が完結することはない.新たな研究成果が生み出されると,新たな研究課題が生じるものである.した

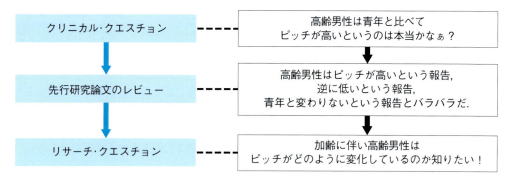

図 2-2　クリニカル・クエスチョンからリサーチ・クエスチョンへの流れ

がって，興味関心を抱いた研究領域のどのような点について，どのような方法を用いて明らかにするのかを文献検索により慎重に検討する．

　文献検索を進める過程で視野が広まり，当初の漠然とした仮のクリニカル・クエスチョンの焦点が絞られ，漠然とした当初の動機から確固たる動機が形成されると同時に，研究の目的と方法が具体的に明確化されてくる．ノーベル生理学・医学賞を受賞した利根川進氏も「まず疑問をもち，その内容を煮つめていって，何がどう問題なのか疑問点をはっきりクエスチョンの形に定式化するのが重要」と指摘している[3]．

　このようにして考えると，文献レビューを通して，クリニカル・クエスチョンが研究に値するだけの学際的意義をどの程度有するかが明白になるとともに整理されて，「リサーチ・クエスチョン (research question：RQ)」へと構造化されることがわかる．

　リサーチ・クエスチョンとは，家屋に例えると骨組みに相当し，研究の骨格をなすものである．図 2-2 に，クリニカル・クエスチョンからリサーチ・クエスチョンへの流れを模式的に示した．こうした点で研究者にとって「文献検索能力」はとても重要であるため，6 章にて詳述する．

　リサーチ・クエスチョンとは「研究者が自分の研究を成し遂げるために解決したいと願う疑問」と定義され[4]，クリニカル・クエスチョンに関する先行研究をレビューし，わかっていることとわからないことを整理し，臨床的意義があり実現可能な一連の条件を満たしたものである．リサーチ・クエスチョンは，立案段階で変化していくものであり，ブラッシュアップされていくものである[5]．

　こうした点で，リサーチ・クエスチョンをつくることは，「研究計画立案の第一ステップ」ともいわれる[5]．

　このようにクリニカル・クエスチョンをリサーチ・クエスチョンへと構造化するには，PECO もしくは PICO を考え決定することが重要である．そして，リサーチ・クエスチョンを解決するために質の良い研究計画書を立案することにより，研究が進行する[4]．以下では，こうした流れについて解説する．

> **クリニカル・クエスチョンに関する著者の経験例**
>
> クリニカル・クエスチョンについて，著者の経験を1つ挙げる．
>
> 著者はあるとき，「加齢に伴い男性の声のピッチは著しく上昇する」というHollien[6]の学説に疑問を抱くようになった．なぜなら定期的に訪れていた高齢者施設に入所している男性の多くは一般青年と比較してそれほどピッチが高いとは感じられなかったからである．
>
> 国会での討論等をテレビで見ていても，70歳代レベルで元気に発言している議員たちのピッチが高いとは決して感じられなかった．しかし，音声に関する専門書では，このHollienの学説に基づいて記載されているものが多かった．確かに男性高齢者ではピッチが高い人がいるとも感じた．しかし，平均的にみて，「著しく」上昇するとは思えなかった．ピッチが高い人は，青年男性でもいるし，中年男性でもいると感じた．
>
> そこで文献を検索してみると，文章レベルで音響解析学的に男性の日本語話者を対象として加齢に伴うピッチの変化を検討した研究は，Honjoら[7]の報告1件しかなく，しかもその研究デザインには，<u>① 対象数がわずかに20例と十分ではないこと</u>，<u>② 実際には高齢群だけを対象としており若年群の測定は行っていないこと</u>，<u>③ 用いた発話資料が明示されていないこと</u>，から不十分であると思った．さらに，Honjoら[7]の結果では高齢男性の平均ピッチは162Hzと異様に高く奇妙に感じた．
>
> 著者の疑問はますます大きくなった．Hollienは本領域では国際的権威者であるし，Honjoも国際的に知名度の高い研究者である．しかし，著者の知的好奇心は疑問を抑えることができなかった．そこで，詳細な文献検索を行ったり研究デザインを立案することで，素朴なクリニカル・クエスチョンをリサーチ・クエスチョンへと構造化し，研究計画書を作成した．
>
> PECOを作成する段階でも，研究計画書を作成する段階でも，単に対象の音声を測定するだけでよいのか，喉頭に声帯結節などの異常が含まれていると精緻なデータとはいえないといった，さて，どうしようか，と悩ましい問題が立ちはだかった．見逃した喉頭疾患が交絡因子となり誤差が生じる可能性があると思われた（交絡因子については3章参照）．
>
> これに対して，対象の全例を耳鼻咽喉科医に依頼して硬性喉頭内視鏡で観察してもらい，喉頭疾患が認められた対象は除外することにした．さらに，全例に面談を行い，喉頭疾患の既往などについて質問調査を行うことにした．交絡因子を制御するための限定という手法である．
>
> こうして，研究を始めるにいたった．収集したデータは青年から高齢者まで総計374例におよんだ．最終的にその研究は原著論文[8]へと結実し，国際音声言語医学会誌に掲載された．その結論は，「男性は70歳代以降になって"若干"の上昇傾向を認める」というものであり，老年群の平均ピッチは青年群と比較してわずかに約6Hz高いというものであった．
>
> 本研究は横断研究であり，現在はこれらの対象を追跡調査し縦断研究を実施中であ

る．当時データを収集した35歳の方は今や50歳に，45歳の方は60歳に，60歳の方は75歳になっている．

このように，素朴な疑問を解決したいという知的好奇心が研究の始まりとなることがある．そして，そのクリニカル・クエスチョンからPECOや研究計画書を作成する段階において，精緻で実現可能なものに仕上げておくことがきわめて重要である．

1-3　研究計画書の骨格となる「PECO」と「PICO」

▶1）PECO」と「PICO」とは

「PECO（ペコ）」と「PICO（ピコ）」とはEBM（evidence-based medicine）の基本的な骨格であり，研究計画書の骨格でもある．これを用いることでリサーチ・クエスチョンが単純で明確な形式に構造化される．3章で解説する研究デザインをよりよく理解するうえでも重要な概念である．

表2-2にその概要を示した．PECOとPICOは，表2-2に示した用語の頭文字である．ここでいうアウトカム[※1]とは，どのような結果，治療・訓練効果，臨床的帰結，予後が得られるのか，ということである．

PECOは観察研究（横断研究や症例対照研究）に，PICOは介入研究（ランダム化比較試験や非ランダム化比較試験）において用いられる．

観察研究と介入研究の詳細については，3章で詳述する（p.28参照）．ただし，症例報告や症例集積のような記述的研究は観察研究に分類されるとはいえ，対照群がないためPECOの形にすることは難しい．

つまり，PECOとPICOを比較した場合，PECOではExposure（要因，曝露，危険因子）が用いられ，PICOではそれに代わってIntervention（介入）が用いられるという点だけが異なる．

わかりやすく表現すると，**観察研究ではPECOを用いて，「どのような人を対象として，どのような要因を取り上げると，何と比較して，何をアウトカムとするのか」を決定する．介入研究ではPICOを用いて「どのような人を対象として，どのような治療・介入を行うと，**

[※1] アウトカム：アウトカムとは一般に結果，効果のことをいう．より丁寧に定義すると，臨床経過の結末内容であり，臨床帰結といえる．

表2-2　PECOとPICO

観察研究：PECO	介入研究：PICO
Patients（対象者，患者）：どのような人を対象とするのか	**P**atients（対象者，患者）：どのような人を対象とするのか
Exposure（要因，曝露，危険因子）：どのような要因を取り上げるのか	**I**ntervention（介入）どのような治療・介入を行うのか
Comparison（比較対照）：比較する対照は何か	**C**omparison（比較対照）：比較する対照は何か
Outcome（結果，効果）：何をアウトカムとするのか	**O**utcome（結果，効果）：何をアウトカムとするのか

何と比較して，何をアウトカムとするのか」を決定する．PECO も PICO も必ず**疑問文**で表現する．

▶ 2) PECO の例

PECO を用いた例を以下に示す．「気管支拡張剤は不整脈の発現率を高めるか」というクリニカル・クエスチョンに対して，以下のように PECO を用いたリサーチ・クエスチョンをつくることができる．

> P：A 病院を受診した気管支喘息患者を対象に
> E：気管支拡張剤使用者は
> C：気管支拡張剤非使用者と比較して
> O：不整脈の発現率は高いか

福原[5]は，「運動指導がメタボリックシンドロームを減らせるか」というクリニカル・クエスチョンに対して，以下のような PECO を用いたシンプルなリサーチ・クエスチョンの例を示している．

> P：メタボリックシンドローム予備軍の男性を対象に
> E：従来の栄養指導に加えて，新しく開発された運動指導を受けた人は
> C：従来の栄養指導だけを受けた人と比較して
> O：一定の期間の間に，メタボリックシンドロームとなった割合が小さいか

ここで，E が I として扱われないのは（PICO として扱われないのは），あらかじめ対象者を栄養指導＋運動指導群と栄養指導群に分けてから研究を実施したわけではなく，記録を後ろ向きに（現在から過去に向かって）調べることで研究を行うからである．もし事前に対象者を 2 群に分けてランダムに割り付けて前向きに（現在から未来に向かって）介入していれば，PICO として扱われる．

これは，後述するように，通常の診療の範囲内であり，「研究目的での特定の診療行為を行っていないから介入とはいえない」とも説明することができる．

▶3) PICO の例

次に,「訓練プログラム A は脳卒中患者の ADL の向上に有効か」というクリニカル・クエスチョンに対して, PICO を用いたリサーチ・クエスチョンの例を示す.

> **PICO を用いたリサーチ・クエスチョンの例 1**
>
> P：脳卒中患者に対して
> I：訓練プログラム A を施行すると
> C：訓練プログラム B を施行するのと比べて
> O：ADL の向上が認められるか

もう一つ, 谷澤ら[2]の「低栄養の透析患者への栄養指導は効果的か」というクリニカル・クエスチョンに対して, PICO を用いたリサーチ・クエスチョンの例を示そう（一部表現を改変）. より理解が深まると思われる.

> **PICO を用いたリサーチ・クエスチョンの例 2**
>
> P：低栄養の透析患者に対して
> I：栄養指導をすると
> C：栄養指導をしない患者と比べて
> O：全身状態は改善するか

▶4) 説明変数

PECO における E と PICO における I のことを, **説明変数**という.

説明変数は研究者が最も関心を寄せているものであり, アウトカム変数との関係を明らかにしたい要因である. 上記の例でいうと, 説明変数は「訓練プログラム A」であり, アウトカムは「ADL の向上」である.

研究者は「訓練プログラム A」に関心を寄せており, それにより「ADL の向上が認められるか」という疑問に向き合っているのである.

▶5) 治療・訓練の効果における PECO と PICO の使い分け

先に,「PECO は観察研究に, PICO は介入研究において用いられる」と述べた. これは, PECO と PICO の使い分けの基本である. しかし, 治療・訓練の効果は観察研究でも介入研究でも調べることができる.

3 章でも解説するが, 介入研究でいう「介入」というのは,「通常の診療行為を超えた研究目的に行う特定の医療行為」のことである.

福間[9]が提出している例を取り上げてみよう.「透析患者において, 血清リンが高いと心血管合併症が多いか」というクリニカル・クエスチョンは, 以下のように PECO でも PICO

でも構造化することができる．

```
観察研究：PECO
P：透析患者
E：血清リンが高値
C：血清リンが低値
O：心血管合併症の発生
```

```
介入研究：PICO
P：透析患者
I：血清リンの目標値を高く設定
C：血清リンの目標値を低く設定
O：心血管合併症の発生
```

この例において，観察研究デザインと介入研究デザインでは，結果の解釈が異なる．観察研究では，透析患者における血清リン高値と心血管合併症の発生の関連性について検討することができる．しかし，高リン血症の患者の血清リンを低下させると心血管合併症の発生が低下するかどうかを結論づけることはできない．

▶ 6) FINER

こうして，クリニカル・クエスチョンをPECOもしくはPICOで表現することで，漠然とした疑問が実行可能で明快なリサーチ・クエスチョンへと構造化される．

良いリサーチ・クエスチョンが備えるべき条件として，表2-3に示した5点からなる"**FINER**"が知られている[4]．「実現可能であり，興味深く，新奇性があり，倫理に適っており，妥当であること」が良いリサーチ・クエスチョンが備えるべき条件とされる．

PECOもしくはPICOをつくるさいに，**FINER**をチェックリストとして用いるとよい．「かかる時間や費用から実現可能だろうか」「新奇性が本当にあるかもっと先行研究を調べる必要があるかも……」といったように，具体的にリサーチ・クエスチョンが磨かれるであろう．

しかし，すべての観察研究がPECOの形式で構造化できるわけではない．主にアウトカムに影響を与える要因であるEを探す研究では，PECOのEが不明であるためにPECOの形式にできない[2]．

表2-3 良いリサーチ・クエスチョンが備えるべきFINER基準（文献4より）

F：Feasible 実現可能である	I：Interesting 興味深い	N：Novel 新奇性がある	E：Ethical 倫理に適っている	R：Relevant 妥当である
対象者が適切であること	研究者が興味のある解答を求めること	過去の知見を確認したり，否定したり，進展させたりすること	施設の審査委員会が承認する研究であること	科学的知識を進展させること
技術的な専門性が適切であること		新しい知見を提供すること		臨床的方策や保健政策に影響を及ぼすこと
かかる時間や費用が適切であること				将来の研究につながること
実施できる範囲内であること				

> **Column** リサーチ・クエスチョン，研究計画書を作成するアプリケーション
>
> リサーチ・クエスチョンを作成し，研究計画書の作成にも役立てるアプリケーションとして，福原俊一（京都大学教授），福間真悟（京都大学医学部付属病院医師）を中心とするNPO法人健康医療評価研究機構により作成・運用されている「QMentor」がある．
>
> 初めて利用する場合，以下のURLから申し込む．
>
> ▶申し込みサイト：https://www.i-hope.jp/ihope_qmentor/

1-4 研究計画書の作成とその後のあらまし

次に「**研究計画書（プロトコール）**」を作成する．多くの場合，研究計画書は複数の共同研究者で作成するため，前述の構造化されたリサーチ・クエスチョンがあると，研究チームが骨格を共有しているので，より円滑に作業を進めることができる．

> **研究計画書に含まれる内容**
>
> 「研究計画書」に含まれる内容は，主に以下である．
>
> ① **テーマ**（もしくは課題名），**研究者名**（共同研究者名・連名著者を含む），**所属**
> ② **研究領域の歴史的背景**（現在，どこまで明らかにされており，どこが現在の課題として残されているか）
> ③ **動機**
> ④ **目的**（何をどこまで明らかにするか）
> ⑤ **研究方法**
> ⑥ **研究論文の種類と構成**
> ⑦ **予想される結果の推察とその意義**（先行研究と異なる新奇性はどこにあるか）
> ⑧ **倫理的配慮**（インフォームドコンセントに必要な書面も添付する）
> ⑨ **主要文献リスト**
> ⑩ **必要経費の見積もり**
> ⑪ **研究組織・連絡先**
>
> さらに，⑤ **研究方法**については，以下のように5W1Hの原則を意識して熟考して記載するとよい．研究計画書のなかで，とりわけ重要な箇所である．
>
> - **Who** ：対象者の性別，年齢，疾患名，サンプル数など
> - **What** ：観察・介入を実施する内容（Howと関連する）
> - **When** ：研究実施期間とタイム・スケジュール
> - **Where**：研究を実施する場所
> - **Why** ：当該研究の対象や実施内容などを選択した理由
> - **How** ：研究デザイン，観察・介入を実施する内容の実施手順，データ解析方法など

▶1) 研究計画書を作成するさいの留意事項

研究計画書を作成する段階で，投稿する雑誌についても複数の候補を挙げておく．さらに，研究に関する被検者への説明文書と同意書も用意しておく．

研究の種類によるが，実現可能な研究計画書を完成させるために，できるかぎり予備研究（調査）を行っておく．予備研究の結果次第で，研究デザインも含めて研究方法の見直しが必要となることがある．すなわち，予備研究によって研究方法に関する一連の手順が的確になる．予備研究は複数回繰り返すことも珍しくない．研究の手続きをフローチャートにして整理しておくのも一案である．

目的は，主目的と副目的を設定する場合もある．副目的を複数設定しておいて，研究の進行とともに絞り込んだり，第一研究と第二研究に分割したりすることもある．

対象者の種類は具体的でなくてはならない．サンプル数は，なぜそれだけのサンプルサイズを選択したのか論拠も記載する．実施する課題の内容と実施手順については，使用する器具・機器，研究条件などを詳細に記載する．実施手順がある先行研究に準じた場合，なぜその研究手順に準じたのかも明記しておく．**研究方法に関連する一連の計画事項は，目的を達成するためのロードマップともいえる．**

研究計画書は，共同研究者と意見交換を行いながら作成する必要がある．共同研究者と討議を重ねることで，視野が深まるとともに共通認識に基づいた計画書となる．逆に，事前に共同研究者間で合意が得られていないと，円滑に研究を進めることは難しい．

▶2) 研究計画書の妥当性にこだわることの重要性

研究計画書とは，いわば"道しるべ"のようなものである．したがって，絵に描いた餅のような非現実的な計画書や粗雑な計画書に基づいて研究を進めるのは場当たり的であり，やがて迷子のような状態になりかねない．

他方で，**遂行可能であるように作成された的確な計画書に基づいて研究を進めると，全体の見通しが良い状態で適切に設定されたナビゲーターの指示に基づいて車の運転をするように，道に迷うことなく目的地に到達しやすい．**したがって，**研究計画書の妥当性について，しつこいくらいにこだわることが重要である．**

ただし，研究計画書は見直しが必要となることがあり，研究の進行に応じて柔軟に対応できる知的態度が必要である．進行の途中で抜本的な見直しが必要となった場合は，それを「予備研究」として前向きに受け止め，再び研究計画書の作成の段階からやり直す潔さが長期的には成功へと導く．途中で大きな問題点が明らかになりながら強引に推し進めれば，暗礁に乗り上げてしまいかねない．

▶3) 倫理的配慮と倫理審査委員会

こうして作成した計画書は，必要に応じて研究者が所属する施設の倫理審査委員会に提出して，承認を得ておく．

今日では，多くの学会誌でヒトを対象とした掲載論文の必要要件のなかに倫理審査委員会の承認を含めている．投稿規定にこの点が明記されていなくても，査読の段階でこの点

が問われることがある．ただし，倫理審査委員会の承認を必要としない類の研究もあるので，すべての研究で倫理審査委員会の承認を必要とするわけではない．なお，一般に臨床研究では文部科学省および厚生労働省の「人を対象とする医学系研究に関する倫理指針[※2]」に従う．

注意しなくてはならないのは，通常の診療行為を行い，後ろ向きにデータを調査する観察研究の場合は，患者の同意が必ずしも必要とは限らない．研究内容により判断することとなる．しかし，介入研究では対象者への説明と同意（インフォームドコンセント）は不可欠である．

[※2] 厚生労働省の「人を対象とする医学系研究に関する倫理指針」
https://www.mhlw.go.jp/file/06-Seisakujouhou-10600000-Daijinkanboukouseikagakuka/0000153339.pdf
（2017年2月28日）

▶4）研究計画書が完成した後の取り組みのあらまし

緻密な研究計画書を完成させる段階にまでいたると，執筆しようとする論文の「方法」のセクションのかなりの部分がすでに完成しているものである．こうした段階を経て研究計画を実行し，データ収集と解析を行う．

実験的研究（介入研究）を進めている最中には，実験ノートに実施した内容，手順，結果のほか，研究の過程での偶然の発見や気づいたことがらなども記録しておくとよい．

実験ノートの記載形式はさまざまだが，ラボノートとログブック・スタイルが知られている．実験ノートは研究チームの共有財産であるので，ほかの共同研究者が見ても理解できるように記載することが大切である．生データの解析結果は必ずパスワードを付けて共有のサーバーに保管しておき，共同研究者も閲覧可能な状態にしておくとよい．

データの解析後には，論文の「結果」のセクションを完成させる．その後，「考察」と「はじめに」のセクションを完成させ，文献をリストアップする．各セクションの書き方については，4章（p.72参照）にて詳述する．

論文を書き上げても，**投稿する前に学会や都道府県単位の学術集会，院内の研究発表会などで発表してできるだけ多くの人の意見を仰いでおくとよい**．他者から研究について助言やコメントを受けることで，論文の質が磨かれる．こうした発表は，論文をすべて書き終えていない段階で行ってもよい．多くの場合，研究計画の結果の段階まで終え，意義のある結果が得られたと判断できれば実施してもよい．

> **Column** 初心者に論文指導者は必須！
>
> 「初心者が一人で研究を行うこと」は控えたほうがよい．初心者は，その領域に明るい方に助言や指導を仰ぎながら進めることで，研究者として一歩一歩成長していくものである．そのためにも，若い研究者は，恩師といえる経験豊かな研究指導者を1名以上確保しておくことを強く推奨する．こうした研究指導者は，学生時代の担当教員であったり，実習中に知り合った指導者であったり，都道府県単位の職能団体で知り合った先輩であったり，同じ施設内の上司であったり，さまざまであろう．
>
> 初心者は，研究を進める最中でしばしば行き詰まってしまうものである．研究デザインの立案の仕方，統計処理の仕方，考察の書き方，図表の作成の仕方などは，初心者にとってつまずきやすい難所となりやすい．こうしたさいに，研究指導者の助言や指導を仰ぎながら研究を進める経験を積み重ねることで，やがて一人前の研究者へと育っていく．著者自身もそうであった．
>
> 適切な研究指導者が周囲にいない場合，大学院に進学してみるのも一案である．そこで，これら一連の難所の乗り越え方について指導を受けるであろうし，生涯の恩師との出会いの場となるかもしれない．
>
> 最近は，論文の執筆を代行する業者が増えているが，こうした業者に執筆を依頼することは，研究者としての成長を断念するようなものである．試行錯誤こそ成長の糧となるものである．しかも，依頼する内容によっては，倫理的問題が発生し掲載の阻害要因となりかねない．

1-5 研究費の助成制度

研究を行うにはそれなりの資金が必要である．必要な資金とは，設備備品費，通信運搬費，人件費・謝金，翻訳料金，学会参加費，旅費，論文掲載料，消耗品などである．

こうした研究費の助成制度として，文部科学省およびその外郭団体である独立行政法人日本学術振興会の科学研究費助成事業（科研費）が知られている．科研費は，人文・社会科学から自然科学まですべての分野にわたり，基礎から応用までのあらゆる学術研究を格段に発展させることを目的とする競争的研究資金であり，ピア・レビュー[※3]による審査を経て，独創的・先駆的な研究に対する助成を行うものとされている．

※3 ピア・レビュー：Peer review. 同分野の専門家による審査や査読

科研費の電子申請は，独立行政法人日本学術振興会の科研費ホームページで行っている．日本学術振興会のホームページから，当該年度の科研費パンフレットや科研費ハンドブックをダウンロードすることができる．国立情報学研究所では課題テーマを入力すると科研費で採択された研究リストを閲覧することができ，その領域の動向を把握するのに有用である（表2-4）．

しかし，一般の医療施設に勤務している臨床家が科研費の応募資格条件を満たすことは難しい．大学院生も応募資格がない．他方で，研究費を助成している民間の財団・組織は多数あり（表2-5），公益財団法人助成財団センターのホームページや，大学病院医療情報ネットワークのホームページ，医学書院のホームページの「助成金情報」などから情報を得ることができる．医療施設に勤務していなくても申請可能なものもある．

表2-4 科学研究費助成事業（科研費）に関する情報入手先

日本学術振興会科研費助成事業のURL	電子申請のURL	科研費パンフレットを入手するURL	採択された研究リスト
https://www.jsps.go.jp/j-grantsinaid/	http://www-shinsei.jsps.go.jp/index.html	https://www.jsps.go.jp/j-grantsinaid/24_pamph/index.html	https://kaken.nii.ac.jp/

表2-5 研究費の助成に関する情報入手先

公益財団法人助成財団センター	大学病院医療情報ネットワーク	医学書院の「助成金情報」
http://www.jfc.or.jp/	http://www.umin.ac.jp/find/	https://www.kanehara-zaidan.or.jp/subsidy/aid

1-6 「二重投稿」のケースと問題性

論文を投稿するさいに「二重投稿」は決して行ってはならない．

二重投稿に対する科学者の見解は時代とともに大きく変化してきた．山崎[10]によると，かつては研究成果が多くの人の目に触れるために2誌以上の雑誌に投稿するのが当たり前であった時代があり，日本でも和雑誌に掲載されたものを洋雑誌に投稿するのが許容されていた時代があったという．

しかし，今日では，**二重投稿はオリジナリティを重視する学術誌の信頼性を損ない，著作権の帰属に関する問題も発生させる悪徳行為とみなされている**．

今日では，洋雑誌でいったん掲載された論文を和雑誌に日本語で投稿するのも二重投稿であり，「撤回」すべきである．やがて，二重投稿が発覚したさいには「論文削除」や一定期間論文投稿を禁止する処分が下されることもある．

大学の紀要に掲載された論文を別の雑誌に投稿するのも二重投稿である．論文が全く同一でなくとも，内容の主要な部分が国内・国外の学会誌，機関誌，商業誌などに掲載済みであったり，投稿中であったりした場合も二重投稿に該当する．学術（機関）リポジトリ（institutional repository）に登録して一般に見ることができる状態になっている論文も「公表」と解釈されるので，雑誌に投稿すると二重投稿とみなされる傾向にある．

ただし，一般に，**研究会や学会などで発表し，抄録に掲載されたものを論文として投稿するのは問題がない**．発表した学会とは異なる学会・研究会誌に論文として投稿しても問題はない．しかし，その場合，考察の末尾に，「本稿の要旨は第○回日本○○学会（2018年，東京）にて発表した」というように記載するのが丁寧であろう．考察の末尾に謝辞を入れる場合，こうした文面を組み入れてもよい．

また，雑誌に掲載された論文を修士論文や博士論文として大学院に提出するのは二重投稿ではないとするのが，医学系の大学院における一般的な通念である．むしろ，書き下ろし論文は認めない，査読のある雑誌に内容の主要な部分が掲載された論文でなければ受理しない，と規定している大学院は少なくない．もちろん，修士論文や博士論文として大学院に提出したものを雑誌に投稿するのも，二重投稿には該当しない．

また，ある雑誌に投稿して掲載不可と判断された論文を他の雑誌に投稿することも二重投稿ではない．二重投稿であるか否かの判断が難しい場合もある．したがって，二重投稿の疑義をもった場合，投稿する前に編集委員会に問い合わせるのが賢明であろう．

1-7　投稿する雑誌の選択

投稿する雑誌の選択は，慎重に行う必要がある．

最初に，自分がテーマとしている研究を収載する範囲に含めている雑誌をリストアップしてみるとよい．学会誌ばかりでなく，商業誌として，「PTジャーナル」（医学書院），「総合リハビリテーション」（医学書院），「OTジャーナル」（三輪書店），「JOURNAL of CLINICAL REHABILITATION」（医歯薬出版），「Medical Rehabilitation」（全日本病院出版会）などがある．こうした商業誌は依頼原稿が多いが，投稿論文を扱っているものも少なくない．

学会誌に投稿するには原則として少なくとも筆頭著者は学会会員でなくてはならないが，商業誌ではそうした制約がない．また，学会誌は査読審査もより厳しい傾向にある．これに対して，商業誌は査読審査がやさしい傾向にある．

自身の論文をできるだけ多くの方々に読んでもらいたいという希望に加えて，研究業績を高めたいという希望が強くあるのであれば，評価指標すなわちレベルの高い雑誌に投稿するとよい．しかし，雑誌のレベルが高くなるほど採択率も低くなる傾向がある．

一般に学術雑誌の評価指標として**インパクトファクター**[※4]が用いられることが多いが，インパクトファクターが付与されているもののほとんどは英文誌であり，和文誌で付与されているものはかなり少ない．したがって，初心者はどの和雑誌が評価指標が高いかは，その領域に通じた研究者にうかがうのがよい．

他方で，**レベルにかかわらず，各専門領域の学会誌に掲載されることは，確実にその領域に関心を寄せる多くの方々の目に触れることになり，歴史に残る．学会の会員数が少なくても，医中誌Webなどの電子データベースに収載されている和雑誌であれば，広く検索される．**したがって，投稿する雑誌を選択するさいに，会員数もしくは発行部数に加えて，医中誌Webなどの電子データベースに収載されているかどうかを調べておくほうが賢明である．

あるいは，職能団体の雑誌に投稿することも大いに結構なことである．同じ職種の方々に自身の研究成果をアピールする絶好の機会であるし，自身が所属する領域において将来性を高める業績ともなりうる．

※4 インパクトファクター：Impact Factor：特定の1年間において，ある特定雑誌に掲載された「平均的な論文」の被引用回数を示す評価尺度で，研究者や研究施設などの業績を評価する目的で使用される．しかし，インパクトファクターに偏重した評価姿勢に対する批判もある．

2　投稿から掲載までの流れ

2-1　投稿から受稿まで

「論文を投稿した後の一般的な流れ」について，図2-3にフローチャートを示した．

詳細は雑誌によっても異なるが，まず，**論文を投稿すると，投稿書類一式に不備がなく，その雑誌に掲載するのに不適切さが指摘されなければ，投稿論文が受稿された連絡が編集委員会から著者に届く**（「論文受取書」とよばれることもある）．

このとき，通常は投稿論文の登録番号が記載されている．投稿規定に明らかに反していたり，致命的な問題点があったり，論文内容が当該雑誌の掲載にふさわしくないと判断されたりした場合などは，査読が行われる前に修正して再投稿を促したり，掲載不可の連絡が著者に届く．

今日ではオンライン投稿が主流であり，Microsoft社のWordを使用するよう規定しているものが多い．なお，通常，商業誌を除いて**学会誌の場合，少なくとも筆頭著者は学会会員でなくては受稿されない**．

2-2　受稿から「査読」まで

受稿されると，編集委員会では当該論文の担当編集委員（エディター）と査読者（レビュアー，レフリー）を選定し，査読者に投稿された論文の「査読」を依頼する．

「**査読**」というのは，論文が総合的に掲載するだけの価値（独自性，新奇性，普遍性など）を有するかどうか，各セクションの内容が妥当であるかどうかなどを判断する作業のことであり，医学系の学会誌では必須の重要過程である．

したがって，投稿者はこの「査読」というハードルを乗り越えなければ論文が雑誌に掲載されない．この段階以降は，投稿論文の登録番号で，編集委員会と編集委員，査読委員がやりとりをすることになることが多い．

また，情報化社会である今日では，電子メールで査読の依頼をすると同時に，パスワードを設定してデータを保護した投稿論文のPDFを添付して送る場合が多い．

依頼を受けた査読者は，前述の独自性，新奇性，普遍性などに加えて，論文の表題（題名），**要旨，キーワード，研究デザイン，方法，統計処理，倫理的配慮，結果の解析，論理的展開，図表，文献，文章表現，論文の長さ，論文の種類などの妥当性や，同一の内容あるいはきわめて類似した内容がすでに発表されていないか，などについて評価する**．

そして，総合的に評価し，掲載価値について所定の判定基準に基づいて判断する．**査読とは客観的に科学的見地から行われるものであり，査読者の見解と異なるからという理由で評価が行われるものではない**．

多くの場合，査読者は著者に対してセクション（はじめに，方法，結果，考察など）ごとに箇条書きで投稿論文についてコメントを記載する．「論文の査読は論文指導ではない」としばしばいわれるが，実際には指導的内容がコメントに記載されることは少なくない．英文抄録については，査読者は評価責任をもたなくてもよいとしている和雑誌が多い．というのは，

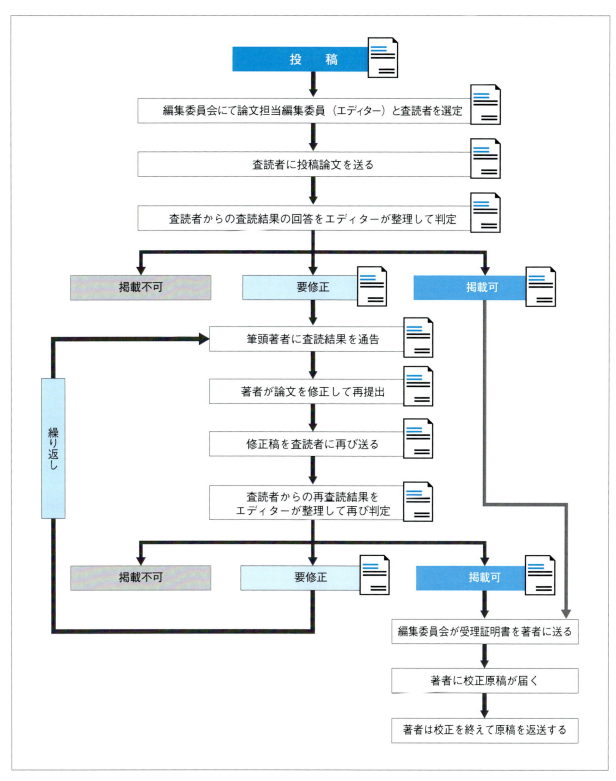

図 2-3　論文を投稿した後の一般的な流れ

ほとんどの雑誌は，投稿論文が受理された後で，著者は専門家によって「英文校閲」（native check）を受けるからである．

2-3　査読結果の判定

　こうして査読者からの査読結果の回答がエディターに返送されると，エディターが複数の査読者の回答を整理し，「掲載可」「要修正」「掲載不可」など，その編集委員会で定められた判定基準に従い，これらのいずれに該当するかを判断する．

　「掲載不可」の場合は，最初の査読結果の回答で評価が終結する．「要修正」と回答があった場合の多くは，何度かの修正を繰り返して掲載されることが多い．したがって，受稿された著者は努力して粘り強く修正を重ねてほしい．

　最初の査読結果で「掲載可（受理）」と回答を受け取ることはきわめてまれである．他方で，国際雑誌では，最初の査読結果で「掲載不可」と判断されることが珍しくない．雑誌のレベルによるが，概して国内の臨床研究関連の学会誌では，一定の水準に達していれば助言を与えて掲載できるように配慮する傾向がうかがえる．

　査読者数は雑誌によって異なるが，和雑誌の原著論文であれば2名もしくは3名であることが多い．

査読結果の判定基準は5段階評価

　査読結果の判定基準は雑誌によって異なる．「リハビリテーション医学」の査読の判定基準は以下の5段階とされており，これに類似した基準は国際雑誌でしばしば見かけるものである．Dのリジェクト（reject）というのは，掲載不可（不採用）のことである．

A：受理
A'：指摘事項が訂正されれば受理
B：若干の修正が必要（minor revision）
C：大幅な修正が必要（major revision）
D：リジェクトまたは論文内容について見解が異なるため編集委員会に委ねる

あるいは，和雑誌では以下のようなものも見かける．

A：このまま掲載可
B：若干の修正後掲載可
C：修正後再査読
D：掲載不可

他方で，A：採録，B：条件付採録，C：不採録といった基準もある．

2-4　査読結果の通告

こうして査読結果が判定されると，編集委員会から筆頭著者に査読結果の回答が通告される．このとき，査読者全員のコメントが一緒に添えられる．エディターの総合的意見書が添えられることもある．以前は投稿した紙媒体の論文も一緒に返却されたものだが，電子メールでやりとりをするのが主流となった今日では，いったん投稿した論文が返却されることは珍しい．したがって，著者は投稿した論文の原稿を責任をもって保管しておかなければならない．

こうしたやりとりのさいに，通常，著者に査読者名およびエディター名を知らせないブラインド制が用いられるが，査読者名やエディター名がわかってしまう場合がないわけではない．

著者に査読者名およびエディター名を知らせないとともに，査読者にも当該論文の著者名を知らせない状態で査読を行う方式のことを，**ダブルブラインド制（二重盲検法）**という．これに対して，著者に査読者名およびエディター名を知らせないで，査読者に著者名を知らせた状態で査読を行う方式のことを**シングルブラインド制（単盲検法）**という．

いずれにしろ，著者に査読者名やエディター名を開示することはほとんどない．電子投稿する場合 Microsoft Word ではファイルを作成するさいに，ファイルのプロパティから作成者情報を削除しておかないと，著者名が知られてしまう可能性があるので留意が必要である（通常は，編集委員会が電子メールで査読者とやりとりをする場合 Word ファイルは PDF に変換されて査読者に送られるのでこうした心配はない）．

> **Word ファイルのプロパティから作成者情報を削除する方法**
>
> ファイルのプロパティから作成者情報を削除する方法は，Word 2016 の場合，以下である．
>
> ① 該当の Word ファイルを開く
> ② ファイルタブボタンをクリックする
> ③ ドキュメント検査を選択する
> ④ ドキュメント検査ウィンドウが開く
> ⑤ 検査ボタンをクリックする
> ⑥ ドキュメント検査ウィンドウが開く
> ⑦ ドキュメントのプロパティと個人情報で「すべて削除」をクリック
> ⑧ 「閉じる」をクリック
> ⑨ 上書き保存を行う

そのほか，open peer review（オープンピアレビュー）とよばれる著者と査読者が互いの情報を公開する査読方式もある．このシステムを実際に導入している和雑誌はかなり少ないが，査読者名を公開することによっていっそう慎重に査読を行う傾向にあり，査読の質の

向上が期待できると考えられている．

投稿してから査読結果が届くまでに要する時間は，雑誌によって異なる．

3週間程度の場合もあるし，3ヵ月程度を要する場合もある．もし6ヵ月を過ぎても査読結果が届かない場合は，編集委員会に問い合わせてもよいであろう．無礼な行為ではない．編集委員が忘却している場合もある．電子メールのトラブルによることもある．そもそも6ヵ月間も放置するというのは，あってはならないことである．その間に類似した論文がほかの雑誌に掲載されてしまえば，当該論文の**プライオリティー（先取権）**が失われてしまうからである．

2-5　論文の修正

論文の修正は1回で済むこともあるし，3，4回修正を求められることもある．

査読者は編集委員会で厳選されたその領域の専門家であるため，著者は査読者のコメントを真摯に受け止めるべきである．特に，投稿した論文について複数の査読者から指摘された要修正点は，必ず修正に励むべきと考えてよいであろう．

修正稿を編集委員会に提出する場合は，必ず，査読者ごとに，各査読者のコメント一つひとつに対してナンバリングして，修正した内容を記載した文書を添えて返答しなくてはならない．すなわち，査読者が指摘した要修正点を記載し，各要修正点に対してどのように修正したかを編集委員会と査読者にわかるように明記しなくてはならない．

この場合，査読者のコメントに対して，丁寧に「ご指摘，ありがとうございます」と記載しつつ，修正内容を記載するのが望ましい．査読者の一連のコメントに従って論文を修正する過程は論文の質を高める良い機会である．

また，**修正は，規定された期間中に迅速に行い，誠意を示すべきである**．査読結果が届くとともに，通常は修正稿を提出するまでの修正期間が「〇月〇日までに」「〇週間以内に」というように，示されるので，その期限を遵守しなくてはならない．期限を遵守しないと，「取り下げ」と判断される．どうしても締め切りの期限に間に合わない場合は，編集委員会に連絡しておく必要がある．また，修正期間が明示されていなくても，長期間修正稿を提出しないと，やはり「取り下げ」と判断される．

しかし，査読者が明らかに誤解して評価していると思われる箇所は，誤解を解くように丁寧に解説して自説を展開してもよいであろう．また，修正しようがない課題を査読者から求められた場合は，「今後の課題とさせていただきたいと存じます」とかわしておくのも一手である．査読者との討論は避けたほうがよい．

こうして修正を重ねて受理された場合は，「〇巻〇号に掲載されることになりました」という連絡が届く（受理証明書）．その後，校正原稿が届くが，校正は数日で正確に終えなければならない．

国際雑誌では「48時間以内に校正して提出すること」と連絡があることが多い．校正の仕方については，9章（p.197）を参照されたい．多くの決まりごとがあり，熟知しておく必要がある．校正原稿が届くさいには，通常，「別刷」の申し込み用紙も同封されてくる．ここで別刷の必要部数を申し込む．

もし，掲載不可の通告を受けた場合，ほかの雑誌に投稿してみるのも一案である． 自分自身で本当に価値があると確信できる論文であれば，あきらめることなくほかの雑誌に投稿することは決して恥ずかしいことではない．また，ほかの雑誌に投稿するさいに，当初は原著論文として投稿した原稿の掲載価値があると思う部分だけを取り出して，「短報」に変更することも考えてよいであろう．

最後に，論文が雑誌に掲載されると出版社から掲載料の請求が届く．その内訳は，トレース代，図版代，写真代，別刷代，別冊梱包・送料などであり，場合によって超過掲載料が加算される．超過掲載料というのは，刷り上がりの規定枚数を超過した分の料金であり，各学会誌により1頁当たりの超過掲載料が定められている．

＊文　献

1) Fletcher RH, Fletcher SW : Clinical epidemiology : The essentials (4th ed.). Lippincott Williams & Wilkins, USA, 2005.
2) 谷澤雅彦, 柴垣有吾：リサーチ・クエスチョンと PICO/PECO. 臨床透析, 29：375-382, 2013.
3) 立花　隆, 利根川進：精神と物質. 文藝春秋, 東京, 1993.
4) Hulley SB, Cummings SR, Browner WS, et al : Designing Clinical Research : anepidemiologic approach (4th ed.). Lippincott Williams & Wilkins, USA , 2013.
5) 福原俊一：リサーチ・クエスチョンの作り方（第3版）. 特定非営利活動法人 健康医療評価研究機構, 東京, 2015.
6) Hollien H : "Old voice": what do we really know about them? J Voice, 1：2-17, 1987.
7) Honjo I, Isshiki N : Laryngoscopic and voice characteristics of aged persons. Arch Otolaryngol, 106：149-150, 1980.
8) Nishio M, Niimi S : Changes in speaking fundamental frequency characteristics with aging. Folia Phoniatr Logop, 60：120-127, 2008.
9) 福間真悟：研究デザインの型と選択. 臨床透析, 29：383-391, 2013.
10) 山崎茂明：科学者の不正行為―捏造・偽造・盗用. 丸善, 東京, 2002.

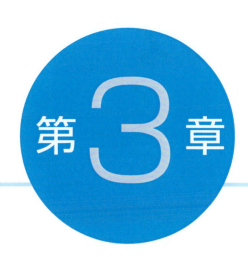

研究デザインと誤差，エビデンス

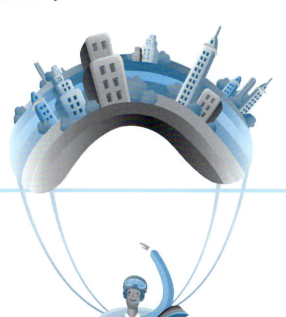

Chapter 3 研究デザインと誤差，エビデンス

- 研究を行うさいに研究計画を立案し，その一環として研究デザインを決定することについては前章で解説した．
- 本章では，この研究デザインの種類と研究デザインにかかわるさまざまな誤差，およびエビデンスについて解説する．

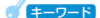 観察研究，介入研究，ランダム化比較試験，システマティックレビュー，メタアナリシス，横断研究，縦断研究，症例対照研究，バイアス，交絡因子，EBM（Evidence-Based Medicine），GRADEシステム

1　研究デザインの種類

●「観察研究」「介入研究」「二次研究」

　研究デザインの分類は時代とともに進化している．かつては，研究対象に介入を行うか否かにより，研究目的で介入しないで観察（日常的な行動や診療を調査）するだけの「**観察研究**」（observational study）と，治療，訓練，予防といった介入を行う「**介入研究**」（intervention study）に大別されていた．**ここでいう介入とは，通常の診療行為を超えて研究目的に行う特定の医療行為のことである**．具体的には，研究目的で特定の薬物を投与したり，運動療法や言語訓練などのリハビリテーションを行ったり，生活指導を行ったりする．介入研究は，**実験的研究**（experimental study）ともよばれる．

　最近では，これらに「**二次研究**」が加えられる傾向にある．表3-1に，一連の研究デザインの種類について整理して示した．

表3-1　研究デザインの種類

観察研究	介入研究	二次研究
症例報告	非ランダム化比較試験	システマティックレビュー
症例集積	ランダム化比較試験	メタアナリシス
横断研究		
症例対照研究 （ケースコントロール研究）		
コホート研究		

注：症例報告や症例集積研究は記述的研究と分類されることもある

表3-2 検討する課題の種類と研究デザインとの対応関係（文献1を改変）

課題	研究デザイン
有病率	横断研究
発生率	コホート研究
危険性	コホート研究，症例対照研究
予後	コホート研究
治療・訓練	ランダム化比較試験
予防	ランダム化比較試験
病因	コホート研究，症例対照研究

　観察研究には，**症例報告**（case report），**症例集積**（case series），**横断研究**（cross-sectional study），**症例対照研究**（case-control study．ケースコントロール研究ともよばれる），**コホート研究**（cohort study）がある．

　介入研究には，主に**非ランダム化比較試験**（non-randomized controlled trial）と**ランダム化比較試験**（randomized controlled trial：RCT）がある．

　二次研究（secondary research）とは，すでに発表されている一連の論文を統合的に再分析し，客観的に評価を行うものであり，**システマティックレビュー**（systematic review）と**メタアナリシス**（meta-analysis）がある．

　これらの研究デザインは，主に検討する課題の種類によってどれを使用するかを決める．表3-2に，その対応関係について典型的なものを示した．

1-1　観察研究

　臨床研究の代表的なものは介入研究であるが，観察研究はその前提としてエビデンスを提供する役割を果たす．典型的な例を示すと，まず横断研究でアウトカムの分布状況を調べて仮説を立案する．そして症例対照研究やコホート研究を実施してアウトカム発生と曝露要因との因果関係を推論する．こうした研究成果を基盤として，介入研究により両者の因果関係の検証が行われる．

　なお，厚生労働省[2]の「臨床研究に関する倫理指針」では，観察研究とは「介入を伴わず，試料等を用いた研究であって，疫学研究（中略）を含まないもの」とされ，観察研究には「通常の診療の範囲内であって，いわゆるランダム化，割付け等を行わない医療行為における記録，結果及び当該医療行為に用いた検体等を利用する研究」を含む，と記載されている．

　以下では，観察研究に含まれる各研究デザインについて解説する．

▶ 1）症例報告

　症例報告とは，日常の臨床における実際の経過観察に基づく記述である．先行報告例のない，あるいはきわめて報告が乏しい症状や疾患を呈した症例の病態，臨床経過などの知見を報告する．古くは古代記述神経学を誕生させたヒポクラテスの文書にも多様な症例に

ついての記述がみられ，今日にいたるまで確実に医学の発展に貢献してきた．現代医学教育の基礎を築いた William Osler は，「特異的で前例のない観察事項を記録する機会があればそれを報告せよ」と医師たちに告げていたという[3]．

　エビデンスのレベルは低いが（図 3-1），症例報告は時には重要な意義をもつ．今日では「後天性免疫不全症候群（AIDS）」と誰でも知っている疾病も，通常のカポジー肉腫とは異なる，という観察に基づく控えめな報告[4] から発展した．これと同様のことは多数の疾患や障害についてもいえる．症例報告は EBM とは排他的関係にあるのではなく，相補的な関係にあると考えられている[5]．

　5 章で解説するが，厳密にいえば，症例報告（case report）は症例研究（case study）とは異なる．症例報告では介入が行われることがないのに対して，症例研究では介入による変化の過程もしくは介入による効果を分析する．しかし，国内では，両者がしばしば同義に扱われ，特にコメディカルの領域では，症例報告を症例研究を含めた広義で解釈している雑誌が多い．

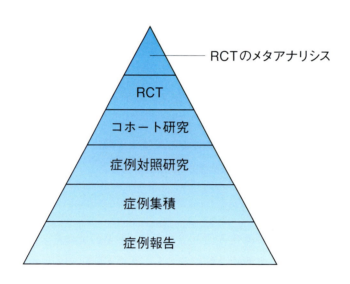

図 3-1　エビデンスピラミッド（文献 5 より）

> **Column** 観察研究のガイドライン：STROBE声明

観察研究のガイドラインとして，「観察的疫学研究報告の質改善（STROBE）のための声明（Strengthening the Reporting of Observational Studies in Epidemiology（STROBE））」がある．日本語版は，福原俊一らの監修のもと2009年に完成した．

STROBE声明は，論文のタイトル，抄録，緒言，方法，結果および考察に関連した22項目のチェックリストからなっている．うち18項目は，コホート研究，症例対照研究，および横断研究に共通の項目であり，残りの4項目は上の3つの研究デザインのそれぞれに特有な項目である．STROBE声明は，著者が観察研究の報告の質を向上させるために有用であり，また，雑誌の査読者，編集者，および，読者が論文の批判的評価（critical appraisal）や解釈を行うことを容易にするものである．

STROBEの説明と詳細について記したこのドキュメントは，「STROBE声明の使用，理解，および，普及を促すために作成されたものである」とされている（抄録より）．

本声明の日本語版は，以下のURLから閲覧することができる．
▶ http://www.strobe-statement.org/fileadmin/Strobe/uploads/translations/STROBE-Exp-JAPANESE.pdf

出典：Vandenbroucke JP, von Elm E, Altman DG, et al, STROBE Initiative: Strengthening the reporting of observational studies in epidemiology (STROBE) : explanation and elaboration. Epidemiology, 18 (6) : 805-835, 2007.

> **Column** 初学者はまず症例報告から始めよう！

症例報告は，初めて論文を書いてみようという初学者に適している．日々の臨床のなかで，「同じ疾患の患者がたどる通常の経過とは何か異なる，何か症状が異なる，何か治療・訓練経過が異なる」といった素朴なクリニカル・クエスチョンは多数存在しているはずである．

初学者は，症例研究のテーマを海外で話題となっていながら国内では先行報告がない（あるいはきわめて乏しい）新しい治療・訓練法や生活指導法をまねて，国内で実施してみるのも一案である．この場合，研究手続きも海外での先行研究にならってよい．そのさい，熟練した研究者に一度は相談しておくことを推奨する．おそらく，発表に値するのかどうか，研究方法はどうか，など助言をいただくことができるであろう．

こうして受理されれば，国内では最初の「新奇性のある」論文となる．比較的容易に実施できる研究スタイルである．

▶2) 症例集積

症例集積とは，共通の特性をもった患者についての観察である．症例集積では対照群を設定しない．通常は横断研究として観察する．

症例報告や症例集積は比較対象（PECOのC）がなく，**記述的研究**（descriptive study）と分類されることもある．記述的研究以外の観察研究を，**分析的研究**（analytical study）と分類されることがある．分析的研究の定義はやや混乱しており，記述的研究以外の観察研究ばかりでなく，介入研究も含める解釈もある．

▶3) 横断研究

横断研究とは，調査の対象集団におけるある疾病の特定の一時点における有病者や検査異常者の頻度の調査を行うものである．インフルエンザの感染率はその典型例である．それとともに，ある要因に曝露した群と曝露しない群を比較して，調査の対象とする疾患への要因の関与を推定するデザインである．横断研究は**有病率**（prevalence）や危険因子の存在率がわかる唯一の研究デザインである．

図3-2に，横断研究の実施手続きの例を模式的に示した．横断研究の結果は，図3-3に示したように「疾患群・非疾患群」と「曝露群・非曝露群」に分類して集計し，有曝露率と有病率をそれぞれ求めることができる．横断研究における有病率とは，

$$\frac{ある一時点において疾患をもつ人の数（a+c）}{ある一時点において観察対象となった人の数（a+b+c+d）}$$ として算出される．

したがって，**曝露群の有病率は** $\frac{a}{a+b}$ となり，非曝露群の有病率は $\frac{c}{c+d}$ となる．

横断研究は，時間軸の流れでみると一時点における調査であり，「断面調査」ともよばれる．アンケート調査は，横断研究の典型例の一種である．たとえアンケート調査で過去の事項を質問しても，横断研究であることにかわりない．「後ろ向き研究」（retrospective study）でも「前向き研究」（prospective study）でもない．横断研究は，厚生労働省の各種の調査，選挙の予想，世論調査など広く社会で活用されている．

横断研究には，長期間にわたって追跡する必要がなく短期間で実施可能であるという利点がある．しかし，要因の有無と結果の有無に関連が認められると因果関係を推察することはできるが[6]，因果関係を時間的に追跡して調べていないので立証することが困難であるという難点がある．また，まれな疾患の調査には向いていない．たとえば，5,000人に1人の割合でしか発症しない疾患であれば，2例の患者を見つけるのに10,000人の被検者を必要とする．

つまり，**横断研究でわかるのは有病率と危険因子の存在率であり，発生率**（incidence），**疾患の原因，予後などはわからない．また，情報バイアス（思い出しバイアスなど）が入り込みやすいという難点がある．**

横断研究では研究にかかわるさまざまな因子間の関連性が示唆されるため，その他の研究の第一段階として行われることがある．横断研究を定期的に繰り返す**連続横断研究**（serial prevalence survey）というものがある．国勢調査で仕事の種類や世帯の種類などを定期的に調査するのはその典型例である．これにより，経時的変化を観察することができるが，同一の集団を追跡しているわけではないので，後述するコホート研究とは異なる．

ただし，マイナンバー制度の導入に伴い，健康・医療の研究分野においては，従来横断研究として実施されていたデータの活用スタイルに新たな道が開ける可能性がある．

というのは，政府はマイナンバーと連携させながら，2018年度から段階的に医療等（医療・健康・介護）分野の情報に個人番号を付与する，いわゆる医療等IDの運用を始め，2020年の本格運用を目指すとしているからである．この場合，個々の対象者が縦断的に結びついているので，横断研究ではなくコホート研究が実現可能である．医療機関とのネットワークの構築や倫理的配慮のための法的整備などが整えば，かつてないビッグデータとなるであろう．

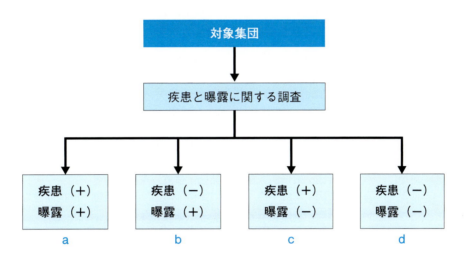

図 3-2　横断研究の実施手続きの例

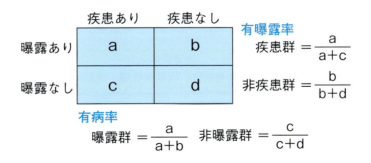

図 3-3　横断研究の結果の集計例

Column　リスクファクターと曝露（exposure）

　リスクファクターとは，「ある特定の疾病に関与する危険因子」のことである．危険因子には，喫煙習慣や肥満，放射線，アスベスト，ディーゼル排ガスなどきわめて多数ある．疫学研究においてリスクファクターにさらされることを「曝露」と表現される．

　曝露要因というと，常に有害で否定的な要因ととらえられがちだが，必ずしもそうではない．たとえば，中村[7]が指摘しているように，「毎日30分以上の散歩を行う」という日常生活習慣も曝露の一種である．さらに身体的要因（年齢，性別，人種，体格，身体活動），遺伝的要因（家族歴，素因，体質），社会生活因子（出生地，居住地，社会活動），食生活因子（摂取食品，コーヒーや飲酒などの嗜好品，摂取習慣），職業，教育・文化などもすべて曝露である（表3-3）．

　曝露のなかでも疾病発生に影響を与えるものをリスクファクター（危険因子）という．たとえば，喫煙習慣は肺がんの発生確率に影響を与えるので，肺がんのリスクファクターである．

　したがって，"exposure"は曝露というよりも単に「要因」と記載するほうがわかりやすい．特に，リハビリテーションの領域では，要因として解釈したほうが理解しやすい場合が多い．

　研究例を一つ取り上げよう．Saitoら[8]の大規模コホート研究では，「コーヒー摂取の習慣がある群はない群と比較して，心疾患，脳血管疾患，呼吸器疾患による死亡リスクが低い」というアウトカムを発表している．この場合，コーヒー摂取習慣が曝露要因であり，肯定的な要因となっている．

表3-3　曝露の分類（例）（文献7）

1. 宿主要因
a. 遺伝的要因：遺伝病家族歴，素因，体質，家族歴など
b. 身体的要因：年齢，性，人種，体格・体型，身体活動，既往疾患など
c. 精神的要因：性格・気質，行動型，性行動など
2. 環境要因（社会文化経済的環境要因）
a. 社会生活因子：出生地，居住地，社会活動など
b. 婚姻・家族因子：婚姻状況，家族構成，生活レベルなど
c. 居住因子：家屋構造，換気，上下水など
d. 衣服因子：着用衣服，履物，寝具など
e. 食生活・食習慣因子：摂取食品，嗜好品，摂取習慣，調味料，食品汚染，低栄養・過栄養など
f. 嗜好品：喫煙，飲酒，コーヒー，清涼飲料水など
g. 職業：職種，労働環境，労働条件，職業性曝露，通勤，転勤，職場のストレス，単身赴任など
h. 医療・保健：検診受診，医療機関との近接性，薬物乱用，個人衛生習慣，運動・スポーツなど
i. 教育・文化：教育レベル，宗教，趣味，風俗・風習，余暇の過ごし方など
j. 経済：収入，財産，景気，戦争など
k. 社会環境：人口密度，人口移動，政治形態，産業構造，交通など
3. 環境要因（自然環境要因）
a. 気象（自然・人工）：気温，湿度，気圧，風速，風向，日照時間，季節など
b. 地理：地形，地質，高度，緯度，海流など
c. 物理：騒音，振動，粉塵，電磁界など
d. 科学：天然毒，化学薬品，廃棄物，微量元素，重金属など
e. 生物：環境中のすべての生物

注：特に疾病発生と関連が深いものと，直接的には関連はないが間接的に影響を与えるものがある．

▶4）症例対照研究（ケースコントロール研究）

症例対照研究とは，特定の疾患のある群（症例群）とない群（対照群またはコントロール群）を設定し，それぞれの群で曝露状況を比較し，曝露と疾患発生の関連性を明らかにしようとする研究デザインである．

対照群は症例群と性別や年齢などの因子をマッチングさせる．時間軸の流れでみると，図 3-4 に示したように，症例対照研究は「**曝露要因←アウトカム**」と，逆行しており「**後ろ向き**」である．すでに疾患を起こしている患者を対象に，その患者の過去の背景因子を調査することから，「後ろ向き研究」といわれる．

このように横断研究とは異なり，研究のなかに時間軸が取り入れられているものを縦断研究（longitudinal study）という．**縦断研究は「後ろ向き研究」と「前向き研究」に大別され，症例対照研究はコホート研究と並んで縦断研究の典型例である**．図 3-5 に，観察研究における**代表的な研究デザイン**を時間的関係から示した．

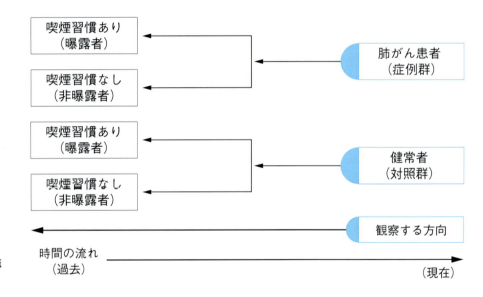

図 3-4
症例対照研究の実施手続きの例

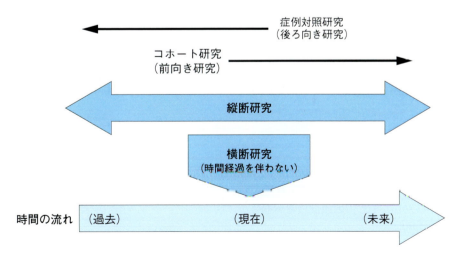

図 3-5
観察研究における時間的関係

図3-6に，**症例対照研究の実施計画の手順**を示した．まず，対象とする症例群を選択し，次に対照群を選択する．そして，過去の記録をたどって曝露の有無を調査し，疾患の有無と曝露との因果関係を分析する．

仮に，肺がんと喫煙の関係性を調べるとする．そのさい，60歳代で肺がんと診断された男性300人（症例群）と，ランダム（無作為）に選択した60歳代の男性健常者300人（対照群）を対象として，「喫煙習慣という危険因子への曝露状態」について調査するとする．喫煙習慣がある人は曝露群に属し，喫煙習慣がない人は非曝露群に属することになる．

症例対照研究では，仮説要因と疾病の関連性を表す指標として，2つの集団の疾病リスクの比である**オッズ比**（Odds Ratio：OR）が用いられる．発生率は算出されない．オッズ比が高いほど，曝露要因と疾患との関連が強いということになる．オッズ比は相対危険度（p.35参照）と近似することが知られている．

症例対照研究の利点は，診療録を見直して整理するだけなので簡単に実施できることや，経費があまりかからない点である．まれな疾患に適しているが，まれな要因では不向きである．

難点として，バイアス（偏り）の問題が生じやすい点が指摘される．特に，選択バイアスの一種であるサンプリングバイアスや，情報バイアスの一種である思い出しバイアスが入り込みやすい．こうしたバイアスを避けるために，症例群と対照群で，性別，年齢などをマッチングさせる必要があることはすでに述べたが，これだけではバイアスの問題を十分に解消できない．少しでもバイアスの影響を避けるために，ランダム抽出（ランダムサンプリング，無作為抽出）を行う（p.55参照），症例群か対照群かを隠してしまう盲検化をする（p.44参照），といった工夫を行う必要がある．

危険因子について検討する場合，まず症例対照研究を実施して可能性を確かめたうえで，

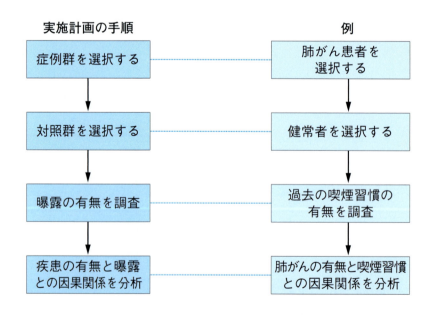

図3-6　症例対照研究の実施計画の手順

次にコホート研究を実施するとよい．

　なお，特殊な症例対照研究として，「**コホート内症例対照研究**」(nested case-control study) がある．これは，後述するコホート研究を行っていくなかで発生した疾病の患者を症例群とし，発生しなかった対象者を対照群として，研究開始時点の曝露の頻度を比較する研究デザインである．この場合，症例対照研究で問題となる選択バイアスを小さくすることができる．

> ### 横断研究と症例対照研究やコホート研究との混同
>
> 　**国際雑誌であっても，症例対照研究と記載されていながら，熟読すると横断研究であることがある**．その例として，Hulleyら[6]が呈示している研究例で考えてみよう．その概要は以下である．
>
> 　この研究の目的は，性感染症クリニックを受診している女性のクラミジア感染率を測定することと，それが経口避妊薬（ピル）の使用と関係があるかどうかを調べることにある．これらの問題を明らかにするために，以下の調査を行うとする．
>
> ① **ある性感染症クリニックを受診している女性100名を対象とする．**
> ② **ピルの使用歴を調査し，クラミジア感染（アウトカム）の有無を調べるために，頸管粘液検体でクラミジア培養を行う．**
>
> 　この研究には時間的要素が含まれている．ピル使用歴は数年間に及ぶからである．しかし，本研究デザインは症例対照研究にはならない．横断研究である．なぜなら，研究者が各対象に対して検査を行い測定するのは1回だけであり，特定の一時点を調べているからである．時間軸に対して後ろ向きに情報を収集しているわけではない．
>
> 　また，本研究ではクラミジア感染率ばかりでなく，ピル使用歴とクラミジア感染との因果関係についてある程度推察できる．しかし，横断研究の難点として，推察の範囲内のものでしかなく，因果関係を立証することは難しい．
>
> 　これと同様に，「対象は2010年4月から2016年12月まで当院を受診した計845例である」といった類の研究で，各対象に1回の検査結果から分析を行ったものはむしろ横断研究の典型例である．コホート研究であれば，おのおのの対象に対して測定が2回以上なされていなくてはならない．2回以上というのは，研究開始時とアウトカムの発生の有無を測定する時点である．

> **症例対照研究におけるオッズ比の例**
>
> **症例対照研究**としてよく知られているものに，Lenz[9]が行ったサリドマイド（コンテルガン）という**薬物と催奇形性との関連性を検討した報告**がある．
>
> これは，奇形児を出産した母親112名（症例群）と奇形児を出産していない母親188名（対照群）を対象とし，過去にサリドマイドを服用した経験の有無を調べたものである．その結果，奇形児を出産した母親112名の内訳は，サリドマイドの服用者（曝露者）が90名，サリドマイドの非服用者（非曝露者）が22名であった．他方で，奇形児を出産していない母親188名の内訳は，サリドマイドを服用者（曝露者）が2名，サリドマイドを非服用者（非曝露者）が186名であった．
>
> | | 奇形児を出産した母親（症例群） | 奇形児を出産していない母親（対照群） |
> |---|---|---|
> | サリドマイドを服用者（曝露者） | 90名 | 2名 |
> | サリドマイドを非服用者（非曝露者） | 22名 | 186名 |
>
> この場合，症例群が曝露していたオッズは $\frac{90}{22}$，対照群が曝露していたオッズは $\frac{2}{186}$ である．
>
> オッズ比は，$\frac{症例群が曝露していたオッズ}{対照群が曝露していたオッズ}$ で求められるので，
>
> この場合のオッズ比は，
>
> $$\frac{\frac{90}{22}}{\frac{2}{186}} = 380.4545\cdots\cdots と非常に大きくなる．$$
>
> よって，サリドマイドの服用と奇形児の出産との関連性はきわめて高いと推察される．なお，繰り返すが，これだけの症例対照研究では，コホート研究と異なり，発生率を求めることはできない．

▶5）コホート研究（前向きコホート研究　prospective cohort study）

コホートとは「ある共通の特性をもつ人々」いう意味であり，臨床的には，調べたい因子に曝露している群と曝露していない群からなる集団のことをいう．

コホート研究とは研究の対象となる疾患のない被検者を対象とし，特定の要因に曝露している群と曝露していない群を前向きに追跡観察して，その疾患の発生率（incidence：罹患率とも訳される）を比較することで，曝露要因と疾病発生（アウトカム）との関連性を調べる研究デザインである．

コホート研究の主な目的は，①発生率を調査し予後を明らかにする，②病因や危険因子とアウトカムとの関連性を分析する，③因子別の予後を明らかにすることである．

動物実験で行われる例を取り上げると，まず発がん物質を投与し（曝露を与え），その後の発がん（疾病発生）を観察していくというものである．

ある地域である時点に生まれた小児について成長を追跡調査し，その後特定の疾患に罹患した人と罹患しなかった人とで何が異なるのかを確認することで，その疾患の発症に関連する要因を検討する研究を**「出生コホート研究」**という．特定地域の成人している人々を対象として追跡調査するデザインは，**「地域コホート研究」**とよばれる．

たとえば，「2017 年に A 市で生まれたすべての新生児を対象にある疾患に関して出生コホート研究を行う」と仮定する．すなわち，A 市で生まれた新生児を出生後から定期的に調査し続ける．すると，何年かのうちに調査している特定の疾患に罹患する患児が出現する．調査を続けると，A 市で 2017 年に出生した新生児のなかで何%の人が何歳までに特定の疾患に罹患するのか，性別やさまざまな生活習慣などの要因により特定の疾患に罹患しやすさに違いはあるのか，各疾患の経過はどうのなのか，といった一連のクエスチョンを明らかにすることができる．

図 3-7 に，喫煙習慣の有無から曝露群と非曝露群に分けたコホート研究の実施続きの例を模式的に示した．コホート研究における発生率は，

$$\frac{一定期間中に新たに発生した罹患者の数}{一定期間中に観察対象となった人の数}$$ で算出される．

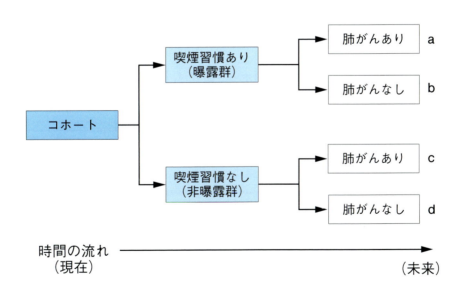

図 3-7　コホート研究の実施手続きの例

図3-7で，発生率は曝露群では $\frac{a}{a+b}$，非曝露群では $\frac{c}{c+d}$ となる．曝露群の疾患の発生率が非曝露群の何倍にあたるかをみた指標を**相対危険度**（relative risk：RR．相対リスクともいう）といい，次式で定義される．相対危険度を算出することで，曝露群と非曝露群でどの程度リスクが違うのかがわかる．

$$RR = \frac{曝露群中の発生率}{非曝露群中の発生率} = \frac{\frac{a}{a+b}}{\frac{c}{c+d}}$$

COLUMN「タバコ肺がん論争の歴史をめぐって」（p.42）で示した英国医学会[10]の研究で報告されている相対危険度は140÷10＝14と報告されており，この研究によると「喫煙習慣のある者は非喫煙者と比較して肺がんに罹患して死亡する可能性が14倍高い」ということになる．また，この結果はDoll & Hill[11]が先行して実施した症例対照研究にて報告したオッズ比と一致する．なお，表3-4に有病率と発生率の特性について比較してまとめた．

表3-4　有病率と発生率の特性

	有病率	発生率
求め方	ある一時点において疾患をもつ人の数 / ある一時点において観察対象となった人の数	一定期間中に新たに発生した罹患者の数 / 一定期間中に観察対象となった人の数
時間	一時点	一定の期間
研究デザイン	横断研究	コホート研究

時間軸の流れでみると，**コホート研究は「曝露要因→アウトカム」と，症例対照研究とは逆に順行であり前向き研究**である．症例対照研究はすべて起こってしまった過去のことを解析するものであるのに対して，コホート研究はこれから起きる未来のことを追跡するものである．前述の後ろ向き研究と前向き研究は，縦断研究に属する．ただし，コホート研究には，後述する「後ろ向きコホート研究」もある．

コホート研究は外的妥当性が高く優れた研究デザインであるものの，莫大な労力と費用，時間を要するため，容易に実施することが難しい．追跡観察する期間が短いとアウトカムが発生するまでにいたらないため，誤って予後を軽く見積もったり，リスクを小さく見積もってしまう可能性が大きくなる．また，コホート研究は比較的バイアスが少ないといわれるが，ランダム化されていないため，後述のランダム化比較試験と比べて背景因子に交絡とよばれるバイアスの一種が生じやすい．バイアスや交絡については後述する．

コホート研究では，死亡や転出などの理由で途中から対象を追跡観察することができなくなる，「脱落」がつきまとう．他方で，追跡率が低下すると，解析時の対象とした集団は母集団を代表する集団とはいえなくなってしまう．追跡率は，以下の式で求められる．

$$\text{追跡率} = \frac{\text{結果の解析時の対象者数}}{\text{研究開始時の対象者数}}$$

　症例対照研究がまれな疾患に適しているのとは逆に，コホート研究はまれな疾患の研究には適さない．

　知名度の高いコホート研究として，米国北部のマサチューセッツ州フラミンガム町（住民約 28,000 人）で行っている「フラミンガム（Framingham）研究」が知られている．喫煙や肥満，脂質異常症などが狭心症や心筋梗塞の危険因子であることが明らかにされ，リスクファクターという用語もこの研究で初めて用いられた．国内でも，喫煙や食習慣などの生活習慣とがん死亡などの関連を検討することを目的として，福岡県福岡市に隣接した糟屋郡久山町（人口約 8,400 人）の住民を対象に 1961 年から実施されている「久山町研究」や，滋賀県長浜市の「ながはまコホート」などが知られている．

▶6）後ろ向きコホート研究

　前向きコホート研究では，研究者が対象者の曝露要因を調べるところから研究が始まるのに対して，**後ろ向きコホート研究**（retrospective cohort study）では，**すでに特定の要因に曝露した集団を対象として，研究者がその集団の疾病頻度を前向きに追跡調査することで，曝露要因と疾病の因果関係を調べる**．

　言い換えると，前向きコホート研究ではアウトカムが発生する前に対象者を集めて追跡するのに対して，後ろ向きコホート研究ではアウトカムが発生した後で研究計画を作成し調査を行う．

　後ろ向きコホート研究は症例対照研究と混同されやすいが，症例対照研究は後ろ向きであるのに対して，**後ろ向きコホート研究は過去から現在に向かってあくまでも前向きに追跡調査を進める**（図 3-8）．ここでいう後ろ向きというのは，曝露要因が過去にあり，その過去をいったん振り返るという意味である．

　すなわち，後ろ向きコホート研究の起点は過去であり，観察の方向はあくまでも前向きである．後ろ向きコホート研究は，前向きコホート研究とは異なりまれな疾患の研究に適している．

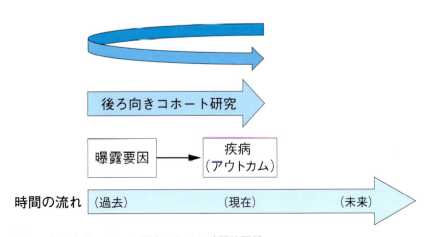

図 3-8　後ろ向きコホート研究における時間的関係

> **Column** タバコ肺がん論争の歴史をめぐって

　古典的であるとはいえ，コホート研究で知られている一例を取り上げると，英国医学会[10]は「喫煙習慣のある群」と「喫煙習慣のない群」（いずれも男性医師）の**肺がんの発症率を 20 年間追跡調査**することで，喫煙と肺がんとの関係を明らかにした．

　今日では，**受動喫煙と肺がんリスクの関連**についても明らかにされている[12]．なお，Doll & Hill[11] は，喫煙習慣と肺がんリスクとの関連について，コホート研究を実施する前に症例対照研究を実施している．本研究は喫煙と肺がん関係についての最初の本格的研究であり，**オッズ比は 14** と報告している．

　喫煙と肺がんとの因果関係は今日では明白だが，タバコ肺がん論争に決着がつくまでの道のりは平坦ではなかった．この点については，津田[13] が詳しく解説している．

　Doll & Hill[11] の研究結果は医学的権威により軽視されたし，長年にわたり，著名な統計学者であるロナルド・フィッシャー卿が喫煙と肺がんの関連を否定した．Hirayama[14] が受動喫煙と肺がんによる死亡との関連性について世界で初めて疫学研究を発表したさいには，タバコ会社および関連研究者たちの標的となった．JT（日本たばこ産業株式会社）はタバコとタバコ関連疾患の因果関係を否定し，疫学方法論までも否定した．一連のタバコ訴訟では，日本の裁判所は判決において被告である JT の戦略を採用したという[13]．

　タバコ肺がん論争の歴史をたどると，目の前で生じている現象が研究者にとっていかに当たり前と感じることでも，それを科学的に立証することの難しさがわかる．とともに，研究デザインの重要性が痛感させられる．

1-2　介入研究

1）ランダム化比較試験（無作為化比較試験）

　介入試験の主流をなすものは，「**ランダム化比較試験**」(randomized controlled trial：RCT) と「**非ランダム化比較試験**」(non-randomized controlled trial：non-RCT) である．両者の相違は，ランダム割り付けを行うか否かだけなので，ここではランダム化比較試験を中心に解説する．

　ランダム化比較試験は，略して一般に RCT とよばれる．**評価のバイアスを回避し，客観的に治療効果を評価することを目的とした手法である**．エビデンスレベルは最も強い（信憑性が高い）とされている．介入研究のゴールドスタンダードともいわれる[15]．かつては RCT に「無作為化」という用語が用いられていたが，1998 年の日・米・EU 三極医薬品規制調和国際会議（ICH）の「臨床試験のための統計的原則」以来，**ランダム化**の訳語が用いられるようになった．

　また，RCT はランダムに割り付けるという作為をもって割り付けるので「無作為」ではない，という意見もある．

　RCT は，以下に解説する**パラレル比較デザイン**（parallel comparison design：並行群間比較試験ともいう）と**クロスオーバーデザイン**（cross-over design：クロスオーバー試験ともいう）に大別される．そのほか，**N-of-1RCT** もある．

(1) パラレル比較デザイン（並行群間比較試験）

　図 3-9 に，パラレル比較デザインの実施続きを示した．ほとんどの RCT は，パラレル比較デザインである．**データの偏り（バイアス）を軽減するため，患者をランダムに介入群と対照群（コントロール群）に割り付け，介入群には評価しようとする治療や訓練を行う．**他

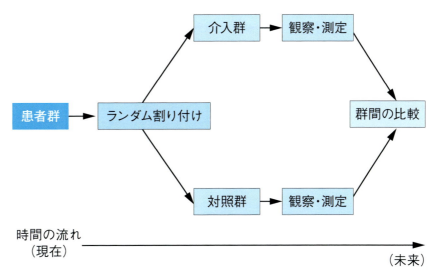

図3-9　パラレル比較デザインの実施手続き（文献16を改変）

※1 プラセボ（偽薬）：プラシーボともいう．薬理作用のない物質で作られた，外見や味，臭いで実薬と区別がつかない偽の薬のこと．

※2 ITT（intention-to-treat）解析：介入群と対照群に割り付けられた対象全員を解析する方法のこと．これに対して，プロトコールどおりに実施された対象，すなわち条件に沿って評価可能であった対象のみを解析する手法のことをPPB（per protocol based）解析という．

方で，対照群には評価しようとする治療や訓練は行わず，介入群と並行して従来の治療や訓練を行ったり，プラセボ（偽薬）※1を投与する．あるいは，偽の訓練を行う．

　リハビリテーション領域では対照群として非治療・訓練群を設定することは倫理的問題に抵触するため，介入群に新しい治療・訓練を実施し，対照群に標準的もしくは伝統的な治療・訓練を実施することが多い．こうして，前向きに経過を追跡し，医学的介入の効果の有無を比較する．介入効果の判定には，**ITT**（intention-to-treat）**解析**※2が用いられる．簡潔にまとめると，**パラレル比較デザインは，並行群間比較試験ともよばれるように，いくつかの治療法を並行的に比較するものである**．

　つまり，この場合のRCTは患者をランダムに割り付けることが異なる以外は，コホート研究と同様である．この場合の「曝露」とは「介入」にあたる．なお，**RCTでは，一般に選択基準と除外基準を厳格に定めておくことが求められる**．ただし，除外基準を多く設けると対象の等質性が整う一方で一般化の可能性が損なわれたり，データ収集が困難となるので留意が必要である．

(2) クロスオーバーデザイン

　クロスオーバーデザインとは，対照群を2群に分け，介入時期を分けて介入を交代させる方法である（図3-10）．最も単純なクロスオーバーデザインは2期のみからなる．

　その1例を例示すると，手塚ら[17]は脳卒中患者15名を対象として，ランダム化クロスオーバーデザインを用いてミラーセラピー（mirror therapy：MT）のリハビリテーション治療効果について報告している．4週間MTを実施し，その後4週間MTを実施しないMT群と，4週間MTを実施しないで，その後4週間MTを実施する対照群に分けて比較検討している．その結果，MT群では介入前後で明らかな改善が認められたのに対して，対照群では有意な改善を認めず，MTへのクロスオーバー後も有意な改善がなかった，と報告している．

　クロスオーバーデザインの利点は，このように対象数が比較的少数でも実施可能であるということである．また，パラレル比較デザインのように，研究に参加しても介入による

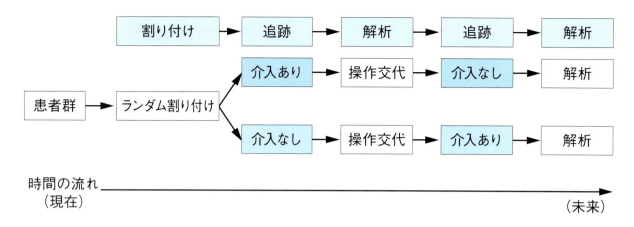

図 3-10　クロスオーバーデザインの実施手続き（文献 18 を改変）

利益を享受できないという不利益が生じないのも利点である．

　他方で，最初の効果が次の介入時に残って結果に影響を与えてしまう**「持ち越し効果」**（carry-over effect）に留意する必要があり，介入後の治療効果が消失するのを待つために**ウォッシュアウト期間**（wash-out period）とよばれる期間を要する．

(3) N-of-1（エヌ・オブ・ワン）試験

　そのほか，「**N-of-1 試験**」とよばれるものも RCT の一つの手法とされ，「**N-of-1 RCT**」ともよばれる[19, 20]．N-of-1 試験とは，1 例の患者に対して交互に複数の治療・訓練をランダムに行う方法である．ここでいう N とは Number であり，**N-of-1 は N=1 と読み取ってよい**．1 人で行うクロスオーバーデザインともいわれる．クロスオーバーデザインと同様に，各介入後の治療効果が消失するのを待つためにウォッシュアウト期間を設けるのが望ましい．

　N-of-1 試験は少数例での臨床試験デザインの一つとして位置づけられており，前述のクロスオーバーデザインと異なるのは，対象者を群に分類して比較しないことである．このデザインが適用できる被検者は症状が臨床的に安定していることが必要である．

▶2）RCT の倫理的問題

　RCT は，費用と労力を要し，**倫理的問題が大きい**という難点がある．倫理的問題が発生するのは，「対象者を選択する段階」「ランダム割り付けを行う段階」「情報収集を行う段階」「プラセボ（偽薬）もしくは偽の訓練を活用する段階」「個人的情報を管理する段階」「インフォームドコンセントを導入する段階」などである．

　たとえば，すでに治療の有効性が確立している領域でプラセボや偽の訓練，無治療との比較検討を行うというのは非倫理的である．

　研究対象者の権利を遵守し，危険性を最小限度にとどめつつ，最大限度の利益を供与する，という一般的な倫理的原則のもとで RCT を実施するには，研究計画書を立案する段階で慎重に検討しておく必要がある．そして研究者ばかりでなく，第三者の評価や監督が必要となる．具体的には，**各施設の倫理委員会で研究計画書が適切に審議されるべきである．**

▶3) ランダム割り付け

ランダム化（被検者を 2 つ以上の群にランダムに割り付ける方法：randomization）は，各群の背景因子が均等にバランスがとれるように，乱数表を用いたり，コンピューターで発生させた乱数などを用いて割り付けるなど，諸種の方法がある．通常はまず割り付け表を作成し，それに従って割り付ける．こうした作業を「**ランダム割り付け**」（無作為割り付け：random allocation）ともいう．RCT では，介入群と対照群が同数となるように割り付ける．

RCT を実施するさいには，選択バイアスや交絡バイアスを制御するために必ずこのランダム割り付けがなされていなければならない．ランダム割り付けは，特に後述する交絡バイアスの制御方法のなかで最も強力な方法である．なぜなら，ランダム化することにより，交絡因子が介入群と対照群の双方に均等に分布するからである．

ランダム割り付けは，ランダム抽出（無作為抽出：random sampling）と概念が混同されがちだが，**両者は異なる**．ランダム抽出というのは，大規模な集団から被検者をランダムに選び出す作業のことである．これに対して，ランダム割り付けは被検者を介入群と対照群の 2 群のどちらかにランダムに割り付けることである．

ランダム割り付けを，コイン投げ，くじ引き，曜日，誕生日，カルテ番号，交互などの**準ランダム化**（quasi-randomization）の方法によって行ったと記述していれば，**比較臨床試験**（controlled clinical trial：CCT）と分類する．比較臨床試験は**準ランダム化比較試験**（quasi-randomized controlled trial）ともよばれる．

割り付け方法を隠蔽することを**コンシールメント**（concealment）という．単に隠蔽（化）ということもある．割り付け方法を対象者にも治療・訓練担当者にも知らせず，予見を可能なかぎり防ぐことにより，選択バイアスを制御することができる．コンシールメントが保たれないと，意識的あるいは無意識的に割り付け順序がくずれ，選択バイアスの原因となる[21]．後述する二重盲検法を用いた時には通常コンシールメントは保たれていると判断してよい．

ランダム割り付けは外部業者に発注することも可能だが，一般に費用が高い．

ランダム割り付けの方法の種類

ランダム割り付けの方法には，主に以下 3 種がある．

① 単純ランダム化（simple randomization：単純無作為化）

対象者 1 例ごとに介入群に入れるか，対照群に入れるか，2 分の 1 の確率でランダムに割り付けていく方法である．どちらに割り付けるかは乱数などを用いて，奇数であれば A 群，偶数であれば B 群に割り付ける．あるいは，0.5 以上であれば A 群，0.5 未満であれば B 群に割り付ける．

乱数表は，かつては統計学のテキストの巻末に載っているものがしばしば用いられたが，今日では，コンピューターを用いて乱数を発生させて割り付けるのが一般的となった．この場合，統計ソフトウェアの乱数発生関数が便利である．Excel の RAND 関数でも容易に乱数を発生させることができる．

しかし，**単純ランダム化の欠点**として，性別，年齢といった研究結果に影響を与える要因が均一に分布することなく，いずれか一方の群に偏る可能性がある．また，両群の症例数に不均衡が生じうる（同数にならない可能性がある）．

② **ブロックランダム化**（block randomization：ブロック無作為化）

対象をいくつかのブロックに分けて，ブロックごとにランダムに割り付ける方法である．これにより，介入群と対照群の症例数を等しくすることができる．

たとえば，1ブロックが2例のブロックに分割し，介入群と対照群の2群に割り付けるとすると，介入群（A群）と対照群（B群）が均等になる順列組み合わせは，AB，BAの2通りとなる．1ブロックが4例のブロックに分割すると，AABB，ABAB，ABBA，BAAB，BABA，BBAAの6通りとなる．どのブロックに上記のどの順列組み合わせを割り当てるかは，あらかじめランダムに決めておく．

③ **層別ランダム化**（statified randomization：層別無作為化）

群間で対象の性別や年齢，体重，疾患の重症度などが偏ることを避けるため，割り付けの段階でいくつかの層に分けておき，層別にランダム割り付けを行う方法である．そのさい，通常はブロックランダム化の方法が用いられる．

たとえば，対象者全例の男女比が3：1であったとすると，介入群と対照群の両群ともに男女比が3：1となるように割り付けておく必要がある．そのためには，男性群と女性群を別々にブロックランダム化を行う．そうすることで，男性群も女性群も半数ずつ介入群と対照群に割り付けられるため，介入群も対照群も男女比は均等に3：1となる．単純ランダム化のように両群の症例数に不均衡は生じない．

▶4）盲検化（盲検法）

※3 盲検化：マスキング（masking；マスク化，遮蔽）ともいう

RCTではランダム化に加えて，**盲検化**[※3]（blinding：ブラインディング）が用いられることが多い．**盲検化というのは，被検者が介入群と対照群のどちらの群であり，どちらの治療・訓練を受けているかわからなくしてしまうことである**．端的にいうと，目隠しである．

盲検化はRCTを実施するさいの必須条件ではないが，**盲検化により，アウトカムの評価にバイアスが入り込み，結果に影響を及ぼすことを防ぐことができる**．ランダム化は研究開始時点における交絡因子の制御には役立つが，研究開始後に交絡因子や情報バイアスが混入するのを予防することはできない．そこで，ランダム化後に交絡因子や情報バイアスが混入するのを予防するために盲検化を必要とする[6]．すなわち，**RCTにおいて盲検化はランダム化と同じほど重要であるといえる**．図3-11に，交絡因子を制御するランダム化と盲検化の役割を模式的に示した．

わかりやすく解説すると，盲検化を行うのは，被検者がどちらの群に入ったかを知ってしまうと結果に影響を与えてしまう傾向があるからである．たとえば，介入群に入っていると患者が知ってしまうと，良い結果を期待するために実際より効果があったと思い込んで報告する可能性がある．

こうした心理的影響を防ぐために，薬物投与を行う介入研究であればプラセボ（偽薬）を，リハビリテーションを行う訓練であれば偽の訓練や伝統的訓練を行い，被検者がどちらの

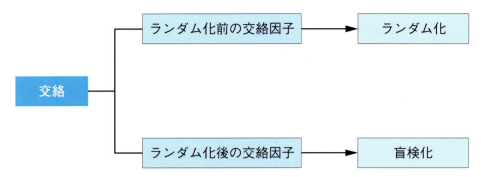

図3-11 ランダム化によるランダム化前の交絡因子の制御と盲検化によるランダム化後の交絡因子の制御（文献6を改変）

群に入ったかわからなくしてしまう．このように被検者に対してのみ盲検化がなされている試験のことを**単盲検**（単一盲検，単純盲検）という．

さらに，被検者ばかりでなく，治療・訓練担当者の作為もしくはバイアスが入らないように，治療・訓練担当者にもわからなくしてしまうことを**二重盲検**（二重マスキング）という．二重盲検によって，治療・訓練担当者が与えている治療・訓練法が新しい方法であると「新しい治療・訓練法だからより効果があるはずだ」という主観的評価，すなわち先入観を含んだ思い込みによるバイアスが加わったり，治療・訓練担当者の表情や態度から被検者にどちらの群に入ったか知られてしまったりするのを防ぐことができる．

しかし，リハビリテーションの領域では，実際には二重盲検は難しいといわれている．なぜなら，実際にリハビリテーションを施行するさいに，被検者がどちらの群に属しているか治療・訓練担当者にはわかってしまうからである．こうした問題を解消するための方策として，エンドポイント[※4]の評価を，被検者がいずれの群に割り付けられたかを知らない第三者が行うことにより盲検化する **PROBE法**（prospective randomized open）がある．これは，以下の頭文字から名付けられたものである．

P rospective（前向き）

R andomized（ランダム化）

O pen（オープン）

B linded-Endopoint（エンドポイント – ブラインド）

すなわち，「前向き」で，「ランダム化」され，被検者－治療訓練担当者間は「オープン（非盲検化）な形式」で試験が実施され，「エンドポイントの評価」を被検者がいずれの群に割り付けられたかを知らない第三者が行うことにより盲検化するというものである．簡潔にいえば，**エンドポイントの評価者だけに情報を伏せる方法**である．

※4 エンドポイント：治療行為の有効性を示すための評価項目のこと．

> **盲検化（盲検法）の種類**
>
> ① **非盲検化試験**（open-label trial, unblinded trial：開放ラベル試験ともいう）
>
> 　被検者および治療・訓練担当者または臨床評価を行う担当者に介入の内容があらかじめ知らされている試験．結果の信頼性は低くなる．
>
> ② **単盲検化試験**（single blind test）
>
> 　治療・訓練担当者は介入の内容（介入群か対照群か）を知っているが，被検者は知らない形式で進められる試験である．すなわち，被検者に対してのみ盲検化がなされている試験のことをいう．「一重盲検化試験」ともいう．
>
> ③ **二重盲検化試験**（double blind test）
>
> 　被検者および治療・訓練担当者の双方が介入の内容を知ることができない形式で進められる試験である．「二重マスキング」ともいう．
>
> ④ **三重盲検化試験**（triple blind test）
>
> 　被検者および治療・訓練担当者，さらにアウトカムの評価者に対しても盲検化がなされている試験である．「三重マスキング」ともいう．
>
> ⑤ **PROBE 法**
>
> 　対象者が介入群と対照群のどちらに割り付けられているかという情報を，アウトカムの評価者だけに伏せる方法である．オープン試験（非盲検化）の方法の一種である．

▶5) CONSORT 声明

　RCT の報告の質的向上のために，必要な事項をまとめたガイドラインとして，科学者と編集者から構成されるグループにより CONSORT 声明が提出されている．Schulz ら[22]による最新の **CONSORT 2010 声明**では，25 項目のチェックリスト（表3-5）とフローチャートで構成されており，日本医学会日本医学雑誌編集者会議[23]では，医学雑誌の質の向上に向けた具体的行動の一つとして RCT における CONSORT 声明の遵守を掲げている．RCT を実施するにあたり CONSORT 声明に従う論文が増えており，形式が統一されてきている．

　RCT のガイドラインである CONSORT 声明は，観察研究のガイドラインである STROBE 声明（COLUMN, p.31 参照）と対にして理解しておくとよい．さらに，非ランダム化比較試験のガイドラインとして，TREND 声明がある．

表3-5 ランダム化比較試験を報告するさいに含まれるべき情報のCONSORT 2010チェックリスト（文献24を改変）

章／トピック	項目番号	チェックリスト項目	報告頁
タイトル・抄録	1a	タイトルにランダム化比較試験であることを記載．	
	1b	試験デザイン，方法，結果，結論の構造化抄録（詳細は「雑誌および会議録でのランダム化試験の抄録に対するCONSORT声明」を参照）．	
はじめに			
背景・目的	2a	科学的背景と論拠の説明．	
	2b	特定の目的または仮説．	
方法			
試験デザイン	3a	試験デザインの記述（並行群間，要因分析など），割り付け比を含む．	
	3b	試験開始後の方法上の重要な変更（適格基準など）とその理由．	
参加者	4a	参加者の適格基準．	
	4b	データが収集されたセッティングと場所．	
介入	5	再現可能となるような詳細な各群の介入．実際にいつどのように実施されたかを含む．	
アウトカム	6a	事前に特定され明確に定義された主要・副次的アウトカム評価項目．いつどのように評価されたかを含む．	
	6b	試験開始後のアウトカムの変更とその理由．	
症例数	7a	どのように目標症例数が決められたか．	
	7b	あてはまる場合には，中間解析と中止基準の説明．	
ランダム化			
順番の作成	8a	割り振り順番を作成した方法．	
	8b	割り振りタイプ：制限の詳細（ブロック化，ブロックサイズなど）．	
割り振りの隠蔵機構	9	ランダム割り振り順番の実施に用いられた機構（番号付き容器など），各群の割り付けが終了するまで割り振り番号が隠蔵されていたかどうかの記述．	
実施	10	誰が割り振り番号を作成したか，誰が参加者を組み入れたか．誰が参加者を各群に割り付けたか．	
ブラインディング	11a	ブラインド化されていた場合，介入に割り付け後，誰がどのようにブラインド化されていたか（参加者，介入実施者，アウトカムの評価者など）．	
	11b	関連する場合，介入の類似性の記述．	
統計学的手法	12a	主要・副次的アウトカムの群間比較に用いられた統計学的手法．	
	12b	サブグループ解析や調整解析のような追加的解析の手法．	
結果			
参加者の流れ（フローチャートを強く推奨）	13a	各群について，ランダム割り付けされた人数，意図された治療を受けた人数，主要アウトカムの解析に用いられた人数の記述．	
	13b	各群について，追跡不能例とランダム化後の除外例を理由とともに記述．	
募集	14a	参加者の募集期間と追跡期間を特定する日付．	
	14b	試験が終了または中止した理由．	
ベースライン・データ	15	各群のベースラインにおける人口統計学的，臨床的な特性を示す表．	
解析された人数	16	各群について，各解析における参加者数（分母），解析が元の割り付け群によるものであるか．	
アウトカムと推定	17a	主要・副次的アウトカムのそれぞれについて，各群の結果，介入のエフェクト・サイズの推定とその精度（95％信頼区間など）．	
	17b	2項アウトカムについては，絶対エフェクト・サイズと相対エフェクト・サイズの両方を記載することが推奨される．	
補助的解析	18	サブグループ解析や調整解析を含む，実施した他の解析の結果．事前に特定された解析と探索的解析を区別する．	
害	19	各群のすべての重要な害または意図しない効果（詳細は「ランダム化試験における害のよりよい報告：CONSORT声明の拡張」を参照）．	
考察			
限界	20	試験の限界，可能性のあるバイアスや精度低下の要因，関連する場合は解析の多重性の原因を記載．	
一般化可能	21	試験結果の一般化可能性（外的妥当性，適用性）．	
解釈	22	結果の解釈，有益性と有害性のバランス，他の関連するエビデンス．	
その他の情報			
登録	23	登録番号と試験登録名．	
プロトコール	24	可能であれば，完全なプロトコールの入手方法．	
資金提供者	25	資金提供者と他の支援者（薬剤の供給者など），資金提供者の役割．	

> **リハビリテーションの領域で実施された RCT の例**
>
> Shaker ら（2002）は，「舌骨筋群の増強訓練によって食道入口部の開大量が増大する，もしくは咽頭残留が軽減する」という仮説を，経管栄養中の上部食道括約筋の開大不全を伴う嚥下障害者を対象に検証した．対象者をランダムにシャキア訓練を行う群と偽の訓練を行う群の2群に割り付け，6週間の訓練を実施させた．その結果，シャキア訓練群では，喉頭の前方挙上と上部食道括約筋の前後径が有意に増加しており，また，嚥下後の梨状窩の残留も有意に減少したことが示された（文献25より一部改変）．

Column　システマティックレビューおよびメタアナリシスのガイドライン：PRISMA声明

　従来，RCTに関するメタアナリシス報告の質を向上させるために，1996年に作成された **QUOROM**（The Quality of Reporting of Meta-Analyses：メタアナリシス報告の質）声明が利用されてきた．この声明は，RCTのメタアナリシスの報告の質の向上を図ることを目的に作成され，メタアナリシス報告に関する27項目のチェックリストとフローチャートから構成されている．その後，QUOROM運営委員会では，各チェック項目の維持，削除，追加，改訂の必要性を継続的に検討してきた．

　そして，2009年6月，「QUOROMからPRISMAへ」というタイトルで，新しい **PRISMA**（Preferred Reporting Items for Systematic Reviews and Meta-Analyses：システマティックレビューおよびメタアナリシスのための優先的報告項目）声明が発表された．

　PRISMA声明については，卓ら[26]が解説している．また，PRISMA声明のWebサイトも公開されている．

▶ http://www.prisma-statement.org/

1-3　二次研究

二次研究とはすでに発表されている論文データを対象とする研究のことをいい，システマティックレビュー（systematic review：SR）やメタアナリシス（meta-analysis）がある[21]．

▶1）システマティックレビュー（定性的システマティックレビュー，系統的レビュー）

システマティックレビューは，特定のテーマに対して一定の選択基準を満たした臨床研究のデータを系統的（システマティック）に検索・収集し，批判的に吟味し，明確で科学的な手法を用いてまとめた研究のことをいう．多数の論文を統合するため，その結果として大きなサンプル数を得ることができる．個々の研究が同質で質が高いほど，分析され統合されたシステマティックレビューの信頼性は高く位置付けられる．

1994年以降急速に普及し，**コクラン共同計画**がその中心となって多数のシステマティックレビューが行われてきた．いまや，Cochrane Database Systematic Review（コクラン・レビュー）は研究者にとって欠かせない重要資料となっている．コクラン・ライブラリーもしくはコクラン共同計画については，6章（p.141）を参照されたい．なお，質の高いシステマティックレビューを実施するための手引き書である「コクラン・ハンドブック」（Cochrane Handbook for Systematic Reviews of Interventions）は，Webサイトにて無料で閲覧することができる（図3-12）[※5]．

※5 http://handbook.cochrane.org/

本書の1章では論文の種類について解説し，総説について述べた．**システマティックレビューは総説と類似しているようにみられるが，両者は根本的に異なる**．

総説は執筆者の主観によって，取り扱う論文の採択を決める．そして，研究テーマに関する従来の知見を系統的に整理して，歴史的展望と現在の動向を紹介する．これに対して，システマティックレビューは客観的にエビデンスレベル（もしくは後述するGRADEシステム）により論文を整理しながら網羅的に採択する．そして，集約されたデータから客観的に結論へと導く．

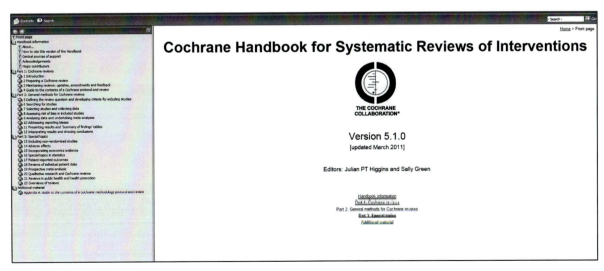

図3-12　コクラン・ハンドブック

システマティックレビューでは，同時にメタアナリシスを行うことが多い．しかしメタアナリシスでは，結果のまとめ方が定量的であることが必須であるのに対し，**システマティックレビューでは批判的吟味という過程を重視**しており，定量的に結果を表すかどうかは問われない．批判的吟味とは，当該論文が導き出したエビデンスの結果に関して，研究デザインの妥当性，バイアスを含んでいないかどうか，統計解析の妥当性などを判断するための手続きのことをいう．システマティックレビューはメタアナリシスと類似するが，同一ではなく，前者は後者よりも広い概念である．

　図3-13に，システマティックレビューの実施手続きについて示した．システマティックレビューでは，臨床研究を網羅的に検索するさいに電子データベースのみに依存するのではなく，検索漏れを防ぐために実際に主要な，もしくは関連する雑誌を実際に1ページ1ページ，手でめくって検索するハンドサーチが求められる[27]．

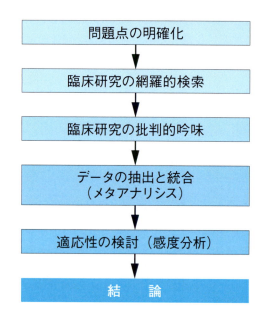

図3-13　システマティックレビューの実施手続き（文献27を一部改変）

▶2) メタアナリシス（定量的システマティックレビュー）

　メタ解析とも訳され，解析の解析とでもいうべき手法である．**過去に行われた同一の課題について複数の臨床試験の結果を統計学的に分析・統合し，その課題に関する統合的な結論を導き出す研究手法である．**

　信頼性が高いRCTを選んでメタアナリシスを行うことで，一定の傾向を明らかにすることができる．この場合，研究デザインが同じであるばかりでなく，PICOの各項目の類似性が高いことが条件となる．研究間の異質性が高い場合は，定性的システマティックレビューからエビデンスの強さを決定する．メタアナリシスを行った場合でも，効果指標の統合値と信頼区間だけでエビデンスの強さを決定しないで定性的システマティックレビューの結果も反映させるとよいとされる[21]．雑誌によっては，システマティックレビューをメタアナリシスとして記載しているので注意が必要である．メタアナリシスは，あくまでも統計処理を行い結果を数値にて示しているもののことをいう．

メタアナリシスで起こりうるバイアスは，出版バイアスである．これは，論文として受理されやすいことに伴う選択バイアスの一種である．たとえば，概して統計学的に有意差が認められた研究は受理されやすいが，有意差が認められなかった研究は受理されにくい傾向がある．このため，受理されなかった研究はメタアナリシスの対象から外れることとなる．

> ### メタアナリシスを実施するソフトウェア
>
> 　メタアナリシスを実施するソフトウェアは多数存在するが，無料で公開され定評のあるものに以下がある．
>
> | 名称 | URL（書名・出版社） |
> |---|---|
> | Review Manager（RevMan） | http://tech.cochrane.org/revman/download ※ |
> | mdtafor | https://www.r-project.org/ |
>
> ※ 解説書として，以下が出版されている．平松由広：初めての一歩 メタアナリシス—"Review Manager"ガイド．克誠堂出版㈱, 2014.
>
> 　そのほかに有料のものに以下がある．
>
> | 名称 | URL |
> |---|---|
> | Comprehensive Meta-analysis | http://www.meta-analysis.com/index.php |
> | Distiller SR | http://distillercer.com/ |
> | EPPI-Reviewer | http://eppi.ioe.ac.uk/cms/Default.aspx?tabid=1913&language=en-US |
> | Excel | ここからはじめるメタ・アナリシス—Excelを使って簡単に（真興交易㈱医書出版部） |
> | JBI SUMARI | https://www.jbisumari.org/ |
> | MIX | http://www.meta-analysis-made-easy.com/index.html |
> | SAS | http://www.sas.com/en_us/home.html |
> | Stata | http://www.lightstone.co.jp/stata/index.htm |

2 誤差

● 誤差を多く含んだ研究結果は不正確な推測にすぎない

図3-14に，誤差(error)の分類を示した．真の値と観察で得られた値との差である誤差には，1) 偶然による測定値のバラツキによる**偶然誤差**（random error）と，2) 系統的に起こった**系統誤差**（systematic error）に区分される．それぞれ，標本誤差，非標本誤差ともいう．

系統誤差は**バイアス**（bias：偏り）ともよばれ，①**選択バイアス**（selection bias）と②**情報バイアス**（information bias）に分けられ，広義のバイアスには，③**交絡バイアス**（confounding bias）も含められる．交絡バイアスは，単に交絡，交絡因子ともよばれる．

誤差を多く含んだ研究結果は不正確な推測にすぎないといわざるをえない．偶然誤差が大きいと信頼性（再現性）が低くなり，バイアスが大きいと妥当性が低くなる．誤差の制御が致命的に不適切であるために，投稿した論文が掲載不可と判断されることもある．たとえば，サンプルサイズがきわめて小さい研究では，偶然誤差が生じる可能性が大きくなる．

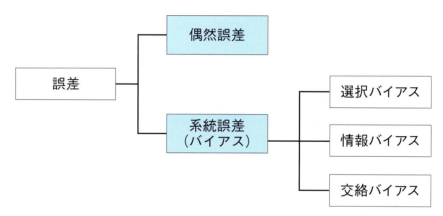

図 3-14　誤差の分類

2-1　選択バイアス

選択バイアスは，研究の対象者を選択する段階で生じるバイアスであり，対象の選び方が不適切であるために起こる偏りである．選んだ集団が本来目的とする母集団の代表的なものではなく，特定の傾向，特性，方向性をもった集団であるために，このような偏りが生じる．選択したサンプル（標本）は，本来目的とする母集団の真理を反映するものでなくてはならない．

前節で「症例対照研究とは，特定の疾患のある群（症例群）とない群（対照群またはコントロール群）を設定し，それぞれの群で曝露状況を比較し，曝露と疾患発生の関連性を明らかにしようとする研究デザインである」と解説した．この症例群と対照群を選ぶさいに，選択バイアスが入り込みやすい．曝露者もしくは非曝露者に偏って対象が選択されると，結果に歪みが生じる．

あるいは，アンケート調査で回収率が低いと，無回答者の存在が深刻なバイアスを招き，

調査に回答した集団が本来目的とする母集団の代表的なものとはいえなくなる．調査の対象者は，アンケート調査に協力的であった偏った集団にすぎない．

したがって，観察研究を実施するさいには，選択バイアスを回避するために，症例群と対照群を母集団から**ランダム抽出**しなくてはならない．全数調査を行うのが理想的ではあるが，現実には難しい．ランダム抽出がなされていない研究は，多かれ少なかれ選択バイアスを含んでいる．ランダム抽出は重要なので，後に解説する (p.58)．

選択バイアスには，有病者・罹患者バイアス（ネイマンバイアス），入院バイアス，非協力者バイアスまたは積極的協力者バイアス，さらけ出しバイアス，自己選択バイアス，健康労働者効果，未回答者バイアス，脱落バイアスなど多数ある．

2-2　情報バイアス

情報バイアスは，**調査や測定によって情報もしくはデータを収集する段階で生じるバイアスである**．測定バイアス（measurement bias）ともいう．「測定の誤り」「誤回答」「虚偽の回答」「記憶の誤り（勘違い，思い違い）」「適当（いい加減）な回答」「患者の主観的な思い込み」「治療者の診断時の注意の偏り」など多様な要因により生じる．対象者によって回答が変化しやすい方法で情報を収集したり，対象者によって異なる方法でデータを収集したり，対象者の知識などに起因しても生じる．

たとえば，肺がん患者と健常者に過去の喫煙習慣を質問するさいに，肺がん患者は喫煙習慣と肺がんとの因果関係に敏感なあまり，「19歳から32歳までの間，吸っていました」などというように熟考して返答する傾向にあるであろう．これに対して健常者はあまりよく考えないで，本来20代のころに7年間吸っていても「20代のころに4年間ほど吸っていたかな」と淡々と答えるかもしれない．こうした被検者の記憶が不正確なために生じるものを，情報バイアスのなかでも**「思い出しバイアス」**（recall bias）という．あるいは，配偶者は亡くなった夫の喫煙習慣について，意図的に偽って報告することもある．こうした不適切な情報が症例群か対照群に偏って収集されると，バイアスが生じる．

別の例を取り上げると，家庭での計測では正常血圧であるにもかかわらず，病院の診察室に入り白衣を着た医師を目の前にすると緊張して血圧が上昇することがある．こうした白衣高血圧とよばれる現象も情報バイアスの例である．

データ収集の方法が不正確な場合，対象者を不適切な群に分類してしまうことがある．これを**誤分類**（misclassification）という．たとえば，症例対照研究において，疾患のある対象者を対照群に分類してしまったり，逆に疾患のない対象者を症例群に分類する，というものである．誤分類には，群間で誤分類の起こる確率が異なる**選択的**（differential：差別的ともいう）**誤分類**と，群間で誤分類の起こる確率に差がない**非選択的**（non-differential：無差別的ともいう）**誤分類**がある．

情報バイアスには，診断バイアス，発見徴候バイアス，面接者バイアス，家族情報バイアス，曝露疑いバイアス，質問者バイアス，思い出しバイアス，報告バイアス，思案バイアス，測定バイアス，誤分類バイアスなど多数ある．診断バイアスは，誤分類バイアスのもとになる．

情報バイアスを防ぐためには，データ収集にさいして研究計画（protocol）を標準化する，

データ収集の出所や方法はすべて同一と徹底する，といった方策のほか，対象者，治療者，評価者に研究の情報を伏せる盲検化が有用である．偶然誤差はサンプルサイズを大きくすることである程度制御できるのに対して，選択バイアスや情報バイアスはサンプルサイズを大きくしてもそのリスクは変わらない．

2-3　選択バイアス・情報バイアスと交絡バイアスを制御する時点

バイアスを調整する時点は，研究デザインを立案する時点で制御するものと，データ収集が終了した後の時点に統計学的手法を用いて制御する方法がある（表3-6）．選択バイアスと情報バイアスは，それぞれ対象者を選択する段階とデータを収集する段階で生じる．すなわち，これらのバイアスは，測定するデータ自体に誤差が含まれているといえる．したがって，**選択バイアスと情報バイアスは，研究デザインを立案する時点で制御する必要があり，データを収集した後に調整することはできない**．こうした点からも，バイアスを制御するために，いかにデータ収集を開始する前段階における研究計画の立案が重要であるかが改めてわかる．

これに対して，後述する**交絡バイアスは，研究デザインを立案する時点ばかりでなく，統計解析の時点でも調整することが可能である**．

表3-6　各種のバイアスを制御する時点

バイアス	研究デザインの時点	統計解析の時点
選択バイアス	○	×
情報バイアス	○	×
交絡バイアス	○	○

○は制御可能であることを，×は制御困難であることを示す

2-4　交絡バイアス

交絡バイアス（交絡因子）は，曝露要因（E）とアウトカム（O）に加えて第3の因子が存在することによって，EとOとの関係に歪みが生じてしまう場合をいう．

つまり，調査対象とする要因に，調査対象とする曝露要因以外の要因が隠れて存在し，その要因が曝露要因とアウトカムに関連しているとき，交絡因子（confounding factor）として働く．性と年齢は交絡因子となりやすい．交絡因子が存在すると，調査対象とする曝露要因とアウトカムとを原因と結果の関係にあると関連付けても（両者の間に統計学的に有意な関係を認めても），両者の間にある真の関連は検討できない（図3-15）．交絡因子は，アウトカムにバイアスを与える背景因子の一つである．

たとえば「喫煙習慣と咽頭がんの関連性」を調べようとする場合，調べようとする要因（喫

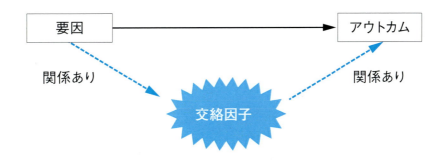

図 3-15　背景因子の交絡因子

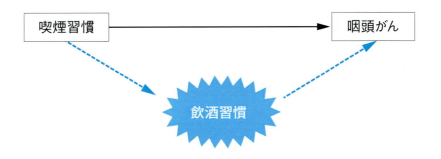

図 3-16　交絡因子の例

表 3-7　交絡バイアスの制御方法

研究デザインの時点で行うもの	統計解析の時点で行うもの
限　定	層　化
ランダム化	多変量解析
マッチング	標準化

注：その他，ランダム化後の予定外介入による交絡バイアスを防ぐために盲検化が役立つ

煙習慣）以外の第3の要因（飲酒習慣など）が咽頭がんの発生率に影響を与えている可能性がある．このとき，飲酒習慣が交絡因子に該当する（図3-16）．すなわち，喫煙習慣という要因と咽頭がんというアウトカムとの真の関係性を第3の因子である飲酒習慣が歪めている．

先に，「交絡バイアスは，研究デザインを立案する時点ばかりでなく，統計解析の時点でも調整することが可能である」と解説した．**交絡バイアスの予防には，限定，ランダム化，マッチングが特に重要**である．また，ランダム化後の予定外介入による交絡を防ぐために，盲検化が役立つ．これらは研究デザインを立案する段階で行っておくものである．そのほか，**データ解析の段階で行う制御方法として，層化，重回帰分析や多重ロジスティック回帰分析などの多変量解析，標準化がある**（表3-7）．

標準化というのは，2つ以上の集団において観察される事象の発生頻度や分布を比較する場合に，基準集団を定めて，年齢や性別などの主な交絡因子の影響を調節した指標を計算する方法のことである[28]．

2-5 バイアスを回避するための方策

研究が成功して掲載にまでいたるためには，誤ったエビデンスを導きやすい要素が含まれることはないか，端的に言えば「バイアスが含まれることはないか」について研究計画を立案するさいにできるだけ配慮する必要がある．

研究デザインを立案する段階で重要なバイアスを回避するための具体的方策として，①**限定**（restriction；制限とも訳される），②**ランダム抽出**，③**ランダム割り付け，盲検化**，④**マッチング**（matching）などがある．ランダム割り付けと盲検化については，すでにランダム化比較研究の項にて解説したので（p.42参照），ここでは簡単に要約して述べる．

▶1）限定（制限）

限定とは交絡を予防する方法の一つであり，横断研究，症例対照研究，コホート研究など多くの研究デザインにおいて用いられる．これは単純な方法であり，**研究の対象者の性別，年齢などの交絡因子を絞り込んで，一定の条件により対象者の範囲を制限してしまうこと**である．

たとえば，先に例示した「喫煙習慣と咽頭がんの関連性」を調べようとするさいに，交絡因子となりうる飲酒習慣のない者だけを対象とすることで，飲酒習慣という疑わしき交絡因子の影響を排除することができる．こうして喫煙習慣と咽頭がんの関連性が認められた場合，飲酒習慣の影響によるものではないと判断することができる．

あるいは，年齢と性が交絡因子と疑われるさいに，対象を「65～75歳の女性」と制限して調査を行うと，交絡因子の影響を抑制することができる．

こうして考えると，**限定とは，要因とアウトカムとの関連性から交絡の影響を排除すること**ともいえる．

限定の難点として，対象を制限することによって調査の対象を得ることが難しくなり，研究の母集団が小さくなりやすい．また，**一般化可能性**[※5]が損なわれてしまう．すなわち，その研究結果は限られた集団を対象とした結果であり，他の集団に適用するさいには，慎重を要する．

やや話がそれるが，一般化可能性（外的妥当性）と関連して研究の質を低下させてしまうやっかいな問題として，**内的妥当性**[※6]がある．研究の内的妥当性が損なわれる原因はバイアスである．そこで，観察研究ではランダム抽出を行い，介入研究ではランダム割り付けを行い，内的妥当性を保証する手段とする．

▶2）ランダム抽出

ランダム抽出（ランダムサンプリング，無作為抽出）とは，観察研究において，**主観を排除して調査の対象を特定の母集団からランダムに抽出**（サンプリング）**する行為**のことである．そのさいに，乱数表を用いたり，コンピューターが発生する乱数を用いるのが最も厳格な手法である．

ランダム抽出は，大規模な母集団の一部を標本とすることで，大きな母集団の情報をある程度正確に推察することができるという理論に裏付けられている．国勢調査のような全

[※5] 一般化可能性：研究の一般化可能性のことを外的妥当性（external validity）という．外的妥当性は，さらに母集団妥当性と環境妥当性に分けられる．母集団妥当性とは，得られた研究結果をどんな対象集団に一般化できるかの基準である．環境妥当性とは，得られた研究結果を適用できる状況や環境に関する基準である[29]．

[※6] 内的妥当性（internal validity）：内的妥当性とは，対象者の内部で行う比較の妥当性のことである．

数調査が困難であるさいに，用いられる．その意義として，特に，対象を選択するさいに生じる**選択バイアスを制御するために重要な役割を果たす**．

ランダム抽出とは異なり，母集団より対象者を意図的に選ぶ方法のことを有意抽出という．ランダム抽出にはさまざまな方法があるが，サンプル数，予算，時間などから実現可能な方法を研究計画書の段階で，暫定的であれ決定しておくとよい．

ランダム抽出の主な種類

① **単純ランダム抽出法**（simple random sampling）

母集団の対象全員に番号を付けたリストを作成し，必要な標本数だけ乱数表やコンピューターが発生する乱数，くじ引き，サイコロなどで固体を抽出する（選ぶ）方法である．この場合，母集団の各構成要素は等確率で標本として抽出される．

無作為性の保証は最も大きい．しかし標本数が少数であると，年齢や性別に偏りが生じる可能性がある．また，手間がかかり作業が繁雑であるという難点がある．

② **層化抽出法**（stratified sampling）

母集団の対象者をあらかじめ性別や年齢階級，疾患などで「**層化**」しておき，各層からランダム抽出する方法である．**層別抽出法**ともいう．たとえば，ある病院の人間ドック受診者を標本としようとしたさいに，性別と年齢で偏りが著しいことがわかったとする．その場合，性別を男女に分け，年齢を青年層，中年層，老年層に分け，計6グループをつくり，各層から標本を単純ランダム抽出もしくは系統抽出する．

単純ランダム抽出法を使用すると，偶然，性別や年齢に偏りが生じることがある．層化抽出法では，こうした偏りを回避することができる．

③ **系統抽出法**（systematic sampling）

母集団の対象者全員に「通し番号」を付け，最初の1つの標本だけを乱数表やコンピューターが発生する乱数を用いて選ぶ方法である．それ以降の標本は最初の数字を基準とした一定間隔で抽出する．たとえば，最初の番号が68であり，一定間隔を8とする．すると，68から，76，84，92，100，108……．の番号の個体が抽出される．

母集団が非常に大規模で，単純ランダム抽出法の実施が困難なさいに用いられる．手間がかからない割には無作為性が高く，しばしば用いられる．

④ **集落抽出法**（cluster sampling）

母集団の対象者を個々ではなく，ひとかたまりとして抽出する方法である．たとえば，ある都道府県の小学校をいくつかランダム抽出し，選ばれた小学校の児童全員を標本として調査を行う．すなわち，抽出した集団に対して全数調査を行う．

⑤ **多段抽出法**（multistage sampling）

大規模な母集団から大きな集団をランダムに抽出し，選ばれた集団からさらに小さな集団を抽出し，最後に選ばれた集団から標本を抽出する方法である．たとえば全国規模のきわめて大規模な調査の場合，最初に都道府県をランダム抽出し，次に市町村をランダム抽出し，地区をランダム抽出し，世帯をランダム抽出し，その後に個体を

ランダム抽出する．抽出は何段階であってもよい．

▶3）ランダム割り付けと盲検化

ランダム割り付けは，介入研究（ランダム化比較試験）において交絡の予防方法のなかで最も強力な方法である．なぜなら，p.39でも解説したように，ランダム化することにより，交絡因子が介入群と対照群の双方に均等に分布するからである．しかし，交絡因子が必ず均等に分布するというわけではない．そこで，あらかじめ性別や年令などの因子を層別化してからランダムに割り付ける**層別ランダム割り付け**という手法がしばしば用いられる．

また，ランダム化比較試験（RCT）においてランダム割り付けは交絡の予防はできてもその他のバイアスを予防できるわけではない．RCTではバイアスは含まれないというのは誤った理解である．

RCTでは，特に情報バイアスが問題となる．そこで，盲検化（マスキング，マスク化）という作業を必要とする．盲検化の種類として，単盲検化，二重盲検化，三重盲検化があり，リハビリテーションの領域ではPROBE法が着目されていることについてはすでに述べたとおりである（p.47参照）．

▶4）マッチング

マッチングというのは，**限定，ランダム化などと並んで交絡の予防法**の一つであり，コホート研究や症例対照研究で用いられる．**選択バイアスの予防にも役立つ**．具体的には，**交絡因子となりやすい性，年齢などについて，比較する2群**（症例群と対照群，曝露群と非曝露群など）**でペアをつくり2群の集団の背景を同じにする**．

喫煙歴や飲酒歴のようなものばかりでなく，出身地，居住地域，社会階級，職業，教育歴，収入額など交絡因子として疑われるものは研究ごとに異なり，多様である．2群の主要な交絡因子をあらかじめそろえておくことで，交絡因子も2群に均等に分布するように対象が選択され，交絡因子の影響をある程度制御することができる．

マッチングを行うさいには，行う予定の研究で交絡となりうる因子をそろえて2群を等質化するのが望ましいが，限界もある．したがって，すべての交絡因子を予防できているとはいえない．他方で，マッチングが粗いと群間で実質的な相違が生じる．

マッチングには，**対応のあるマッチングと非対応のマッチング**がある．対応のあるマッチングというのは，個々の症例について定めた交絡因子について同等の条件を持つ対象を対照群から選ぶ方法である．症例群と対照群の2群から交絡因子に対する曝露状況が等しい対象をペアにして選ぶのが特徴である．

非対応のマッチングというのは，対応のあるマッチングのように2群間でのペアをつくらない集団単位のマッチングの方法である．

3 エビデンス

3-1 EBMの概要

▶1) EBMの歴史的背景とその普及

EBM（Evidence-Based Medicine）は，日本語では**「根拠に基づく医療」**と訳される．EBMという言葉を最初に用いたのは，カナダのMcMaster大学のGuyatt [30]である．それ以前に，1980年代にMcMaster大学のSackettを中心とする研究グループは，エビデンスについての基本的なルールを「批判的吟味」とよぶように提唱し，エビデンスを患者のケアに実際に応用する過程を，「批判的吟味をベッドサイドに持ち込むこと」とよぶように提案した．GuyattのEBMという命名は，こうした潮流を受け継ぎながら臨床実戦の哲学へと発展させるなかで生まれたものである．

その後，国際的なEBMワーキンググループが結成され，質の高い医療を求める社会的意識の高まりとともにEBMは世界中に急速に普及した．EBMは医療の領域に大きな影響を及ぼし，その用語が用いられた直後から「パラダイム転換」ともよばれた [31]．

Sacketら [32] はEBMを「個々の患者のケアについて意思決定するさいに，最新で最良の根拠を，良心的に，明示的に，そして賢明に使うことである」としている．今日では，**EBMとは，経験則などだけで処理するのではなく，最適で良質なエビデンスを体系的に批判的吟味し，個々の患者の意向を考えに入れながら適用する手法**と解釈されている [33]．

EBMはエビデンス至上主義であってはならず，患者にとって利益となる治療法を探るためのツールであることを理解しておく必要がある．臨床判断を下すにあたり患者の価値観を考慮に入れるというのは，EBMの当初からの重要原則である．

EBMの概念は当初は臨床医に対して新しい臨床実践の形式として提案されたが，その後，歯科医療や多数のコメディカルの職種において適用されるようになった．具体的には，Evidence-Based Dentistry（根拠に基づいた歯科医療），EBPT（Evidence-based Physical Therapy：根拠に基づく理学療法），EBOT（Evidence-Based Occupational Therapy：根拠に基づいた作業療法），EBN（Evidence-Based Nursing：根拠に基づいた看護），evidence based psychology / Evidence-Based Practice in Psychology（根拠に基づいた心理療法），evidence-based music therapy（根拠に基づいた音楽療法），Evidence-based speech, language and hearing therapy（根拠に基づいた言語聴覚療法）などの用語が用いられるようになり，医療の領域に幅広く浸透するにいたった．

▶2) EBMの実践手順

図3-17に，EBMを実践するさいの5つのステップを示した．以下では，これら5つのステップについて解説する．

ステップ1：疑問（問題）の定式化

目の前の患者から生じる疑問（クリニカル・クエスチョン）や問題を，2章で解説したPICOを用いて定式化する過程である．

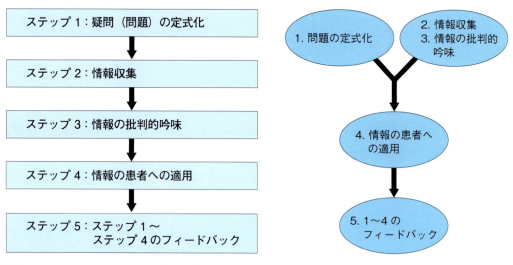

図 3-17　EBM の 5 つのステップ（文献 34 より改変）

ステップ 2：情報収集

　ステップ 1 で定式化した疑問を解決すると思われる情報を探す過程である．ここでは，医中誌 Web，PubMed，UpToDate，Cochrane Library などのデータベースを活用することが多い．情報収集の仕方については，6 章にて詳述する．情報収集はステップ 1 でも行うが，これはクリニカル・クエスチョンを明確化するための作業である．このステップ 2 でいう情報収集とは，あくまでもステップ 1 で定式化した疑問を臨床現場で解決するための作業である．しかし，実際には，図 3-17（右）に示したように，ステップ 1 ～ 3 は同時並行的に行う柔軟な思考態度が求められるであろう．

ステップ 3：情報の批判的吟味

　ステップ 2 で得られた情報を盲信するのではなく，研究方法が適切かどうか，結論は本当に正しいものであるのかどうかを評価（批判的吟味）する過程である．こうしたチェックを内的妥当性（研究内部の妥当性）の評価という．

ステップ 4：情報の患者への適用

　ステップ 2，3 で得られた情報を目の前の患者にどのように利用していくかを考える過程である．このように，ステップ 2，3 で得られた情報を目の前の患者に適応できるかどうかを検討することを，外的妥当性の評価とよぶ．

ステップ4では, 図3-18 に示したように, ①EBM に必要なエビデンス, ②患者の病状と周囲を取り巻く環境, ③患者の好みと行動, ④医療者の臨床経験の4つの要素を考慮すべきとされている[35].

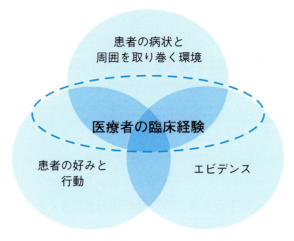

図3-18 EBM に必要4つの要素（文献35より改変）

ステップ5：ステップ1〜4のフィードバック

ステップ1〜4でたどってきた道をもう一度振り返る過程である.

以上の5つのステップからわかるように, EBM の実践では患者に始まり患者に帰着する.

3-2 「研究デザイン中心主義」から「アウトカム中心主義」へ

EBM では質の高い情報収集を行い, 最良のエビデンスを追求することで臨床問題を解決しようとする. そのエビデンスの信頼度の指標ともいえるのが**エビデンスレベル**である. 表3-8 に, **エビデンスレベルの分類**を示した.

表3-8 エビデンスレベルの分類（質の高いもの順）（文献36）

I	システマティックレビュー／RCT のメタアナリシス
II	1つ以上のランダム化比較試験による
III	非ランダム化比較試験による
IV a	分析疫学的研究（コホート研究）
IV b	分析疫学的研究（症例対照研究, 横断研究）
V	記述研究（症例報告や症例集積）
IV	患者データに基づかない, 専門委員会や専門家個人の意見

この「Minds 診療ガイドライン作成の手引き 2007」による分類では，システマティックレビューもしくは RCT のメタアナリシスが最もエビデンスレベルが高く，次に RCT がエビデンスレベルが高いと位置付けられている．2000 年以降 EBM の領域は，システマティックレビューもしくはメタアナリシス全盛期を迎えているといってもよいであろう．

表 3-9 に，EBM を実戦するさいに用いられる「Minds 診療ガイドライン作成の手引き 2007」による**推奨グレード**を示した．これは，①**エビデンスのレベル**，②**エビデンスの数と結論のばらつき**，③**臨床的有効性の大きさ**，④**臨床上の適用性**，⑤**害やコストに関するエビデンス**といった**要素**を勘案して総合的に判断するものである．

ところが，最近になってこうした潮流に対して「研究デザイン中心主義」という批判がみられるようになってきた．つまり，質の低いメタアナリシスであっても高レベルの研究成果として扱われ，良質な観察研究が低レベルの研究成果として扱われてしまう，という批判である．こうした批判の根底には，アウトカムを軽視してしまっている，という問題がある．こうして，「研究デザイン中心主義」の限界が指摘されるとともに，アウトカムを中心に評価する「アウトカム中心主義」が注目されるようになった．この「アウトカム中心主義」に則ったものが，GRADE システムである．

後述するように「Minds 診療ガイドライン作成の手引き 2014」では，この GRADE システムの基本が採用され，表 3-8 のエビデンスレベルや表 3-9 の推奨グレードは削除された．

表 3-9 推奨グレード（文献 36）

A	強い科学的根拠があり，行うよう強く勧められる
B	科学的根拠があり，行うよう勧められる
C1	科学的根拠はないが，行うよう勧められる
C2	科学的根拠がなく，行わないよう勧められる
D	無効性あるいは害を示す科学的根拠があり，行わないよう勧められる

3-3 GRADE システム

GRADE（Grading of Recommendations Assessment, Development and Evaluation）とは，**アウトカムを重視**し，システマティックレビューや医療技術評価ならびに診療ガイドラインなどにおける**エビデンスの質を等級付け**し，医療に関する**推奨の強さをグレーディング**するためのシステムである[37]．

GRADE システムは，Guyatt, Oxman が中心となって立ち上げた GRADE Working Group により作成された．最初に発表されたのは，2003 年である．今日では GRADE システムは，世界保健機関（WHO）やコクラン共同計画，米国内科医会，英国医師会雑誌，英国国立医療技術評価機構などの主要な医学組織や雑誌を含めて 90 以上の組織によって支持されて用いられており[※7]，北米や西欧ではシステマティックレビューや診療ガイドラインの作成や理解のための標準的な手法となっている．

GRADE システムについて詳細に解説するのは本書の目的から大きく逸脱するため，詳し

※7 GRADE のウェブサイト（http://www.gradeworkinggroup.org/）でそのリストが掲載されている．

くは成書を参照としていただきたい．ここではその概要のみを示すと，GRADEシステムでは，まずアウトカムの重要性の評価に1～9までの9段階スケールで相対的に点数を付ける．次に，点数によって，「重大である（7～9）」「重要だが重大ではない（4～6）」「重要でない（1～3）」の3段階にアウトカムを振り分ける．そして，アウトカムの効果を検討する．そのさい，「重要でない」もの（スコアが3以下）は検討の対象とはしない（図3-19）．

評価	重要度
9	重大である
8	
7	
6	重要だが重大ではない
5	
4	
3	重要でない
2	
1	

図3-19　GRADEシステムにおけるアウトカムの重要性の分類．評価における9は「最も重要」を，1は「最も重要ではない」を示す

次に，アウトカムごとに収集したエビデンスを，GRADEの質の判定基準に照らして，グレードを下げる5要因とグレードを上げる3要因を検討したうえで，**エビデンスの質を，「高」「中」「低」「非常に低」の4段階のいずれかに評価する**．図3-20に，GRADEによるエビデンスの質の評価フローを示す．

研究デザインではランダム化比較試験で高いデザインに分類されていても，GRADEではエビデンスの質が最低ランクに分類されることもある．また，症例対照研究のような低い研究デザインレベルであっても，最終的には高いランクに分類されることもある．つまり，エビデンスの質の判定には，種々の因子を取り入れ，研究デザインとエビデンスの質が分離されている[38]．

こうして全体的なエビデンスの質を評価したうえで，**推奨の強さ**（「強い」「弱い」の2段階で示す）を，①**エビデンスの質に加えて**，②**利益と害のバランス**，③**患者の価値観と好み**，④**必要資源量（コスト）の4要因を考慮して判定する**．このように，エビデンスの質以外の要因が推奨の強さに影響するため，エビデンスの質が高いにもかかわらず「弱い推奨」と判定されることは珍しくない．図3-21に，**GRADEアプローチを使った推奨の作成の流れ**を示す．

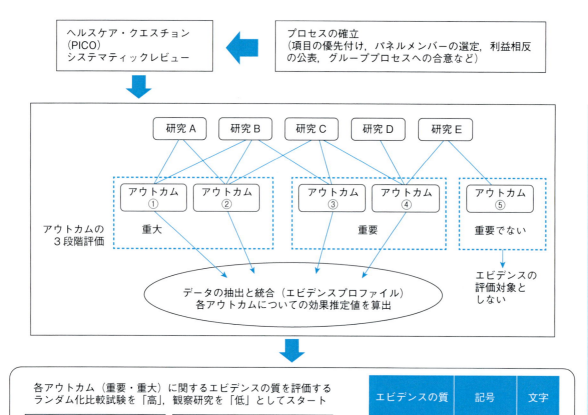

図 3-20　GRADE によるエビデンスの質の評価（システマティックレビュー）（文献 37 を改変）

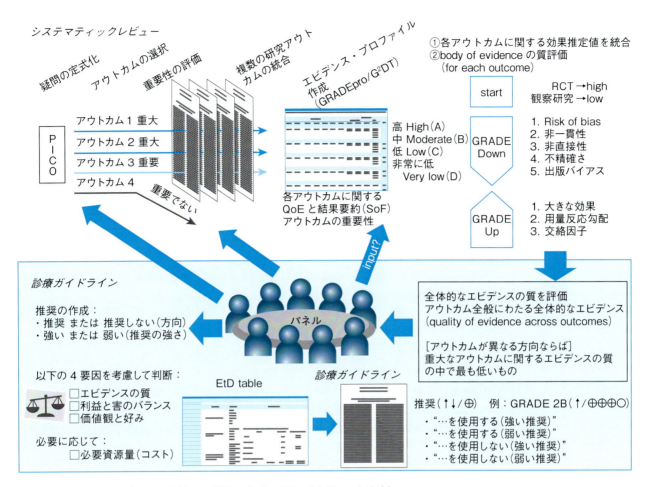

図 3-21　GRADE アプローチを使った推奨の作成の流れ（文献 39 を改変）

　すでに述べたように，公益財団法人日本医療機能評価機構による「Minds 診療ガイドラインの手引き 2007」によるエビデンスレベルの分類を表 3-8 で示したが，「Minds 診療ガイドラインの手引き 2014」では「研究デザイン中心主義」に基づいたこのエビデンスレベルの分類は削除され，この GRADE システムに準じている．GRADE システムの普及に関して北米や西欧と比較して日本はかなり遅れていたが，日本でもようやく質の高い診療ガイドラインが作成できる環境が整いつつあるといえるであろう．

*文　献

1) 松倉知晴, 折笠秀樹：リハビリテーションを例とした研究デザインの基礎. リハビリテーション医学, 39：655-660, 2002.
2) 厚生労働省：臨床研究に関する倫理指針. http://www.jst.go.jp/announce/rinri/shishin_rinri.pdf, 2008.
3) McCarthy LH, Reilly KE：How to write a case report. Fam Med, 32：190-195, 2000.
4) Gottlieb GJ, Ragaz A, Vogel JV, et al：A preliminary communication on extensively disseminated Kaposi's sarcoma in young homosexual men. Am J Dermatopathol, 3：111-114, 1981.
5) Grootendorst DC, Jager KJb, Zoccali C, et al：Observational studies are complementary to randomized controlled trials. Nephron Clin Pract, 114：c173-177, 2010.
6) Hulley SB, Cummings SR, Browner WS, et al：Designing Clinical Research：anepidemiologic approach（2nd ed）. Lippincott Wilkins, Philadelphia, 2001.
7) 中村好一：疾病頻度の測定（1）曝露と疾病. 公衆衛生, 64：113-117, 2000.
8) Saito E, Inoue M, Sawada N, et al：Association of coffee intake with total and cause-specific mortality in a Japanese population：the Japan Public Health Center-based Prospective Study. Am J Clin Nutr, 101：1029-1037, 2015.
9) Lenz MT：Di skussionsbemerkung auf der Herbstagung der Rheinisch-Westf. Kinderarztereinigung in Dusseldorf, 18：11, 1961.
10) Doll R, Peto R：Mortality in relation to smoking：20 years' observations on male British doctors. Br Med J, 2：1525-1536, 1976.
11) Doll R, Hill AB：Smoking and carcinoma of the lung；preliminary report. Br Med J, 2：739-748, 1950.
12) International agency for research on cancer：Tobacco smoke and involuntary smoking. IARC monographs on the evaluation of carcinogenic risks to human, IARC monographs, 83, IARC, Lyon, 2004.
13) 津田敏秀：医学研究の転換点とタバコ問題. 日本禁煙学会雑誌, 7：25-65, 2012.
14) Hirayama T：Non-smoking wives of heavy smokers have a higher risk of lung cancer：a study from. J BMJ, 282：183-185, 1981.
15) Fletcher RH, Fletcher SW：Clinical epidemiology：The essentials（4th ed）. Lippincott Williams & Wilkins, Philadelphia, 2005.
16) 廣瀬美智代：コクラン共同計画とハンドサーチマニュアル. 中嶋　宏（監修）, 津谷喜一郎, 山崎茂明, 他（編）. EBMのための情報戦略—エビデンスをつくる, つたえる, つかう—. 中外医学社, 東京, pp.94-104, 2000.
17) 手塚康貴, 藤原求美, 菊池佳世, 他：脳卒中後上肢運動麻痺に対する鏡像を利用した治療の効果—ランダム化クロスオーバー研究—. 理学療法学, 33：62-68, 2006.
18) 野々垣　学, 佐鹿博信：無作為化比較試験（RCT）. 総合リハ, 36：29-33, 2008.
19) Jadad AR：Randomised controlled trials：a user's guide. BMJ Books, London, 1988.
20) Guyatt GH, Rennie D, Meade MO, et al（Eds）：Users' guide to the medical literature：a manual for evidence-based clinical practice（2nd ed）. American Medical Association, 2008.
21) 福井次矢, 山口直人（編）：Minds 診療ガイドライン作成の手引き 2014. 医学書院, 東京, 2014.
22) Schulz KF, Altman DG, Moher D：CONSORT GROUP. CONSORT 2010 Statement：updated guidelines for reporting paralleled group randomized trials. BMJ, 340：c332, 2010.
23) 日本医学会日本医学雑誌編集者会議：医学雑誌編集ガイドライン. 2015. http://jams.med.or.jp/guideline/jamje_201503.pdf（2018年6月15日）
24) 津谷喜一郎, 元雄良治, 中山健夫（訳）：CONSORT2010声明—ランダム化並行群間比較試験報告のための最新版ガイドライン—. 薬理と治療, 38：939-947, 2010.
25) 松尾浩一郎：研究デザインとエビデンス. ディサースリア臨床研究, 5：7-13, 2015.
26) 卓　興鋼, 吉田佳督, 大森豊緑：エビデンスに基づく医療（EBM）の実践ガイドライン　システマティックレビューおよびメタアナリシスのための優先的報告項目（PRISMA声明）. 情報管理, 54：254-266, 2011.

27) 三宅一徳：システマティックレビューの方法．臨床検査，49（増刊号）：1369-1374，2005．
28) 日本疫学会（編）：疫学—基礎から学ぶために—．南江堂，東京，1996．
29) 関屋　昇：真に役立つ研究デザインと統計処理—統計の論理的なストーリーを理解する—厚生労働省，臨床研究に関する倫理指針．http://www.jst.go.jp/announce/rinri/shishin_rinri.pdf，2008．三輪書店，東京，2010．
30) Guyatt GH：Evidence-Based Medicine（Editorial）．ACP J Club, 114：A-16, 1991.
31) Evidence-Based Medicine Working Group．Evidence-Based Medicine：a new approach to the teaching of medicine. JAMA, 268：2420-2425, 1992.
32) Sackett DL, Rosenberg WM, Gray JA：Evidence based medicine：what it is and what it isn't. BMJ, 312：71-72, 1996.
33) 能登　洋：2週間でマスターするエビデンスの読み方・使い方の基本—すぐにできるEBM実戦法—．南江堂，東京，2013．
34) 豊島義博，南郷里奈，蓮池　聡（編）：学びなおしEBM　GRADEアプローチ時代の臨床論文の読みかた．クインテッセンス出版，東京，2015．
35) Haynes RB, Devereaux PJ, Guyatt GH：Physicians' and patients' choices in evidence based practice. BMJ, 324：1350, 2002.
36) 福井次矢，吉田雅博（編）：Minds診療ガイドライン作成の手引き2007．医学書院，東京，2007．
37) 相原守夫：診療ガイドラインのためのGRADEシステム（第2版）．凸版メディア，青森，p.126，2015．
38) 相原守夫，Guyatt G, Falck-Ytter Y，他：GRADEシステム：エビデンスから推奨へ．The Informed Prescriber, 22：91-102, 2007.
39) 相原守夫：診療ガイドラインのためのGRADEシステム（第2版）．凸版メディア，青森，pp.26-27，2015．

第4章

原著論文の構成と各セクションの書き方

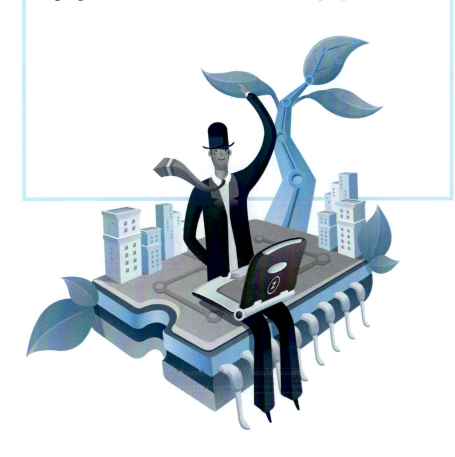

Chapter 4 原著論文の構成と各セクションの書き方

- 医学系の原著論文は，通常，IMRAD形式に準ずる．
- 「Ⅰ．はじめに」「Ⅱ．方法」「Ⅲ．結果」「Ⅳ．考察」の4つのセクションに加えて，「文献」から構成される．
- 多くの学会誌では，要約・要旨・抄録の次，もしくは稿末に英文抄録を記載するよう規定している．

キーワード 原著論文，IMRAD形式，構造化抄録，ハーバード方式，バンクーバー方式

1 原著論文の構成

● 本文の全体は4つのセクション（はじめに・方法・結果・考察）で構成される

　医学系の原著論文は，通常，IMRAD（イムラッド）形式に準じる．IMRADという名称は，Introduction, Methods, Results, and Discussionの略である．

　すなわち，題名（表題ともいう）と著者名を記載した表紙の次に要約・要旨・抄録とキーワードを記載し，本文は，「Ⅰ．はじめに（Introduction：目的，緒言，と記載することもある）」「Ⅱ．方法（Methods）」「Ⅲ．結果（Results）」「Ⅳ．考察（Discussion）」の4つのセクションに加えて，「文献」から構成される．文献の前に，必要に応じて「謝辞」と利益相反を記載する．これに，「Ⅴ．結語，結論もしくはまとめ」が加わる雑誌もある．結語などを考察の末尾に記載する雑誌もある．

　まず，表紙には論文の題名と著者名，論文の種類，著者の所属，連絡先など投稿規定に定められた事項を記載する．「Ⅰ．はじめに」の前に，通常は要約・要旨・抄録とキーワードを記載する．また，多くの学会誌で，要約・要旨・抄録の次もしくは稿末に英文で英文抄録（Abstract）を記載するよう規定している．附録（Appendices）として附表や附図を添える場合，文献の後に位置づけることが多い．この場合も，他の図表と同様に附表番号や附図番号を付ける．表4-1に，論文の構成とその内容について簡潔に示した．

表 4-1　原著論文の構成と内容

構成	内容
表紙（論文の種別，題名と著者・共著者名，所属，連絡先など）	題名は，通常は 20～30 文字以内とする．長くても 40 文字程度．長い題名は副題（Subtitle：サブタイトル）を添えて主題を短くする．筆頭著者は原稿を書いた本人であり，最も貢献度が高い研究者とする．
要約・要旨・抄録とキーワード	要約・要旨・抄録は IMRAD 形式で本文の骨子となる箇所を記載する．しかし現在，構造化抄録へと形式が移行しつつある．抄録に加えて，指定された範囲内でキーワードを付す．
はじめに（目的，緒言）	研究の目的を明確に記載する．
方法	研究をどのように実施したかを科学的に記載する．対象，観察もしくは介入にさいして実施した実験・検査・調査などの課題内容と実施手順（手続き），課題の解析手法，統計学的解析方法，倫理的配慮などを記載する．
結果	得られた生データを客観的，定量的に解析し，統計学的に処理して記載する．
考察	得られた結果に解釈を加えてその意義について述べる．末尾に，必要に応じて謝辞と利益相反を記載する．
文献	本文中で引用した文献を記載する．書誌的事項の書き方は，必ず投稿する雑誌の投稿規定に従う．

2　論文の表紙

　論文の表紙（タイトルページ）には，①論文の種別（原著，症例報告など），②論文の題名，③著者と共著者の氏名と所属，連絡先（電話番号，FAX 番号，電子メールアドレスも含むことがある），④本文と図表の枚数（例：本文 20 枚，図 5 枚，表 1 枚，計 26 枚）を記載する．著者と共著者の氏名には，ふりがなをふる．

2-1　論文の題名

　「論文の題名」は，論文の主な内容を表現しているものでなくてはならない．端的で具体的に，題名をみただけで内容が明瞭に理解できるものがベストである．

　内容が曖昧にならざるをえない場合には，副題を付すとよい．情報を詰め込みすぎた長い題名もよくない．やむをえず題名が長くなってしまう場合，副題を付して主題を短くするとよい．査読者が最初にみるのは題名であり，査読者は論文の題名が妥当であるかどうかについても査読するものである．論文の内容を歪曲したと誤解を受ける題名は，特に望ましくない．

　また，**題名は読者の興味関心を引くもの**が望ましい．

　「○○について」というのは稚拙な印象を与え，「○○に関する研究」というのはきわめて古典的で陳腐な印象を与える．「○○に関する検討」というのは今でも見かけるし，著者自身も使用したことがあるが，インパクトに欠ける．「○○の 1 例」「○○と○○との関係」「○○の試み」「○○に与える影響」「○○と○○との比較」「○○の経験」「○○の分析」「○

○○の成績」「○○の特徴」といった題名は和文献ではしばしば見かけるが，紋切り型であり，不適切な題名とまではいわないが内容が具体的によくわからない．多くの著者は，和雑誌では形式を重視する風潮がなおも根強く，あまりにストレートな題名は疎まれかねないと案じ，こうした無難な題名にするのではないだろうか．

他方で，洋雑誌ではユニークな題名の論文を見かける．たとえば，Who や What，How，Why，Where などの疑問詞を使った，あたかもリサーチ・クエスチョンのようなタイトルも存在する．しかし，こうした題名は論文の内容を具体的に示しておらず，査読者に敬遠されがちであるといわれている．疑問文の題名は，医療界の常識を覆すほどの結果が得られたときだけインパクトのある題名として許容される[1]．

これに対して，「○○は○○病に罹患する危険率を低くする」「○○は○○病に対して安全で有効である」といった結論を文章にした題名も存在するが，とてもよい．「○○の開発」「○○の作成」「○○の有効性」，というのも端的に論文の内容を示していてよい．「○○法を活用して経口摂取が可能となった脳卒中患者5例」というのは，端的に内容を表現している．

実例を1つあげると，「乳酸は疲労物質ではなく酸化基質」という題名はインパクトがある．乳酸は，従来，筋の疲労物質として理解され，疲労回復を遅らせるものと考えられてきた．本論の題名は，一般常識とさえいわれてきたこうした乳酸原因物質仮説を覆す知見を含むことを端的に示している[2]．

2-2　論文の著者

筆頭著者（first author：ファーストオーサー）は，原稿を書いた本人であり，最も貢献度が高い研究者である．ラストオーサーは，国内では一般に最も立場の高い人が位置づけられる．連絡責任著者（corresponding author）[※1]は，この2名のどちらかが担当することが多い．

連名著者とは，その研究に共同研究者として主体的に関与したばかりでなく，論文の最終稿の内容に加えて投稿後の修正稿についても合意を得ており，発表にさいして共同で責任をとる立場にある者である．

論文の捏造や改ざん，剽窃（ひょうせつ）[※2]などの不正行為はもちろんのことだが，データ処理に疑義が生じた場合，筆頭著者や責任著者ばかりでなく，これらの連名著者にも共同説明責任が発生する．これは，国際的なルールである．表4-2に執筆・投稿するさいに留意すべき倫理的問題を示したが，これらはすべて連名著者にも共同説明責任が発生する．

モラルの整った研究施設では，オーサーシップ（authorship：論文の著者の定義）**を定めている．**こうした施設では，研究の場を貸したり，手伝いをしたり，研究費の一部を捻出したり，上司である，などというだけで著者になることを禁止しているところも少なくない．

レベルの高い国際雑誌のなかには，それぞれの著者がどのようにかかわったかまでを詳しく書くように求めるものもある．理系の日本語論文において標準スタイルとして利用されてきた独立行政法人科学技術振興機構（JST）が作成する「科学技術情報流通技術基準」（SIST）の「学術論文の執筆と構成」では，「著者の範囲」について「論文の著者は実際にその研究に携わった者であり，論文の内容に責任をもつ者とする．研究に対して助言を与

[※1] corresponding author：論文を投稿した後に編集委員会とやりとりを行う代表著者．一般に「コレス」という．

[※2] 剽窃：他の研究者の知見，アイデア，文章，学説などを自分のものとして発表すること．

表 4-2　執筆・投稿するさいに留意すべき主な倫理的問題

- 剽窃（他者の文章，アイデアなどを了解なく自分の研究に流用すること）
- 捏造（存在しないデータを作成すること）
- 改ざん（データを真実とは異なるものに加工すること）
- 二重投稿
- 倫理的に承認されていない研究行為
- オーサーシップにおける不正行為
- 利益相反事項の隠蔽

えた者，研究を支援した者については著者には含めないこととし，謝辞等で述べる」と明記されている（独立行政法人科学技術振興機構，2010）[※3]．このように研究に関与していない，もしくは貢献していない研究者を著者に加えることを**ギフト・オーサーシップ**（gift authorship）といい，研究倫理に反する行為の一種とみなされている．また，著者の資格がありながら著者に加えられていないことを**ゴースト・オーサーシップ**（ghost authorship）という．

　大学の附属病院などで実施された研究論文で，数行に及ぶほど多数の研究者が連名著者として名を連ねているのを見かけることがある．オーサーシップに関するモラルが疑われかねず，あまり格好の良いものではない．国際雑誌では，日本人が提出する論文は欧米の論文と比較して著者数が多い傾向にあるといわれている．

※3 https://jipsti.jst.go.jp/sist/pdf/SIST08_2010.pdf

Column　論文の正式題名は最後に決定する

　論文の題名は当初は仮の題名としておく．後述するように，論文は「方法」から書き始めるものであり，「はじめに」は最後にまとめる．

　論文の最終的な題名は，さらにその後に決定する．なぜなら，論文の目的が最終的に明確になって「はじめに」のセクションを書き上げてはじめて，具体的に内容を表現した論文の最終題名を決定することができるからである．

3　要約・要旨・抄録とキーワード

3-1　要約・要旨もしくは抄録

　「要約・要旨もしくは抄録」は，編集担当者と査読者が最初に熟読する論文の文章である．したがって，短いセクションでありながら，その影響力は大きい．**本文を読まなくても内容の要点が理解できるように記載する**．そのさい，用いる用語は本文と同一のものでなくてはならない．

　従来，要約・要旨・抄録は **IMRAD 形式**が用いられてきた（表 4-3）．これは，本章の最初の「原著論文の構成」で解説したとおり，【はじめに（目的，緒言）】【方法】【結果】【考察】の４段構えである．これに，【まとめ】もしくは【結語】を加えることもある．

　【はじめに】では，研究の目的を記載する．【方法】では，対象，観察もしくは介入にさいして対象に課した実験・検査・調査などの課題の内容と実施手順（手続き）や期間，データの解析方法などを記載する．【結果】は【方法】と対とし，得られた生データを客観的，定量的に解析し，統計学的に処理して記載する．【考察】では，得られた結果に解釈を加えてその意義について記載する．

　このような IMRAD 形式を用いることによって，読者は効率的に必要な情報を把握することができると考えられてきた．

表 4-3　従来用いられてきた抄録のスタイル：IMRAD

Introduction	はじめに（目的，緒言）
Methods	方法
Results and	結果　そして
Discussion	考察

IMRAD 形式の抄録の例

健常発話者における nasalance 値の測定

　　　島野　敦子　佐野厚生総合病院 リハビリテーション科
　　　阿部　尚子　下越病院 リハビリテーション課
　　　西尾　正輝　新潟医療福祉大学 言語聴覚学科

【目的】ナゾメーターとは鼻腔と口腔から放射された音をマイクロフォンで別々に採取し，両者の音圧比をリアルタイムで測定する装置である．ナゾメーターを用いた健常者の nasalance 値については，国内でもある程度の報告がみられている．しかし nasalance 値と舌位の関連性などなおも不明な点が残されており，多数例を対象とした調査を必要とすると思われる．そこで今回日本語を母語とする健常発話者 120 例を対象として，母音と短文生成時の nasalance 値を測定したので報告する．

【方法】対象は健常発話者，男女各60名．ナゾメーターⅡ（6400）と音響分析装置（KAY社，CSL410）を用い，防音室にてnasalance値を測定した．発話サンプルとして，1）日本語の5母音，2）非通鼻音から成る短文4種，を音読させた．予め被検者の鼻疾患の既往，開鼻声と母音発声時の鼻漏出の有無などをアンケート調査にて確認した．

【結果】①母音：平均値は /i/ で最も高く，/ɯ/，/o/ で低かった．性差については，いずれの音種でも女性群の値は男性群に比し有意に高かった．②短文：性差について検討すると，全ての短文で女性群が高かった．

【考察】母音の平均値は海外の先行研究結果とも一致し，日本語発話者でもnasalance値は前舌母音 /i/ で高く，後舌母音 /ɯ/，/o/ で低い値を得たことから，nasalance値と舌位の関連が示唆された．性差については，女性群の方が男性群よりも母音，短文共に平均値が高く，これも先行研究を支持するものであった．性差の要因としてnasalance値が発声発語器管の形態などによる影響も受ける可能性が示唆された．

【まとめ】nasalance値には鼻咽腔閉鎖機能以外に，舌位や発声発語器官の構造など多様な要因が関与するものと考えられ，今後生理学的に検討を深める必要があると思われた．

(第7回日本言語聴覚学会抄録集，p. 214より)

これに対して，最近になって**構造化抄録**（Structured Abstracts）の形式を用いる抄録が増えてきた．構造化抄録は**医学雑誌編集者国際委員会**[※4]により提唱されてきたものであり，**IMRADよりも明確であるといわれる**[3]．表4-4に，構造化抄録のスタイルを示す．IMRADよりも読者が必要とする情報を見つけやすいことがわかる[4]．

※4 医学雑誌編集者国際委員会：International Committee of Medical Journal Editors：ICMJE）：（http://www.icmje.org/）

表4-4 構造化抄録のスタイル

Objectives	研究の目的
Design	研究デザイン
Setting	研究が行われた施設
Subjects	対象
Intervention	介入（観察研究の場合は曝露要因）
Main Outcome Measures	主要なアウトカム変数
Result	結果
Conclusion	結論

▶3-2 キーワード（索引語）

さまざまな**論文検索**サイト（PubMed，医中誌，J-STAGE，メディカルオンラインなど）では，読者が検索する用語が，論文の題名もしくは著者が選択したキーワードに含まれている場合にヒットすることが多い．

さらに，要約・要旨・抄録に読者が検索する用語が入っている場合にヒットするものも多い．したがって，**自分の論文が多くの読者に検索されるために，キーワードは厳選すべき**である．

Column　キーワードを選択するさいの裏技

検索ヒット数を増やすために，題名に含まれない用語をキーワードに入れるのは一つのテクニックである．ほとんどの電子データベースでは論文の題名に含まれているものは検索対象となる．

したがって，検索ヒット数を増やすことを考えると，むしろ，キーワードは論文の題名に含まれていない用語を選択したほうがおトクである．

4　はじめに（Introduction）

●「はじめに」の締めくくりの文章の効果

「はじめに（目的，緒言）」のセクションでは，研究の目的を明確に記載する．

しかし，冒頭でいきなり目的を記載するのは例外的である．後述する一連の事項について記載してから，最後に記載するのが賢明である．具体的には，「はじめに」のセクションの最終段落を以下のような文章で締めくくると，目的が明快なセクションとなる．

> **目的の記載例1**
>
> そこで，本研究ではアルツハイマー型認知症患者における嚥下機能動態について検討することを目的とする．

> **目的の記載例2**
>
> そこで，本研究では以下の点を明らかにすることを目的とする．
> ①パーキンソン病患者における on 時と off 時の嚥下機能動態に変化はあるか．
> ②パーキンソン病患者における嚥下機能と全身的運動機能は関連するか．

▶1）研究領域の進捗状況を示す3つのポイント

「はじめに（目的，緒言）」のセクションをこうした目的を端的に表す文章で締めくくるためには，まず，テーマとしている研究領域の進捗状況に関して，以下の3点を順に示す．研究とは，

不明な点を明らかにすることである．以下の3点を示すことで，なぜその研究テーマ（リサーチ・クエスチョン）が現在必要であるかを示すことができる．

> 研究領域の進捗状況を示す三段論法
> ① どこまで明らかにされているか．
> ② どのような点が不明であったり，争点となっているか．
> ③ どのような点が現在の研究課題とされているか．

　そのさい，これら3点については概要を述べ，詳細なデータを添える必要はない．詳細なデータは，考察のセクションにおいて，同じ研究テーマについて報告された先行研究と当該研究結果と比較検討を行うさいに必要に応じて提示する．
　また，これらは徹底的に客観的に記載すべきものであり，先行研究に関する主観的解釈を記載してはならない．
　文献レビューを通してこうした研究テーマの歴史的概観と現状を提示することで，自分の研究が今日課題として残されている未解明な点に向き合っており，新奇性があるテーマであることを説得力をもって強調することができる．文献レビューでは，できるだけ新しくエビデンスレベルの高いものは見逃さないようにする．
　重要なシステマティックレビューもしくはメタアナリシス，ランダム化比較試験（RCT）がすでに存在するにもかかわらず見逃してしまえば，研究目的の妥当性が疑われる．文献検索の仕方については，6章で詳述する．

▶2）研究の意義

　さらに，上述の3点に加えて，**その研究を行うことがどのような重要な意義をもつのかについて**示す．というのは，不明な課題として残されているからといって，常に価値のあるテーマであるとは限らないからである．
　そのため，だれにとって（患者，臨床家，看護・介護者など），どのような場面で（日常生活場面，臨床場面，社会的活動場面など），どのようにして役に立つのかを具体的に示すとよい．これにより，当該研究が不明として取り残されている今日的な課題を明らかにしようとするものであるばかりでなく，重要な意義があり医学的・社会的に貢献度が高いものであることを示すことができる．
　ただし，こうした記述は，考察のセクションで記載するような結果の解釈であってはならない．考察に関連する事項は，このセクションでは一切触れないのが原則である．あくまでも，リサーチ・クエスチョンを明らかにすることの意義のみに記載をとどめる．

▶3）研究の目的

　以上から，「はじめに（目的，緒言）」のセクションは，三段論法に研究の意義を加えたものとしてまとめることができる．そして，こうした論理的展開から，本節の最初に述べた目

的を明記した最終段落へとつなげる．以上が理路整然としていれば，査読者に「よし，この論文の主旨は明快で意義がありそうだ」と期待させることができるであろう．

> 「はじめに」のセクションの記載内容と順序
>
> ① 三段論法
>
> ② 研究の意義
>
> ③ 研究の目的

Column ▶ 「はじめに」のセクションは最後に書く

　「はじめに」のセクションは，論文の執筆を開始する当初から完成度の高い文章で綴られたものであるべきと考える必要はない．文献検索や研究デザインは当初から精緻に検討しておかなくてはならないが，このセクションの文章は，執筆当初は素案と考えておいてよい．というのは，「はじめに」のセクションを完成させるには，考察まで書き上げて結果が論理的に意義付けられるまでに整理された知識を要するからである．

　また，研究結果を解析している途中で，予想していなかった貴重な副産物が得られることがある．こうした場合，その貴重な副産物としての結果について調べることも目的としてしまうのが論文執筆の裏技的テクニックである．

　したがって，目的を記載する「はじめに」のセクションは，素案として当初書いたものを「考察」のセクションと一緒に，あるいは最後に書き改めるものととらえたほうがよい．

5　方法（Method／Methods）

● 研究実施過程について具体的かつ詳細に記載する

　「方法」のセクションでは，対象，観察もしくは介入にさいして対象に課した実験・検査・調査などの課題の内容と実施手順（手続き），データを収集した施設と期間，データの解析方法，統計学的解析方法，倫理的配慮などを，小見出しを付けて下位分類して具体的で詳細に記載する．2章で解説した研究計画書にならって「方法」のセクションを記載するとよい．そのさい，2章で解説した「研究方法については，5W1Hの原則を意識して熟考して記載する」という点を思い出してほしい．

　ただし，研究計画書で「約」「およそ」という用語を用いても，論文の本文中でこうした曖昧な表現は用いてはならない．また，使用する用語や記載順序は投稿する雑誌のスタイルに準じるべきである．本文中で使用する用語については，7章にて解説するが，そのさい，表7-1（p.168）に示したような各学会より提出されている用語集が役に立つ．すでに一般化

している既知の研究方法を用いた場合は，「○○にならった」として文献を引用するだけでよい．

▶1) 対象

対象について記載するさい，被検者数，疾患名，性別，年齢（範囲と平均，標準偏差）は必須事項であり，さらにどのような基準（選択基準と除外基準）もしくは条件に基づいて被検者を収集したのかについても記載する．また，患者が所属する施設名，入院患者か外来患者か，実施した場所などについても必要に応じて記載する．

対象については，表で示すことが多い（表4-5）．対象者が偏らないために環境や条件をできるだけ整える必要があることについてはすでに述べたが，対象をとりまく多様な情報を

表4-5 対象の年齢の内訳を表で示したサンプル

		例数	平均年齢	SD
青年群	男性	55	26.1	3.5
	女性	55	22.8	3.6
中年群	男性	55	52.6	6.4
	女性	55	48.4	5.8
老年群	男性	55	72.5	6.2
	女性	55	70.7	6.6

表にして示すと明快になる．

対象の適切な数（サンプルサイズ）は研究の種類によっても異なる．乱暴な言い方になるが単純に統計学的視点からいうと，標本数が多ければ多いほど望ましい（大数の法則）．対象の数が少ないと，結果を解釈するさいに偶然誤差が疑われ信頼性が低くなる．しかし，前章で述べた選択バイアスが生じていると，いかに母数が大きくても信頼性に欠ける．したがって，対象者が偏っていない環境や条件（ランダム抽出やマッチングなど）を明記してあるのが望ましい．

※5 永田 靖：サンプルサイズの決め方．朝倉書店，東京，2003

サンプルサイズの計算式について，詳しくは成書を参照としていただきたい[※5]．計算方法を理解していればExcelでも可能であるが，フリーのソフトウェアであるG*PowerやRを活用して求めることもできる．

RCTの場合は，どのように被検者を割り振ったのかを明記する必要がある（ブロックランダム化，層別ランダム化など）．**選択バイアスや交絡バイアスについては3章で詳述したので繰り返さないが，対象の選択にさいしてこれらを十分に制御し明記しておくことが重要である**．RCTでは，一般に選択基準と除外基準を厳格に定めておくことが求められることも前述したとおりである．

なお，対象数がなんらかの理由で変更となった場合，最終的に採択された対象については結果のセクションの最初に記載する．そのさい，「3名が死亡により脱落した」というように対象数が修正された理由を明記する．

> **対象の記載例**
>
> 　対象は，2008年4月1日より2015年3月31日まで摂食嚥下障害の訓練・治療を目的として当院リハビリテーション科を受診したパーキンソン病患者89名で，その内訳は男性48名（平均年齢=68.9，SD=5.8），女性41名（平均年齢=71.3，SD=4.8）で，男性群と女性群との間の年齢に有意差は認められなかった．

▶2）課題内容，実施手順（手続き），課題の解析方法

対象に課した実験・検査・調査などの課題内容と実施手順（手続き），課題の解析方法は，研究の信頼性にかかわる重要な部分であり，著者のなかのだれがどのように実施したのかを詳細に記載する．他の研究者が十分に理解でき，妥当であり，再現できるように記載する必要がある．

　使用した機器や材料については製造したメーカー名と型番を記載し，必要に応じて写真で示す．和雑誌に投稿する場合，メーカーが海外にある場合はその都市と国名も記載する．複雑な機器装置のシステムについては，模式図を用いて説明するとよい．実施手続きも含めて方法のセクションで複雑な箇所はフローチャートが役に立つことがある．

▶3）信頼性

　機器の信頼性がすでに報告されている場合は，その文献を引用して示す．用いる実施手順と解析方法についても，信頼性がすでに報告されている場合は，その文献を引用して示す．標準化されている検査法を用いた場合は，信頼性と妥当性が保証されているのは自明のことなので記載する必要はない．信頼性に関する先行報告がない場合は，再テスト法を用いるなどして信頼性を裏付けるのが望ましい．

▶4）研究デザイン

　3章で各種の研究デザインについて解説したが，方法のセクションの文章から使用した研究デザインの種類が査読者および読者に明確にわかるように記載する．言い換えれば，著者は自分の研究デザインの種類（表3-1）をわきまえたうえでプロトコールを記載する．研究デザインのプロトコールを明快に示すために，フローチャートを作成することもある．論文を読んでいると，前向き研究なのか後ろ向き研究なのかさえ不明なものも見かけるが，方法の書き方としては不適切である．

▶5）統計解析

　統計解析方法についても小見出しを付けて，使用した統計手法，有意水準，使用した統計解析ソフトウェア名も記載する．**有意水準**（危険率）を示すp（確率probabilityの略）は，イタリック体でpとするほうが好ましいが立体とする雑誌もある．大文字とするか小文字とするかは，雑誌によって異なる．棄却域を有意水準未満とするか有意水準以下とするかについても雑誌によって異なる．国内では有意水準未満とするものが多いが，欧米では有意

水準以下とする傾向にある．一般に，統計解析方法は方法のセクションの最後に記載する．

> **統計解析の記載例**
>
> 統計解析には二元配置分散分析を用い，有意水準は両側5％未満とした．統計解析ソフトウェアはIBM SPSS Statistics for Windows Version 23.0（International Business Machines Corp, Armonk, New York, USA）を用いた．

Column　統計解析という障壁を乗り越えるために…

　研究を遂行するさいに初心者が行き詰まる要因の一つとなるのが，統計解析である．著者が勤務している大学院の学生たちに対する指導においても，この点で相談を受けることが多い．統計学の書籍は実に多くあるが，初心者にはどれも難しく，理解するには相当の時間を要する．なかには，ここで挫折して研究を放棄する人もいるという．

　研究を長く続けるためには越えなくてはならない壁であるが，書籍を頼りに一人だけで勉強するのでなく，ある程度研究に熟練した研究者に指導を仰ぐことを推奨する．使用する検定法さえわかれば，後はPCが自動計算してくれる．統計解析ソフトウェアの使用方法はマニュアル本どおりに行えばよい．検定法が誤っていれば，投稿した論文は間違いなく「掲載不可」と判定されるであろう．

　どうしようもない場合は，業者に統計解析の代行を依頼するという手もある．解析結果の解釈もサービスで付けてくれる業者もあるという．しかし，学位論文の場合，こうした業者の代行サービスを利用することは決して勧められない．学生時代こそ，卒業後に独り立ちするために，指導を受けながら努力をして能力を獲得しておくべきではないだろうか．また，業者に代行してもらうことは，審査の段階で問題になるリスクを負う．

　なお，著者が研究を開始したころはPCなど存在しなかったため，統計解析用電卓を使用していたものである．現在では1秒で解析できる作業を当時は多大な時間を費やして行っていた．ある程度の数学的能力も必要であった．IT環境が急速に進化して普及したことで統計処理がきわめて容易になり，数学的能力もほとんど必要がなくなった．

▶6）倫理的配慮

　原則として，所属する施設の倫理審査委員会の承認を得ておく必要があることについては，2章で述べた．今日では，人を対象とした研究において倫理的配慮がなされるのは当然のことであり，通常は「ヘルシンキ宣言」にある「人間を対象とする医学研究の倫理的原則」に依拠して各施設で規定が設けられている．ヘルシンキ宣言の最新版[※6]は2013年10月に開催されたWMAフォルタレザ総会で改訂が行われ，日本医師会HPで英文と和文が公開されている．

　また，対象者にインフォームドコンセント，すなわち，実施する研究の内容について説明をして同意を得るという過程を経てから研究を開始すべきである．インフォームドコンセントでは個人情報が十分に保護されることを伝え，研究者はそれを実行しなくてはならない．侵襲性を伴う研究の場合，口頭だけではなく書面（同意書）で了承を得ておく必要がある．

※6 ヘルシンキ宣言の最新版：日本医師会HPで英文と和文が公開されている（http://www.med.or.jp/wma/helsinki.html）．

こうした倫理委員会の承認を得ていることとインフォームドコンセントがとれていることも，方法のセクションに記載する．方法のセクションの末尾に，見出しを付けて記載すると丁寧な印象を与える．倫理審査で通過した臨床研究に対して承認番号が付されるため，論文中にその承認番号も記載する．

> **倫理的配慮の記載例**
>
> 　本研究は当院倫理委員会で承認を受けて実施した（承認番号第 28-042）．全対象に本研究の方法を口頭と文書で説明し，書面にて同意を得て研究参加の意思を確認し，ヘルシンキ宣言（2013 年）の精神を尊重して実施した．

また 2 章（p.16）でも述べたが，文部科学省および厚生労働省では「人を対象とする医学系研究に関する倫理指針」で臨床研究に関する倫理指針を提示している．

6　結果 (Results)

●得られたデータを客観的，定量的に解析し，統計学的に処理する

「結果」のセクションでは，小見出しを付けて，項目ごとに得られた生データを客観的，定量的に解析し，統計学的に処理して記載する．そのさい，方法で示した実験・検査・調査などの課題内容と同じ小見出しの順序で提示するのが基本原則である．

主な作業手順は，以下である．

> **得られたデータを処理する手順**
>
> ① 実施した課題ごとに解析結果の生データを Excel 等に入力する
> ② ①のデータを統計学的に解析する
> ③ 主要結果を本文にまとめる
> ④ 結果に基づいて図表を作成する
> ⑤ 最終本文を完成させ図表と本文を対応させる

結果の分量は少なくてもよい．逆に長すぎる結果は望ましくない．簡潔明快に結果がまとめられているものが査読者に好まれる．

▶1）図表の活用

研究結果を明晰で効果的に示すために，図表を適切に作成するように工夫する必要がある．文章で示すと数字を長々と羅列した読みづらい表現になるが，図表で示すと簡潔明快に示すことができる．研究者自身も図表を作成することで情報を整理することができる．

図を用いるか表を用いるかは，どちらが見やすいか，で決めることが多い．**図もしくは**

グラフはデータの比較や分布を示すのに用いられ，視覚的に傾向を示すのに役立つ．表は，多くの詳細な情報を整理して示すのに役立つ．しかし，解析値を正確に示す必要性から，図のほうが見やすいにもかかわらず表を用いて量的データ値を示すこともある．

　図表を作成した場合，本文中で必ずその図表を順番どおりに引用しなくてはならない．多くの場合は，「〜を図1に示した」といった文章を用いるが，単に句読点の前に（図1）と示すことも珍しくない．**本文中における図表の番号の初出の箇所の右欄外には，「表1」「図1」と引用した図表の番号を朱書きする**（図4-1）．本来は図表を挿入する希望箇所を指定する意味であったが，実際にはレイアウトのさいに図表を挿入する箇所は出版社の編集担当者が決めるので，これはおおよその希望位置にすぎない．今日では手書きではなくWordの機能を用いて記載する傾向にある．この場合，「挿入」からテキストボックスを作成して右欄外に移動する．ただし，学位論文では，通常，こうした記載は不要である．

```
，ＳＤ＝８．２）．ＰＤ群のディサース
症度の指標として発話明瞭度と
然度を取り上げ，両者の散布図を
した．                              図　１
照群は，アンケート調査（付表１）付表１
健康で喉頭疾患の既往がなく，か
に音声に異常特徴を認めないこ
できた60歳以上の健常男性発話
である（ｍｅａｎ＝６９．３歳，ＳＤ＝６．１）．
```

図4-1　本文中の欄外に朱書きで記載する図表の位置の例

　図表と本文は常に整合性があり，本文は図表を適切に説明しているものでなくてはならない．適切な論文は，図表と本文が相補的関係にある．しかし，図表で示したすべての内容を文章で示す必要はない．明記すべき要所を中心として文章として示す．「図3に示したとおり，いずれのパラメーターにおいてもA群はB群に比して有意に高値を呈した」といった表現で，何が統計学的にどのような結果であったかを文章で記載する．そのさい，「著者が示したい結果」を文章化するのではなく，「著者が示すべき結果」を事実に基づいて客観的に示す．そして，「示すべき結果」が新奇性に富んでいるほど重要な知見を結果として提示することになり，論文の掲載価値が高いと認められる．

　図表の作成の仕方について，詳しくは8章で解説する．

▶2）不要な図表

文章で示すだけで十分な情報を提供できるのであれば，図表は不要である．

単純な例を示すと，「高齢者群と若年者群との間に平均舌圧値で有意差を認めた」という内容であれば，「高齢者群（33.8 kPa, SD=7.6）と若年者群（46.5 kPa, SD=6.3）の間に平均舌圧値で有意差を認めた（$p=0.02$）」と記載するだけでよい．ここで，高齢者群と若年者群の舌圧値を棒グラフで比較して示す必要はない．すなわち，情報量が少ない場合，図表は不要である．

この点が**学会発表と論文との相違点**の一つである．学会発表では，短時間に視覚的に見やすいように結果を示す必要があることから，図表を多用する．しかし論文では，文章化するため，学会発表で使用した図表で不要なものが少なからず出てくる．

▶3）結果のセクションの文章

結果のセクションでは，「～と思われる．」といった**結果の内容を解釈する主観的表現は一切使用してはならない．結果の意義は考察のセクションで検討すべき事項であり，「～であった．」**といった**客観的な事実だけを淡々と記載する．**いかに新奇性に富んだ重要な結果であっても，それが新奇性に富んだ知見であるといった解釈は結果のセクションでは一切記載してはならない．したがって，結果のセクションで文献を引用することはほとんどない．

また，「～であろう．」といった曖昧な表現は用いてはならない．前述のように「～であった．」といった定量的な事実を記載する表現に徹する．ただし，論文の研究デザインによっては，**定性的表現**が必要なこともある．**文章は，原則として過去形とする．**ただし，図表の説明文は，原則として現在形とする．

±の使用に要注意

論文の結果のセクションで，平均値について「35.4 ± 2.8kg」という記載を見かけることがある．しかし，これは不適切な記載である．なぜなら，「± 2.8」というのが標準偏差であるのか標準誤差であるのか不明だからである．標準偏差を用いたのであれば，「35.4kg（SD=2.8kg）」と記載すべきである．

▶4）統計学的処理結果の記載の仕方

統計学的処理結果を記載する場合，「高かった」「低かった」というのではなく，「有意に高かった」「有意に低かった」と**統計学的検定結果を添えて記載する．**統計学的解析結果で有意水準に達しなかった場合，図表ではNS（not significant）と記載することが多い．しかし，本文であれ，図表であれ，有意確率であるp値を明記するほうが望ましい．有意水準に達しない場合でも，0.051なのか0.999なのか，これにより結果の解釈が異なるからである．具体的には，$p=0.07$というように記載する．また，有意差を認めた場合も，$p=0.02$というように表記するほうがよい．

すなわち，今日では国際的動向として，$p < 0.05$，$p < 0.01$といったように有意水準

を示すのではなく，p 値は統計学的に処理された値を示す傾向に移行しつつある．ただし，0.001 未満の場合は $p < 0.001$ と記載する．

> **p 値の有意水準の理解の仕方**
>
> p 値は，一般に以下のように考えられている．
> $p = 0.05$ ………… 有意
> $p = 0.01$ ………… 高度に有意
> $p = 0.001$ ………… 非常に高度に有意

▶ **5）図表の綴じ方**

なお，論文の原稿は，①本文，②表，③図の3部門からなり，図表を本文中に挿入してはならない（図 4-2）．必ず，本文の後に図表を添える．そのさい，1枚の原稿用紙に1点の表もしくは図を適度な大きさで示して綴じる．

どんなに小さな図表であっても，1枚の原稿用紙を用いる．ただし，図 1a，1b と関連性がある場合は同一の原稿用紙に示す．表が1枚の原稿用紙に収まらない場合は，次のページに「表 1 つづき」と記載する．**図表の題名は，図の場合は図の下に，表の場合は表の上に示す．**

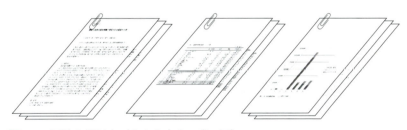

図 4-2　原稿の綴じ方（左から本文，表，図）

7　考察（Discussion）

● **考察で触れるべき項目をまず順番に列記し，その結果ごとに記載する**

「考察」のセクションでは，考察する項目ごとに小見出しを付けて記載するとみやすく，書きやすい．しかし，小見出しを付けない論文も珍しくない．考察する項目が方法と結果で示した実験・検査・調査などの課題内容と同じ順序であれば，各項目ごとに「1．○○について」「1．○○に関して」と小見出しを付けるとよい．小見出しを付けない場合は，段落構成を適切に考慮しなくては論理的な文章とならない．したがって，**考察で触れるべき項目をまず順番に列記し，その結果ごとに記載するとよい．**

▶1) 考察で記載する内容

考察のセクションでは，得られた結果に解釈を加えてその意義について述べる．結果の学際的意義付けに加えて推論を提示してもよいが，推論に基づいて結論を導くと論理が飛躍してしまうので留意しなくてはならない．

考察のセクションで記載する主な内容は，以下である．

> ① 今回の研究で得られた知見の概要
> ② 同じ研究テーマについて報告された先行研究との比較検討
> ③ 今回得られた結果に関する学際的解釈
> ④ 研究の成果に関する，臨床もしくは生活などの場における有用性
> ⑤ 研究の限界や今後の課題

▶2) 先行報告との比較検討

考察のセクションを書くさいに，まず，冒頭で得られた知見の概要を簡潔にまとめる．次に，先行研究と比較検討して類似点と相違点を述べることで，研究結果の特徴が明確になる．そのさい，先行研究の内容を詳しく解説する必要はない．端的に類似点と相違点を示す．

2章で解説したように，研究計画書を作成する段階で先行研究を網羅的に検索し，ある程度整理してあるので，この点は円滑に進めることができる．

一連の先行研究で見解が分かれて論議されてきた争点については，「本研究結果は〇〇とする報告を支持するものである」というように記載するばかりでなく，なぜそれと対立する先行報告結果と異なったのかについて解釈して記載する必要がある．なぜなら，単に一部の先行報告と同じであったとするだけでは，研究論文として独自性を有する論文とはいえなくなってしまうからである．

従来の先行報告で見解が分かれており，自身の研究結果と異なる一連の先行報告例の研究方法や解釈に不備があり，その不備を修正した研究であることを立証できれば着目されるだけの価値を有する論文といえる．

たとえば，一連の先行研究では母集団が少数であるため，偶然誤差が含まれていると推察される，患者群の年齢にバラツキがあり年齢群別に分けて検討されていない，選択バイアスを含んでいる，交絡因子の調整が不十分である，解析装置の精度が従来は限界が大きかった，といった一連の先行研究の問題点が今回の研究で解消されていることが先行研究との相違点の原因と考えられるのであれば，そのように解釈して記載することで結果の信頼性が高まり学術的意義を有する知見であることを示すことができる．

そのさい，先行研究に対する批判的表現は避けるようにする．研究とは知見の積み重ねであり，技術の進歩に伴い研究精度が高まり，過去の不備な点が補われて新しくより優れた知見が得られるのは研究者であれば共通して認識している事項である．

▶3）今回得られた結果に関する学際的解釈

次に，**今回の研究で得られた結果について，学際的解釈を加える**．得られた結果の妥当性を裏付けることができる明確な学際的論拠を提示し，結果について「こうした視点から解釈される」といったように明記することで，結果が学際的に妥当であることを論理的に記す．そのさい，誤解を恐れずにいえば，学際的論拠となる文献・資料をある程度都合よく引用するのも論文執筆上のテクニックの一つである．

こうして先行研究との比較に加えて，**学際的で論理的な妥当性の裏付けにより，研究結果が解釈され，得られた研究成果の意義付けを行うことができる．意義付けられた研究成果は，強調してもよい**．

このようにして考えると，考察のセクションでは多数の先行研究論文を含めた文献・資料を引用することになることがわかる．したがって，文献を適切で効率的に検索したり管理する技術がいかに重要であるかが理解できるであろう．そのため，6章で詳述する文献・情報検索の仕方については熟読されたい．

重要なことは，結果の意義付けを考察で行うさいに科学的根拠に基づいて理路整然としているということである．根拠がない自分勝手な推論は避けなくてはならない．主観的な表現方法で書くと，随筆になってしまう．以上から，考察のセクションとは，「なぜそのような結果となったのか」について科学的に考える過程である，ともいえる．

さらに，ここで一般化可能性（外的妥当性）についても触れるのが望ましい．すなわち，今回得られた結果が異なる母集団（母集団妥当性）や環境（環境妥当性）にどの程度あてはまるのか，ということである．

▶4）研究の成果の有用性と研究の限界や今後の課題

また，**研究で得られた成果が，臨床もしくは生活などの場でどのように役に立つのかについても記載するとよい**．特に研究成果が真に社会的に有用であり，患者の生活の質(Quality of Life：QOL)の向上に役立つのであれば，アピールしてよいであろう．あるいは，得られた結果が従来の通説を覆すほどの知見として説明できるのであれば，科学的で論理的な根拠に基づいてその重要性を強調してもよい．ただし，こうした知見のアピールは，査読者をその妥当性について敏感にさせてしまう傾向があり，過剰なアピール，的確な論拠に基づかないアピールは控えたほうがよいであろう．

考察のセクションの最後には，研究の限界や今後の課題について言及する．完璧な研究など存在しない．一つの知見が生まれると，それと同時に限界についても研究者は知らされることになる．限界は言い訳ではなく，現在の技術レベルで最善の研究を行ったが，こうした限界や今後の課題も見つかったことを率直に示すものである．科学者として誠意のある態度を示すものである．限界について言及したからといって受理されにくくなるわけではなく，むしろその領域の今後の方向性を示すものともいえる．

8　謝辞（Acknowledgments）

●論文執筆にさいして支援や指導を受けたことに対して謝意を表すことば

　謝辞とは，論文を執筆するさいに支援や指導などを受けた人もしくは団体に対して謝意を表すことばである．どのような援助を受けたか簡潔に記載する．

　一般的には，助言，指導，支援，データ収集の協力などの支援を受けたことを明記する．論文本文の文体は「である調」とするが，通常，ここで礼を述べる箇所だけは「です・ます調」とする．複数の人々に対して礼を述べることも珍しくない．共著者に対して謝辞で礼を述べるのは控えなくてはならないが，研究中に死亡した場合に限り，「本研究の共同研究者である故〇〇先生に弔意を表するとともに本研究を実施するにあたり賜った指導に感謝申し上げます」というように記載することがある．

　2章で解説したように，論文を投稿した場合，通常，著者に査読者名および担当編集委員名を知らせないブラインド制が用いられるが，査読者名や担当編集委員名がわかってしまう場合もなくはない．しかし，査読者名や担当編集委員名を知ったとしても，査読者や担当編集委員の氏名を謝辞で用いてはならない．

　また，ここで氏名を記載するさいには，謝辞に記載する旨を本人もしくは団体に伝えて了承を得ておく必要がある．謝辞は，必ず考察のセクションの後で，文献の前に位置づける．

　科学研究費や各種の公的研究費を使用した場合は，必ず本文の最後に記載する．謝辞がある場合は，併せて記載することもある．助成を行っている団体によっては，記載の仕方を規定しているところもある．

> **謝辞の記載例1**
>
> 　本研究の作成にあたり貴重なご教示をいただきました〇〇大学〇〇学科〇義則教授に深く感謝申し上げます．

> **謝辞の記載例2**
>
> 　本研究にご助言くださいました〇〇病院〇〇孝彦先生，本研究をご支援くださいました公益財団法人〇〇会，データ収集にご協力いただきました〇〇大学〇〇学科の学生の皆様に心から御礼申し上げます．
> 　本研究は日本学術振興会科学研究費補助金（課題番号〇〇〇〇〇）の助成を受けた．

9 利益相反 (Conflict of Interest：COI)

● 産学連携の臨床研究において公的利益と私的利益が発生する状態

　産学連携による臨床研究においては，学術的・倫理的責任を果たすことによって得られる成果の社会への還元（公的利益）だけでなく，産学連携に伴い取得する金銭・地位・利権など（私的利益）が発生する場合がある．これらの2つの利益が研究者個人に生じる状態を利益相反とよぶ．

　投稿する論文が利益相反に該当する場合，その旨を記載する必要がある．

> **利益相反の記載例1**
>
> 　著者〇〇〇〇は，株式会社〇〇〇〇〇との関係に利益相反を有する．

> **利益相反の記載例2**
>
> 　本研究は株式会社〇〇〇〇から資金提供を受けた．

> **利益相反の記載例3**
>
> 　本研究は〇〇〇〇より解析装置（〇〇〇〇〇）の貸与を受けた．

> **利益相反の記載例4（英文雑誌の場合）**
>
> Conflict of interest statement
> There is no potential conflicts of interest with respect to the research, authorship, and publication of this article

　所属する施設内の利益相反委員会の審査，承認を受けている場合はその旨を記載するとよい．雑誌によっては，規定の利益相反自己申告書の提出を義務づけているので必ず確認しておく必要がある．研究の開始当初から投稿時までにおける研究内容に関連する企業や営利を目的とする団体に関する利益相反について記載することを求める学会も珍しくない．なお，利益相反に該当するものがない場合も，「本稿のすべての著者に利益相反に相当する事項はない」というように記載するほうがよい．なお，国や公立の研究機関から受けた研究費などは利益相反には該当しない．謝辞として記載するのが一般的である．

　現状では，多くの学会では発表者の自主判断によって利益相反状態の自己申告を行うものとしており，すなわち任意であり説明責任を問うものではないが，今後厳格化するものと推察される．利益相反について記載する場合，「引用文献」の直前に記載する．

厚生労働省では以下のサイトでCOIの管理に関する指針を提示している．
http://www.mhlw.go.jp/stf/seisakunitsuite/bunya/hokabunya/kenkyujigyou/i-kenkyu/

10　文献（References）

●表記方法には「ハーバード方式」と「バンクーバー方式」がある

▶1）文献の倫理的注意事項

著作権法48条では，「**出所の明示**」を定めている．著作物を引用する場合には「著作物の出所を，その複製又は利用の態様に応じ合理的と認められる方法及び程度により，明示しなければならない．」とされている．

また，**著作権法32条**で，「公表された著作物は，引用して利用することができる．この場合において，その引用は，公正な慣行に合致するものであり，かつ，報道，批評，研究その他の引用の目的上正当な範囲内で行われるものでなければならない」と定められている．

他人が記載した文章をあたかも自分のものとして発表する行為は**「剽窃」**であり，絶対にしてはならない．また，著作者には同一性保持権があるため，同一性つまり原形を保持して引用することが必要である．すなわち，著作者の意に反して文章を変更したり切除したり，その他の修正を無断で行ってはならない．しかし，長い文章の引用は一般に冗長となるため，嫌われる．著者の意に即して長い文章を要約して引用することは，医学系の論文では慣例的に許容されている．

さらに，日本医書出版協会では，「原著者が既に訂正・補足した著作物があるにもかかわらず，訂正前のまま引用したり，あるいは引用して批評すると，原著者の名誉や声望を害した利用となる可能性があります」としている．

引用する内容が原文そのものである場合，和文の場合は「　」でくくり，英文の場合は"　"ダブルコーテーションマークでくくる．

▶2）本文中の文献の引用の仕方

本文中で出典を示す方法には，主に「ハーバード方式」と「バンクーバー方式」がある．

（1）ハーバード方式

アメリカ心理学会のAPAスタイルなど広く投稿規定として採用されている．ハーバード方式では，「～と報告されている（齋藤，2016）」「齋藤（2016）は」というように，**本文中で引用する文献の筆頭著者名（姓のみ）を記載して，その後にカッコ内に発行年を西暦で書く．そして，稿末に文献番号にアラビア数字を振って本文で引用した文献を筆頭著者名（姓）のアルファベット順に列挙する．**

このさい，論文，書籍，報告書など種類の別なく筆頭著者の姓のアルファベット順に配列する．邦文献と洋文献が混在している場合，邦文献の著者である日本人の筆頭著者の姓をローマ字で書いたと仮定して，どちらもアルファベット順に列挙するので混在することとなる．

たとえば，3つの文献があり，それぞれの筆頭著者の姓が品川，金子，Nelsonであれば，

これら3名の姓をアルファベット順に並べると金子，Nelson，品川の順に列挙することになる．ただし，ハーバード方式を採用している雑誌でも，国内の雑誌では，洋文献はアルファベット順に，邦文献は五十音順に配列し，洋文献を先に記載するよう規定しているものもある．

同一著者で同一年度に発行された文献の場合，先に発行されたものから順番にアルファベットの添え字を出版年の後に付ける（例：2015年の場合，1つ目を2015a，2つ目を2015bとする）．

（2）バンクーバー方式

本文中で文献を引用するさいに文献番号を記載し，著者名は記載しない．文献番号はアラビア数字を用い，1)，(1)，[1]のようなカッコを使用し，「道岡[1]によると～」のように上付きにすることが多い．そして，稿末に本文で引用した順に文献を列挙する．この場合，本文中で引用した文献番号と稿末で列挙した文献番号が一致していることになる．

本文中で文献を引用する位置の例

本文中で文献を引用する位置は，一般的に以下の次第である．引用方式はここではバンクーバー方式で記載するが，引用する位置については，ハーバード方式でも同様である．

(1) 人名（著者）や組織などの固有名詞の後	例）吉田ら[1]によると， 例）厚生労働省[2]の統計によると，死因順位別にみると肺炎は第3位とされ，
(2) 特定の検査法や文書などの固有名詞の後	例）実施した吃音検査法[3]の結果に基づき， 例）世界保健機関の「国際障害分類（ICIDH）」[4]と「国際生活機能分類（ICF）」[5]を比較すると，
(3) 句読点の前	例）こうした見解を支持する報告が増えている[6,7]． 例）誤嚥性肺炎を引き起こすという見解もみられているが[8]，

また，下記のように文中に文献番号を置く論文を見かけることがあるが，不自然さは否めない．

例）誤嚥性肺炎を引き起こす[8]という見解もみられているが，

この場合，読みやすさの観点から，以下のように文の切れ目の句読点の前に置くことをお勧めする．

例）誤嚥性肺炎を引き起こすという見解もみられているが[9]，

なお，繰り返すが，ハーバード方式で文献を記載する場合は，氏名については姓だけ，年次については西暦で記載する．

例）吉田ら（2015）によると，

例）厚生労働省（2013）の統計によると，死因順位別にみると肺炎は第3位とされ，

▶3）書誌的事項の書き方

　論文中で引用した文献は，必ず文献リストに加えなくてはならない．**文献に記載するのは本文中で引用した文献のみであり，参考とした文献は記載してはならない**．文献は，考察もしくは謝辞や利益相反の後で改ページして記載する．

　文献に記載する書誌的事項の書き方は，必ず投稿する雑誌の投稿規定に従う．投稿規定に明記されていない点は，雑誌のバックナンバーに掲載されている論文を参考とするとよい．

　雑誌の場合は，以下の順に記載する場合が多い．

　著者名（3名まで明記し，それ以上の場合，和文献では「，他」を，洋文献では「，et al」を用いて省略する）：題名（副題も必ず記載する）．雑誌名，巻：通巻頁，年次（西暦）．

　単行本（単著）の場合は，著者名：書名．発行社名，発行地，頁，年次（西暦）の順に示すことが多い．題名の後は，通常はピリオドを付す．年次は常に西暦で示す．

　完全誌名（フルタイトル）を用いるよう規定している雑誌もある．和文雑誌は，**雑誌名は略誌名を用いる場合が多い**が，各雑誌で定めている公式の略誌名を用いなくてはならない．和文雑誌の略誌名について医中誌 Web で調べるのが標準的とされているが，医中誌 Web で用いている略誌名は医学中央雑誌刊行会が独自に定めたものであるため，雑誌で公式に規定しているものと異なる場合がある．たとえば，「高次脳機能研究」の正式な略誌名は「高次脳研」だが，医中誌略誌名は「高次脳機能研」とされている．諸ホームページ上で公開されている和文雑誌の略誌名一覧のほとんどは医中誌略誌名にならったものである．他方で，和文雑誌では，略誌名について医中誌略誌名を用いるように投稿規定で定めているものもある．

　欧文雑誌名の略誌名は Index Medicus もしくは PubMed に従うことが多い．

　PubMed で調べる場合は，トップページから「NLM Catalog：Journals referenced in the NCBI Databases」[※7] へアクセスすると，雑誌のフルタイトル，ISSN，略誌名（NLM Title Abbreviation）などが表示される．

　略誌名には ISO 方式や NLM（National Library of Medicine：米国国立医学図書館）方式など数種類があるが，医学系の雑誌では，NLM 方式がしばしば利用されている．一般的には，国内の雑誌では本文で引用した諸種の文献は以下のように記載するものが多い．しかし，詳細は雑誌の投稿規定により異なるので，あくまでも一例として参照としていただきたい．

　以下に，書誌的事項の書き方の例を示す．

※7 http://www.ncbi.nlm.nih.gov/nlmcatalog/journals

> **書誌的事項の記載例1　和文献の場合**
>
> 西尾正輝, 新美成二：加齢に伴う話声位の変化. 音声言語医学, 46：136-144, 2005.

　和文献であれ, 洋文献であれ, 一般的に通巻でノンブルが通っている場合には巻数のみ記載し, 号は示さなくてよい. 発表年を著者名の次に記載する雑誌もある.

> **書誌的事項の記載例2　洋文献の場合**
>
> Mathieson L, Hirani S, Esptein R, et al : Laryngeal manual therapy : a preliminary study to examine its treatment effects in the management of muscle tension dysphonia. *J. Voice,* 23 : 352-366, 2009.

　洋文献の場合, 論文のタイトルは, 最初の1文字だけ大文字を用い, ほかはすべて小文字で記載する. 雑誌名は, 接続詞以外は単語ごとに先頭を大文字にする. また, 通常, イタリック体（斜体）で記載する.

> **書誌的事項の記載例3　単行本（和書単著）の場合**
>
> 西尾正輝：標準ディサースリア検査. インテルナ出版, 東京, 25-26頁, 2004.

> **書誌的事項の記載例4　単行本（洋書単著）の場合**
>
> Aronson AE：Clinical Voice Disorders： An Interdisciplinary Approach（3rd ed.）. New York：Thieme, Inc., 1990.

　単行本の場合, 出版年は, その版の第1刷の出版年を記載する. 増刷している場合, まちがわないように注意する. たとえば2010年 第1版第1刷発行, 2015年 第1版第2刷と奥付に記載されている場合, 出版年は2010年と記載する.

> **書誌的事項の記載例5　単行本（和書分担執筆）の場合**
>
> 西尾正輝：運動性発話障害. 伊藤元信, 笹沼澄子（編）「新編言語治療マニュアル」, 医歯薬出版, 東京, 271-305頁, 2002.

> **書誌的事項の記載例6　単行本（洋書分担執筆）の場合**
>
> Kuehn DP, Wachtel JM：CPAP therapy for treating hypernasality following closed head injury. In：Till JA, Yorkston KM. Beukelman DR（eds.）, Motor Speech Disorders：Advance in Assessment and Treatment. Paul H. Brookes, Baltimore,：pp207-212, 1994.

洋文献では，編者を表す（編）は，一人の場合は（ed.）とする．編者が複数の場合は（eds.）とする．

> **書誌的事項の記載例7　翻訳書の場合**
>
> Yorkston KM, Beukelman DR, Strand EA, et al.：運動性発話障害の臨床—小児から成人まで—（伊藤元信，西尾正輝 監訳）．インテルナ出版，東京，2004．

> **書誌的事項の記載例8　オンライン上の文献・資料の場合**
>
> 国立教育政策研究所：平成26年度全国学力・学習状況調査の結果．
> http://www.nier.go.jp/14chousakekkahoukoku/summaryb.pdf（閲覧日：2017年2月4日）

オンライン上の文献の閲覧日は，雑誌によって，（入手：2016-10-16），（アクセス：2016年10月16日）（参照：2016-10-16）と記載するものもある．海外の雑誌に投稿する場合は，オンライン上の文献・資料の末尾に"Retrieved December 19, 2015, from 〜"とアクセスした日付を記載する．あるいは，"Accessed December 19, 2015"と記載する．

ハーバード方式で文献を本文中で引用して稿末の文献リストを作成するさいに同一の著者の文献が複数あった場合，発行年が古い順に列挙するのが一般的である．

> **書誌的事項の記載例9　同一著者の文献が複数ある場合（ハーバード方式）**
>
> 西尾正輝：摂食・嚥下障害のリハビリテーション．日本呼吸管理学会誌，9：287-292, 2000.
> 西尾正輝：摂食・嚥下障害の評価と治療．理学療法科学，16：5-16, 2001.

> **書誌的事項の記載例10　コクランライブラリーの場合**
>
> Puhan MA, Gimeno-Santos E, Cates CJ, Troosters T.：Pulmonary Rehabilitation Following Exacerbations of Chronic Obstructive Pulmonary Disease. Cochrane Database Syst Rev, 2016：CD005305.

▶ **4）文献の記載上，注意すべきその他の事項**

　文献で引用するのはできるだけ原著論文とする．症例報告は必要に応じて引用してもよい．しかし，原則として，総説を引用するのは避け，総説のなかで引用されている原著を引用すべきである．公的に出版されていない出版物や個人的情報も引用すべきではない．学会の抄録は場合により許容されるが，査読がなくエビデンスレベルとしては低いため望ましいとはいえない．

　最後に，文献の書誌的事項を正確に書くように心がけることを強調しておきたい．

　査読や編集の作業を行っていて，文献の書誌的事項に不備がある投稿論文が実に多いことに驚かされる．著者の氏名に誤りがあったり，洋文献でスペリングの誤りがあったり，略誌名が不統一であったり，頁数の誤りがあったりする．実際には査読者が文献の書誌的事項まで細かくチェックをすることは多くはないと思うが，文献の記載方法が不ぞろいであると論文の質も低いのではないかと疑われかねない．また，雑誌に掲載されてから誤りに気づいても手遅れである．読者を混乱させてしまうことになる．

　英文の文献を記載するさいには，常に半角で記載する．コンマやピリオド，コロン，セミコロンも半角とし，これらの後には，半角のスペースを入れる．単語と単語の間隔も半角とする．また，日本語で論文を記載するさいにも，通巻頁や年次（西暦）などの数字は半角とする．しかし，日本語の論文の場合，コンマやピリオド，コロン，セミコロンは全角とする．

11　英文抄録 (Abstract)

● 英文抄録作成にあたって留意したいこと・rewrite 依頼の場合

　和雑誌だからといって，英文抄録を適当に書いてよいというものではない．翻訳ソフトに依存したずさんな英文抄録では，投稿しても受稿されず，英文を整えてから再投稿するように指導を受けることがある．

　投稿する前に，著者は英文抄録について専門家の英文校閲（native check）を受けておくのが一般的である．そして，論文を投稿するさいに，専門家に英文抄録の校閲を受けた証明書を添えるとよい．

　専門家に英文抄録の校閲を受けた証明書がない場合には，編集委員会は契約している業者に依頼をして英文校閲を受けることになり，費用は著者負担となることが多い．ただし，和雑誌のなかには英文抄録の校閲を受けた証明書があっても受理されたすべての論文について，その領域の専門家に強制的に英文校閲を受けさせるシステムを導入しているものもある．

　英文校閲もしくは翻訳は業者に依頼する場合が多いが，業者によってレベルの差が著しいので注意が必要である．インターネットで「英文校閲」と入力して検索すると多数の業者が存在することがわかる．

　また，英文校閲を行う担当者がその領域の専門家であることは珍しい．「医学博士を取得している医学領域に精通している native speaker があなたの論文の校閲を担当いたします」などと宣伝している業者であっても，医学の領域は細分化されているため，医学系の

当該分野の担当者が内容をすべて理解して校閲作業を行うわけではないと考えておいたほうが賢明である．実際にはアルバイト感覚で，単に文法上の誤りを修正するだけで校閲を済ませてしまう業者も少なくない．巧みな宣伝文句に翻弄されないように留意したいものである．

　稚拙な英文をより優れた英文へと仕上げたい場合，rewrite（書き改め）してくれる業者を選択することを推奨する．なぜなら，日本人の書いた英語はしばしば直訳的であるため，稚拙さを感じさせてしまうからである．ただし，rewriteを依頼した場合，著者の本意とは異なる意味に校正されてしまうことがしばしばある．したがって，校閲と同時にrewriteを依頼するさいには，担当のnative speakerが誤解して書き改めをしていないか，十分に注意しなくてはならない．少しでも誤解していると感じたら，積極的に自身の見解を主張したり，しつこく確認を求めてもなんら問題はない．また，rewriteを行う業者の場合，多くは電子メールを介したコミュニケーションでは英語でやりとりをすることになる．日本語でコミュニケーションがとれて，かつrewriteも高度なレベルで行ってくれる業者はまれである．なお，洋雑誌に投稿するさいには，投稿後の編集担当者や査読者とのコミュニケーションではすべて英語を用いることになるので，ある程度の英語力が必須である．

　英文抄録を完成させるために業者に依頼するさいに，原文を日本語で書いて翻訳を依頼してもよい．そのほうが英文校閲だけを依頼するよりも料金が高くなるが，翻訳ソフトウエアを使用するよりもはるかに良い英文となる．しかし，そのさいには，**あらかじめ専門用語は必ず英語で表記して依頼しなくてはならない**．翻訳を依頼した場合，業者にもよるが，最初に日本人が英文に翻訳してからnative speakerがチェックをする場合が多いようである．チェック漏れがないように，ダブルチェック体制を採用している業者もある．なお，英文の洋雑誌に投稿する場合，翻訳であれnative checkであれ依頼をする投稿するさいに，投稿する雑誌がアメリカ式かイギリス式かを伝えておく必要がある．単語のスペルもアメリカ式かイギリス式によって異なることがあるのは読者もご存知のとおりである．

　英文抄録にも，通常はキーワード（Key words）を英語で記載する．

　英文抄録には，氏名と所属も英文で記載する．多くは，少なくとも施設名に加えて，所属する科（課）や学科についても記載する．以下はその例である．なお，氏名にPhDなどの称号は付けない．職位も付けない．所属の正規の英語名は，著者が所属している施設で確認しておくとよい．

> **所属（英文名）の記載例1　Naoko Abe**
>
> Department of Rehabilitation, Kaetsu Hospital（下越病院リハビリテーション課）

> **所属（英文名）の記載例2　Masaki Nishio**
>
> Department of Speech, Language, and Hearing Sciences, Niigata University of Health and Welfare（新潟医療福祉大学言語聴覚学科）

12　カバーレター

● 英文雑誌・和文雑誌のカバーレターに明記される必須事項

英文雑誌では必ず「**カバーレター**」が必要であり，その内容が重視されることがある．そのため，メインテーマや要点などを端的に伝えるばかりでなく，論文にどのような新奇性が含まれているのかを編集者に明確に伝えるようなカバーレターが望まれる．

和文雑誌では必須ではないが，簡単であってもカバーレターを添えるのが常識的である． しかし和文雑誌に投稿するさいに添えられるカバーレターの多くは，以下のような挨拶程度の文章に，論文の種類，論文題名，著者名（共著者の氏名も入れる），連絡先（勤務先の住所，名称，電話番号，FAX番号，電子メールアドレス）などを添えた簡潔なものが一般的である．

カバーレター（添え状）の文例

日本○○○学会編集委員会　殿

　謹啓　師走の候，貴学会におかれましては益々ご清祥のこととお喜び申し上げます．このたび，貴学会で発表させていただいたことを機に論文としてまとめ学会誌に投稿させていただきたく存じますので，書類一式をお送り致します．宜しくお願い致します．

論文の種類：原著
論文題名　：○○○○○○○○
著者名　　：○○太郎，○○○○，○○○○
連絡先　　：○○○○病院　〒○○○-○○○○　東京都○○区○○○○-○○
　　　　　　電話：03-○○○○-○○○○　　FAX：03-○○○○-○○○○
　　　　　　E-mail：○○○@○○○○○
　　　　　末筆ながら，貴学会の益々のご発展を祈念申し上げます
　　　　　　　　　　　　　　　　　　　　　　　　　　　　　　　　敬具
平成26年12月10日
　　　　　　　　　　　　　　　　　　　　　　　　　　　　　　　○○太郎

最近の和雑誌のオンライン投稿では，「○○学会誌の投稿書類一式を添付いたします．宜しくご高配のほどお願いいたします．」といった実に簡潔なものが多いのが実情である．

しかし，望ましくは挨拶文に続いて，① 論文の種類（原著，症例報告など），② 論文題名，③ 著者名一覧，④ 所属施設名と連絡先（筆頭著者の電子メールアドレスは必須），⑤ 筆頭著者の会員番号（雑誌によっては共著者の会員番号の記載も必要），⑥ 本文の枚数と語数，⑦ 図表の数，⑧ 送る書類一式のリスト，⑨ 倫理的配慮，⑩ 利益相反，をカバーレターに記載する．**最近は，所定の利益相反自己申告書と，他の学術誌に投稿していないことを明記する誓約書の提出を求める学会誌が増えている．**

別刷請求先が連絡先と異なる場合は，連絡先とは別途に別刷請求先を記載する．さらに，必要に応じてrunning head（論文の題名を短くしたもので，略題ともいう）を記載する．running headは洋雑誌ではほぼ必須であり欄外の上部や下部に記載されるが，和雑誌では必要としないものもある．

*文　献

1) 植村研一：うまい研究発表のコツ．メジカルビュー社，東京，2005．
2) 八田秀雄：乳酸は疲労物質ではなく酸化基質（特集 常識を打ち破る運動生理学の新知見）．体育の科学，59：162-167，2009．
3) 福原俊一：リサーチ・クエスチョンの作り方（第3版）．特定非営利活動法人健康医療評価研究機構，2015．
4) Fletcher RH, Fletcher SW：Clinical Epidemiology：The Essentials (4th ed)，Lippincott Williams & Wilkins, Philadelphia, 2005.

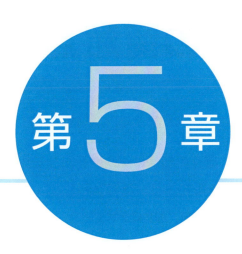

第5章

症例報告の構成と執筆上の留意点

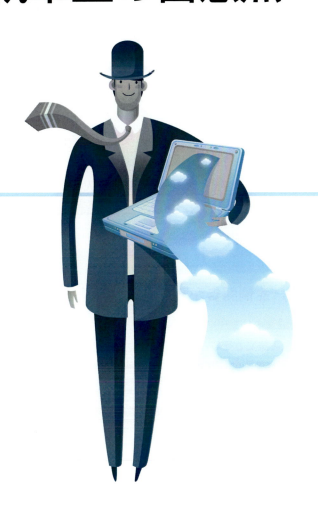

Chapter 5 症例報告の構成と執筆上の留意点

- 症例報告の構成は，原著論文とは異なり多様である．
- 症例報告を執筆するさいには，既存の知識に確かに新たな知見を加えるものであり，新奇性がどこにあるかを具体的で明瞭に記載する必要がある．

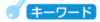 **キーワード** 新奇性，症例報告，症例研究，ABABデザイン

1 症例報告とは

3章でも述べたが，症例報告（事例報告）は日常の臨床における実際の経過観察に基づくものであり，報告に値する新たな知見が含まれていなければならない．ここでいう報告に値する知見とは，先行報告例のない，あるいはきわめて報告が乏しい症状や疾患を呈した症例の病態や臨床経過などを指す．先行報告では有効とされていた治療法を選択したにもかかわらず予想外の合併症を呈した場合も，盲点の発見として症例報告として掲載に値することがある．

症例報告は観察研究に属し，エビデンスレベルは低いとはいえ，時には重要な意義をもつことについては3章で述べたとおりである．厳密にいえば，症例報告（case report）は症例研究（case study）とは異なる．症例報告では介入が行われることがないのに対して，症例研究では介入による変化の過程もしくは介入による効果を分析する[1]．しかし，国内では，両者がしばしば同義で扱われている．そこで，症例研究を含めたものを「広義の症例報告」

Column　初心者は症例報告から投稿論文を書くほうが取り組みやすい

症例報告は，一般に原著論文よりも短い．初心者にとっては，原著論文よりも症例報告から投稿論文を書くほうが取り組みやすい．原著論文と比較してより少ない労力で書き上げることができるし，求められる技術レベルも低い．症例報告はエビデンスレベルは低いとはいえ，医学系論文として学際的価値を有するものである．

ヒトなどの胃に生息するらせん型のグラム陰性微好気性細菌であるヘリコバクター・ピロリ菌も，最初は症例報告によって報告された．個別の症例における貴重な情報や経験を共有することは医療の進展に貢献するものである．

とよぶことにしよう．国内のコメディカル領域では，症例報告をこうした広義で解釈している雑誌が多い．

受理されるために特に大切なテクニカルポイントは，その論文が既存の知識に確かに新たな知見を加えるものであり，新奇性がどこにあるのかを具体的で明瞭に記載することである．こうした点が控え目に記載されている論文は，査読者に評価されにくい．特に，単に「先行報告例が乏しい」と記載するだけでは，その論文の掲載価値が評価されにくい．遠慮するのではなく，むしろストレートに記載したほうがよい．和雑誌に投稿する場合，国内で先行報告例が皆目ない場合はそのことを率直に記載したほうがよい．先行報告例が乏しい場合，査読者が「不可」と判定することができないくらい，得られたまれな知見が新奇性に富んでいて臨床に役立つことを学際的にアピールすると，修正を重ねながらも受理されやすい．

症例報告は1例のみの場合もあるし，少数例の場合もある．単一症例報告の場合は「～の1例」と表題（題名）に付けることが多く，英文の論文では「：A Case Study」と副題を付すことが多い．

また，症例報告は短く，重要な点に焦点を絞りながらまとめあげることが大切である．損傷部位の画像所見や臨床経過を客観的に示す図を適切に活用し，無駄のない科学的な論文として仕上げる．「あれもいいたい」「これもいいたい」という思いから長々と記載すると，冗長でエッセイのような論文となってしまう．これが初心者が陥りやすい症例報告の落とし穴である．

繰り返しになるが，「珍しい」というだけでは，掲載価値があるとは査読者に評価されにくい．**症例報告を書くさいに十分に留意しなくてはならない点について，**以下にまとめる．

症例報告を書くさいの留意点
報告に値する特異的な情報について，以下の3点を明記する．   ① 先行研究でほとんど報告されていないこと．   ② 提示する評価結果が十分に信頼性と妥当性を有していること．   ③ ほかの臨床家や研究者たちが共有するに値する知見を含んでいること．

こうした条件を満たすためには，先行研究について，適切に文献検索を行っておく必要がある．

2　症例報告の構成

論文の書き方は，前章の「原著論文の構成と各セクションの書き方」にて詳述した．そこで，以下では原著論文とは異なる症例報告の構成と執筆上留意すべき点について解説する．

原著論文では，「Ⅰ．はじめに（目的，緒言，と記載することもある）」「Ⅱ．方法」「Ⅲ．結果」「Ⅳ．考察」の4つのセクションに加えて文献から構成されることを解説した．すなわち，

IMRAD形式に準じる，と解説した．これに対して，**症例報告ではIMRAD形式にはこだわらない**．症例報告の構成は，臨床経過が報告するに値する特異的な知見を含んでいる場合は，以下の構成からなる．

> Ⅰ．はじめに（目的）
> Ⅱ．症　例（症例提示，対象）
> Ⅲ．臨床経過
> Ⅳ．考　察
> 　　文　献

文献の前に，しばしば必要に応じて「謝辞」と「利益相反」を記載する．「Ⅴ．結語，結論，もしくはまとめ」が加わる雑誌もあるのは原著と同様である．臨床経過よりも検査所見が報告に値する特異的な知見を含んでいる場合は，以下のような構成となる．

> Ⅰ．はじめに（目的）
> Ⅱ．症　例
> Ⅲ．検査所見（検査結果，初回評価）
> Ⅳ．考　察
> 　　文　献

他方で，以下のような単純な構成となることも珍しくない．

> Ⅰ．はじめに（目的）
> Ⅱ．症　例
> Ⅲ．考　察

むしろ，この症例報告の構成は国際的にはしばしば推奨されてきた[2,3]．この場合は前述の「Ⅱ．症例」と「Ⅲ．臨床経過」が，「Ⅱ．症例」として一括されているか，「Ⅱ．症例」と「Ⅲ．検査所見」が「Ⅱ．症例」として一括されているものである．さらに，原著論文と同様に，「Ⅰ．はじめに（目的，緒言，と記載することもある）」「Ⅱ．方法」「Ⅲ．結果」「Ⅳ．考察」から構成されているものも見かける．

このように，**原著論文とは異なり，症例報告の構成は多様である**．同じ雑誌であっても，症例報告の形式がまちまちであることは珍しくない．**臨床経過が新たな知見なのか，報告する症例の検査所見が新たな知見なのか，など主点となるポイントにより構成の形式が異なる**．

したがって，症例報告を書くさいには，報告に値すると思われる知見がどこにあるのかを見定め，それに適した論文の構成スタイルを選択することが大切である．

以上から，概して症例報告を原著論文と比較すると，症例報告では原著論文における「Ⅱ．

方法」「Ⅲ．結果」のセクションが，「Ⅱ．症例」と「Ⅲ．臨床経過」もしくは「Ⅱ．症例」と「Ⅲ．検査所見」というスタイルになっているか，あるいは単に「症例」として一括されている傾向にあるといえる．原著論文における「Ⅰ．はじめに（目的）」と「Ⅳ．考察」「文献」のセクションは，症例報告でも必須である．

2-1　はじめに

　症例報告においても，原著と同様に，「はじめに（目的，緒言）」のセクションでは，論文の目的を明確に記載する．そのために，その症例報告のテーマに関する研究領域の現状もしくは進捗状況に関して，①どこまで明らかにされているか，②どのような点が不明であったり争点となっているか，③どのような点が現在の研究課題とされているか，を示す．まず，これら3点を記載すること（三段論法）については，原著論文の「はじめに」のセクションと同様である（78ページ）．

　そして，本論で提示する情報が既存の知識に加えてどのような新奇性を含んでいるのかを明確に書く．症例報告において，このセクションで明記すべき目的の内容とは，こうした，どのような新奇性に富んだ臨床情報を報告するか，ということである．

　「はじめに」のセクションで，「〜の症例を経験したので報告する」と締めくくる症例報告をしばしば見かける．しかし，その前に，その症例がどのような点で特異的であるか，あるいはその症例の臨床経過がどのように特異的であるか，などを文献学的視点を添えて示しておく必要がある．

　たとえば，「本疾患に関する報告は多数あるが，○○の側面に及ぼす影響について検討したものは見あたらない．今回○○の側面に及ぼす影響について3年間におよび追跡調査を行ったので報告する」というように新奇性のある知見を含んだ報告内容であることを明確に述べてから，その後のセクションで信頼できるデータを提示するとよい．広義の症例報告（症例研究）であれば，「本疾患は先行報告では予後不良とされてきたが，今回○○法を開発し施行したところ大幅な改善を認めたので報告する」といった文章で締めくくるとよい．

　7章で医学系論文における文章の書き方について解説するが，症例報告はコンパクトに要となるポイントを的確にまとめ，査読者を納得させ惹きよせるために，論理的で無駄がなく，インパクトのある文章力が求められる．

Column　「はじめに」のセクションは最後に書く

　4章で記載したのと同様に，症例報告でも「はじめに」のセクションは，研究を開始する当初から完成度の高い文章で綴られたものであるべきと考える必要はない．このセクションの文章は素案と考えてもよい．というのは，「はじめに」のセクションを完成させるには，考察まで書き上げて結果が論理的に意義づけられるまでに整理された知識を要する．

　したがって，「はじめに」のセクションは素案として当初書いたものを「考察」のセクションと一緒に，あるいは最後に書き改めるものである．

　症例報告を書くさいには，「症例」から書き，次に「検査所見」「臨床経過」へと進めるほうが取り組みやすい．

2-2　症例と検査所見

「症例」のセクションでは，症例に関する年齢，性別，疾患名，主訴，現病歴，既往歴などを提示する．主訴は，患者のことばで記載するのが基本原則であるが，長い場合は短縮する．必要に応じて，家族歴，バイタルサイン，意識レベルなども記載する．遺伝性の疾患であれば，家族歴は重要な情報となる．

症例の紹介を行うさいには，個人が特定されうる個人情報の記載の仕方に十分に留意する必要がある．患者個人を特定することができる氏名，入院番号はもちろん，イニシャルも記載してはならない．顔写真の提示は必要不可欠な場合にのみ許可されるが，患者の同意が必要である．すでに他院などで診断治療を受けている場合，その施設の名称も記載してはならない．発症日や入院日などの日付の記載は原則として年月までを記載してよいとする学会が多いが，現病歴や臨床経過を記載するさいには個人が特定されうる可能性が高くなる場合は，以下のように記載方法を工夫する．

> **個人情報に配慮した現病歴の記載例**
>
> 現病歴：201X年5月ごろに上肢の動かしづらさを感じ，衣服のボタンをはめるなど巧緻動作での異常を自覚．ほどなくして手足の筋肉がピクピクするようになり，同年7月に整形外科を受診して電気刺激治療を受けたが改善がみられず，徐々に脱力感が増した．
> 　201X年11月ごろ話しにくさを感じ，201X年+1年2月当院神経内科を受診し精査目的にて入院し，ALSと診断．退院時に，主治医より疾患の概要，今後の見通し，治療・リハビリテーション，社会制度などについて説明がなされ，リハビリテーション・スタッフが紹介された．201X年+1年4月，理学療法士，作業療法士，言語聴覚士によるリハビリテーションを外来にて開始した．

また，症例報告では，インフォームドコンセントを確実に行っておく必要がある．

「検査所見（検査結果，初回評価）」のセクションでは，文字どおり検査で得られた臨床所見や臨床経過を詳細に記載する．この場合，客観的で信頼できるデータでなくてはならない．著者の主観的解釈は一切含んではならない．したがって，「～と推察される○○を認めた」といった主観的であいまいな表現は避けなければならない．検査結果の項目数が多い場合は，表にして提示すると読みやすくなる．症例報告では，画像所見は大いに有用な情報となることが多い．

以下に，症例と初回評価の簡潔な記載例を示す．本論は新たな訓練法を開発し，その臨床経過を報告した広義の症例報告である．

症例と初回評価の記載例

症 例

症 例： 86歳　女性
医学的診断名： 多発性脳梗塞
既往歴： 胃食道逆流症，心筋梗塞．
現病歴： 200X年9月，嚥下困難を主訴とし治療目的にて当院（急性期病院）に入院した．
神経学的所見： 意識清明．顔面・舌を含めて嚥下器官に運動麻痺は認められず，ディサースリア（dysarthria，運動障害性構音障害），上下肢の運動麻痺も認められなかった．

初回評価

スクリーニング検査で，反復唾液嚥下テスト（RSST）0回，改訂水飲みテスト（MWST）とフードテスト（FT）はいずれもPr.1と最重度であった．

嚥下造影検査（VF）所見では，食道入口部の著しい開大障害，舌骨・喉頭の挙上障害を顕著に認め，試料として用いたゼリー2ccは全量両側の梨状窩に貯留し，複数回嚥下，頭部前屈位を用いても嚥下困難であった（**図1**）．藤島による摂食嚥下能力のグレードではGr.2と重症であった．

QOLの評価には，満足度の評価尺度として広く使用されている5段階尺度を用い（段階1：満足，段階2：やや満足，段階3：どちらでもない，段階4：やや不満足，段階5：不満足），症例に主観的印象を返答させた．その結果，満足度は最も低く段階5「不満足」であった．
（以下略）

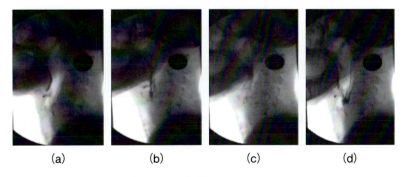

(a)　　　　(b)　　　　(c)　　　　(d)

図1　入院時VF所見（文献4を改変）
　　a：ゼリーが喉頭蓋谷に達した時点
　　b：食道入口部の開大不全により，通過困難を呈している
　　c：ゼリーが一旦中咽頭に逆流している
　　d：ゼリーが全量下咽頭に残留している

2-3　臨床経過

　臨床経過は，時系列に沿って記載する．文章の時制は過去形とする．臨床経過を経時的に示すさいに，折れ線グラフが役に立つことが多い．その場合，経過時間を横軸に，観察したパラメーター値を縦軸に示す．個々のパラメーターを別途に図で示すよりも，作図のさいに工夫をして，多くのパラメーターの経時的変化が同時にわかるような図が望ましい．作例1に症例報告における臨床経過を作図した例を示す．

　臨床経過を表で示すこともある．作例2にその例を示した．

　先にも述べたように，厳密には症例報告は症例研究とは異なる．症例報告では介入が行われることがないのに対して，症例研究では介入による変化の過程を分析する．広義での症例報告として症例研究を行う場合には，介入による経時的変化を客観的に示すのに，ベースライン期と介入期のABデザイン，ABAデザイン（ベースライン期，介入期，ベースライン期），ABABデザイン（ベースライン期，介入期，ベースライン期，介入期）などが用いられ推奨される[1,5]．作例3にABABデザインの例を示す．

　その場合，経過時間を横軸に，観察したパラメーター値を縦軸にグラフで表す．個々のパラメーターを別途に図で示すよりも，作図のさいに工夫をして，多くのパラメーターの経時的変化が同時にわかるような図が望ましい．

● 作例1　症例報告における臨床経過の例（文献6より改変）

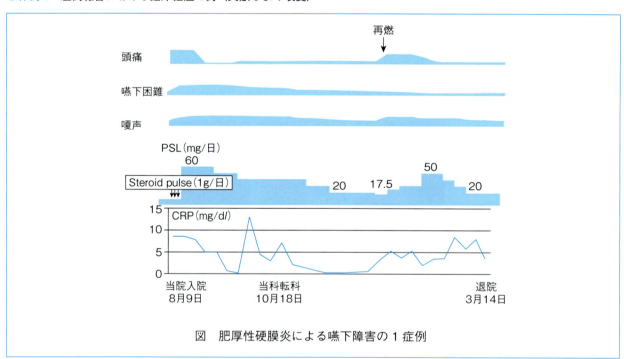

図　肥厚性硬膜炎による嚥下障害の1症例

● 作例 2　臨床経過を表で示す例（文献 7 より改変）

表　入院後の FIM 運動項目の変化

	入院時	L-dopa 内服開始前	退院時
食事	3	6	7
整容	2	4	7
清拭	1	3	7
更衣上半身	1	3	7
更衣下半身	1	3	7
トイレ動作	2	4	6
排尿管理	4	7	7
排便管理	4	7	7
移乗　トランスファー	2	5	6
トイレ	2	5	6
浴槽	1	3	4
移動　歩行	1	4	6
階段	1	2	4
FIM 運動項目合計（点）	25/91	56/91	81/91

入院時：7 月 19 日，L-dopa 内服開始前：10 月 10 日．
退院時：11 月 11 日

● 作例 3　ABAB デザインの例

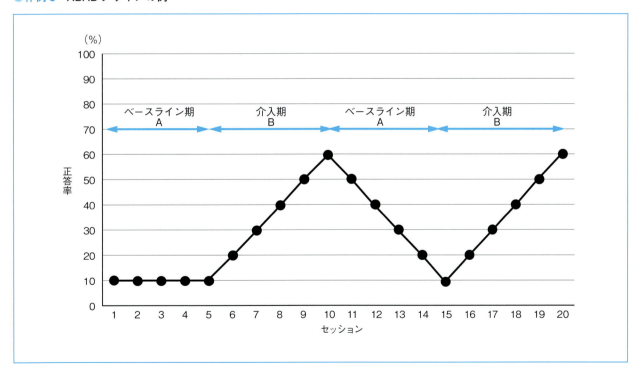

2-4　考察

　症例報告の「考察」では，今回得られた知見に関して，先行報告例との類似点と相違点を示し，新奇性を含む点を強調するとよい．先行報告例がない場合や，従来定説とされてきた点を覆すような知見でありエビデンスが整っているのであれば，**学際的解釈を加えて意義付けをし，その点を強調してよいであろう**．

　たとえば，筋萎縮性側索硬化症では，かつては認知機能が良好に保持されるとされてきた．しかし，それを覆す症例報告がなされ，やがて Massman ら[8]が146例という比較的大規模な症例を対象として研究を行い，35.6％で異常な神経心理学的所見を認めたと報告し，その古典的解釈が修正される方向へと研究が進展した．

　しかし，こうした知見も当初はわずかな症例を対象とした症例報告に端を発している．このように症例報告は一つの研究領域を切り開いたり新たな方向性を提示する契機となることがあるので，考察において妥当であればその将来的展望について記載するのは結構なことである．ただし，少数例を対象とした研究であるため，普遍的な結論を提示することはできないことをわきまえておく必要がある．「言いすぎ」として，査読者から敬遠されないように留意したいものである．

　「考察」のセクションにおける先行報告との比較や学際的解釈の仕方については，4章で解説した原著論文の書き方で解説したので繰り返さない．4章で述べたとおり，ここで大切なことは，**得られた情報が，既存の知識に確かに臨床上有益な新たな知見を加えるものであることを学際的に記載することである**．

＊文　献

1) 柴田克之：臨床家のための実践と報告のすすめ：入門編．作業療法，32：214-220，2013．
2) Squires BP: Case reports: what editors want from authors and peer reviewers. CMAJ, 141：379-380, 1989.
3) McCarthy LH, Reilly KE：How to write a case report. Fam Med, 32：190-195, 2000.
4) 西尾正輝，渡邉裕之，近　幸吉：チューブ飲み込み法の改変利用により嚥下機能に改善がみられた重度咽頭期嚥下障害の1例．日摂食・嚥下リハ会誌，15：64-69，2011．
5) 諸橋　勇：症例研究の実践．PT ジャーナル，49：835-843，2015．
6) 岩井康俊，松嶋康之，高橋真紀，他：肥厚性硬膜炎による嚥下障害の1症例．総合リハ，41：281-285，2013．
7) 森　隆行，瀬田　拓，杉山　謙，他：リハビリテーションによる機能改善によりパーキンソン病診断が可能となったポリオ後遺症の1例．総合リハ，38：271-274，2010．
8) Massman PJ, Sims J, Cooke N, et al：Prevalence and correlates of neuropsychological deficits in amyotrophic lateral sclerosis. J Neurology, Neurosurgery, and Psychiatry, 61: 450-455, 1996.

第6章

文献・情報検索と管理の仕方

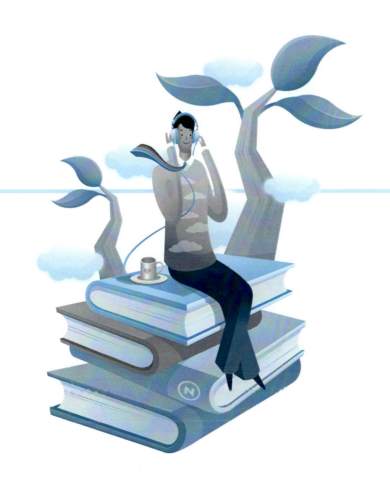

Chapter 6 文献・情報検索と管理の仕方

- 研究を行うさいには，テーマとしている研究領域の進捗状況に関する文献・情報を検索する作業が欠かせない．
- 文献・情報を検索する過程でクリニカル・クエスチョンの焦点が絞られ，研究の目的と方法が明確になる．

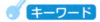 書誌的事項，OPAC，電子データベース，オンライン書店，図書館間相互貸借（ILL）サービス，文献管理ソフトウェア

1 なぜ，文献・情報検索が必要なのか

　2章で解説したように，研究の初期の段階ではクリニカル・クエスチョンに関する先行研究論文を展望し，その研究領域の歴史的背景と現状の問題点を把握する必要がある．研究を開始するにあたり，まず**取り組むテーマに関する先行研究論文を検索して目を通しておくことにより，現段階でその研究テーマに関してどの程度の知見が蓄積され，どこまで明確にされているのか，なおも不明であり現在の課題として残されている点はどういった点なのか**，といった一連の情報を入手することができる．こうした情報を得ることにより，**自分がどこに焦点を当てて研究を進めればよいのか，すなわち自分がどちらに向かって歩めばよいのかという方向性が導かれる**．2章の繰り返しになるが，文献レビューを通して，クリニカル・クエスチョンが整理されて研究上の疑問であるリサーチ・クエスチョンへと構造化され，質の良い研究計画書の立案に役立つ．

　また，結果の段階まで終了し，考察のセクションで結果の意義付けを行うさいに，その結果のオリジナリティがどこにあるのかがわかる．あるいは，他の論文と比較することで新奇性を強調することができる．

2　文献・情報検索と管理の流れ

最初に専門書の当該箇所や総説を検索して読むことで，短時間で研究領域の歴史と現状を大づかみに把握することができる．あるいは，3章で解説した**システマティックレビューやメタアナリシス**は研究領域の歴史と現状を理解するのに役立つばかりでなく，研究テーマに関する主要な文献の書誌的事項[※1]も入手することができる（図6-1）．

こうした引用調査とよばれる手法で主要な文献をリストアップしてから，**各種の書誌データベースを用いて文献を検索する**．書誌データベースについては，詳しくは後述する．詳細な情報を得るには，書誌データベースを用いてねばり強く文献を検索して情報を収集しなくてはならない．長大な時間をかけて書き上げて投稿したあげくの果てに，「すでに同様のテーマで知見が報告されており，新奇性に乏しく掲載は不可」という査読結果が届くことのないように心がけたいものである．すべての文献を調査する全数調査という手法が理想的であるが，医学関連領域では文献数が多大なため現実には実行することは難しい．しかし，可能なかぎり文献・情報検索は丁寧に行っておく必要がある．

検索してヒットした文献については，要旨やAbstractから必要性の有無を判断する．検索した文献のすべてを収集する必要は決してない．この時点でのクリティークと適切な見極めが大切である．

そして，**必要と判断した文献を入手し，電子媒体の一次資料は文献管理ソフトウェアで文献リストを作成して管理する．もしくは紙媒体でファイリングして保管する**．紙媒体の資料も法的に抵触しない範囲内で，できるだけPDFに変換して文献管理ソフトウェアで管理すると非常に便利である．

[※1] 書誌的事項とは，論文の場合は，著者名，論題名，雑誌名，掲載巻，ページ，出版年を指す．図書の場合は，著者名，書名，出版社，出版年などを指す．書誌情報ともいう．

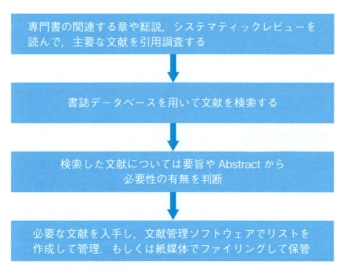

図6-1　文献・情報検索と管理の流れ

3　収集する文献・情報の種類とツール

収集する文献・情報の種類は，**1．図書，2．論文，3．ファクトデータなどその他のインターネットを介して得られる情報に分類される**．ファクトデータというのは，統計や実験，観測などによって得られた事実を収録しているデータベースのことであり，厚生労働省から発行される「人口動態統計資料」などはその典型例である（図6-2）．

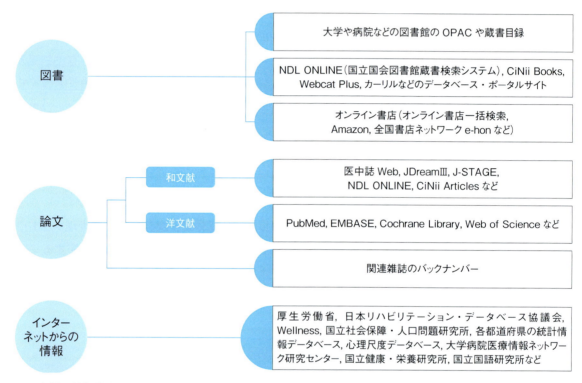

図6-2　文献・情報検索の模式図

3-1　図書の検索の仕方

文献・情報を検索するツールとして，**図書を検索する場合は，1）大学や病院などの図書館のOPAC**[※2]**や蔵書目録，2）NDL ONLINE（国立国会図書館蔵書検索・申込システム）やCiNii Books（サイニィブックス），Webcat Plus，カーリルといったデータベース・ポータルサイト，3）インターネットの諸種のオンライン書店・ポータルサイトがある．**信頼性の高い情報を収集するには，信頼性の高いツールを用いることが大切である．

表6-1に，図書を検索する場合に役立つ主要な医療系のデータベース・ポータルサイトを示した．以下では，これらについて解説する．

※2 Online Public Access Catalogの略名．「オパック」もしくは「オーパック」という．

表 6-1　図書を検索する場合に役立つ主要な医療系データベース・ポータルサイト

名称	URL	サービス内容	検索料金システム
NDL ONLINE（国立国会図書館オンライン）	https://ndlonline.ndl.go.jp/	国内の出版物を収集・保存する国立国会図書館の蔵書・雑誌論文等の検索サービス	無料
NDL サーチ	http://iss.ndl.go.jp/	国立国会図書館ばかりでなく，国内の各機関から収集したより多数の図書等を検索できる	無料
CiNii Books	http://ci.nii.ac.jp/books/	全国の大学図書館等約 1,200 館が所蔵する約 1,100 万件（のべ 1 億 3000 万冊以上）の本の情報を検索することができる	無料
Webcat Plus	http://webcatplus.nii.ac.jp/	大学図書館，国立国会図書館，公共図書館等の蔵書を始め，古書店や新刊書店の所蔵情報，青空文庫や NDL 近代デジタルライブラリ等の電子書籍情報まで，現在入手可能な書籍を網羅的に検索できる	無料
World Cat	http://www.worldcat.org/	世界最大の書誌データベースであり，世界中の 20 億件を超える図書，論文，CD などの図書館資料を検索することができる	無料
カーリル	http://calil.jp/	全国 6,000 以上の公共図書館からリアルタイムで図書の蔵書情報と貸し出し状況を検索できる	無料
Jcross	http://www.jcross.com/navi/	図書館を地域別に横断検索でき，検索した各図書館とリンクしている．古書の検索も可能である	無料
BOOKPLUS	http://www.nichigai.co.jp/database/book-plus.html	1926 年（昭和元年）から現在までに出版された本の情報について約 415 万件を収録しており，絶版本・非流通本なども多数収録している国内最大級の図書データベースである	有料
日本図書館協会の図書館リンク集	http://www.jla.or.jp/link/tabid/95/Default.aspx	国内の公共図書館，大学図書館，国立の図書館・機関とリンクしており，蔵書検索に便利である	無料
日本国内の大学図書館関係 WWW サーバ	http://www.libra.titech.ac.jp/libraries_Japan.html	国内の大学図書館関係の WWW サーバの URL を収集・掲載している	無料
日本医書出版協会	http://www.medbooks.or.jp/search/	医学書・医学雑誌の検索が可能である	無料
大英図書館	http://explore.bl.uk/primo_library/libweb	海外の大規模な図書の蔵書検索ができる	無料
米国議会図書館	http://catalog.loc.gov/	世界最大といわれる米国の国立図書館	無料
オーストラリア国立図書館	http://www.nla.gov.au/	オーストラリアの資料など 1,041 万点が所蔵している	無料

▶1) 大学や病院などの図書館の OPAC や蔵書目録

　OPAC というのは，大学や病院などの図書館が所蔵している図書や雑誌をオンラインで**検索する蔵書目録**のことであり，書名，著者名などの書誌的事項から所蔵状況や貸出状況を調べることができる．Buckland[1]がかつて予言したとおり，図書館は紙媒体の図書館から電子媒体の図書館へと過去 20 年間で大きく変容した．かつては，図書館で文献を検索するさいには，冊子体の蔵書目録やカード目録を用いていた．しかし，今日ではコンピューターを用いて検索するようになった．

近年では，ほとんどの大学図書館がOPACをインターネットから利用できるように公開している．

OPACの活用の仕方はGoogleやYahoo!の利用の仕方とほぼ同様であり，検索窓（サーチボックス）に書籍名や著者名，キーワードなどを入力すると，その図書館で所蔵している図書リストが表示される．

▶2）NDL ONLINE, CiNii Books, Webcat Plus, カーリルなどのデータベース・ポータルサイト

（1）NDL ONLINE（国立国会図書館オンライン：国立国会図書館蔵書検索・申込システム）

国内で発行されたすべての図書や雑誌などの出版物は，法律（国立国会図書館法：昭和23年法律第5号）により国立国会図書館に納入することが義務づけられており，納本された出版物は国民共有の文化的資産として永く保存される．したがって，**理論上，あらゆる手段を用いても入手できなかった国内の図書を入手する最後の手段として，国立国会図書館の活用が推奨される**（実際には閲覧・複写が困難な書籍もある）．本図書館では個人に対して直接図書を貸出するサービスを提供していないが，後述のように公共図書館や大学図書館などを通じて図書を取り寄せることができる（館内での閲覧のみ可能であり，館外への貸出サービスは行っていない）．公共図書館によっては，送料も負担してくれる施設もある．貸出し期間は，郵送に要する日数を含めて1ヵ月である．

この国立国会図書館が所蔵するあらゆる資料を検索できるシステムが **NDL ONLINE（国立国会図書館オンライン）** であり，無料で公開されているデータベースである（図6-3）．NDL ONLINEを利用するには，国立国会図書館のトップページから「NDL ONLINE」のバナーをクリックする（図6-4）．検索システムには，主に簡易検索と詳細検索がある．簡易検索で検索すると，図書，雑誌，新聞，電子資料，博士論文，記事など多様な資料がすべて検索されてしまうのでしばしば混乱する．これに対して詳細検索でこれらのどれを検索するか絞り込む条件を選択しておくと，目的に適った検索が可能である．図書を検索する場合は「図書」だけにチェックマークを入れておき，論文を検索する場合は「記事」だけにチェックマークを入れておく．利用者登録を行ってIDを取得しておくと，必要な論文や図書の一部の複写をインターネット上で依頼し，郵送を希望することができる．複写料金は平成30年7月時点では，白黒の場合，A4とB4は23円＋税，A3は40円＋税である．カラーの場合，A4とB4は90円＋税，A3は110円＋税である．登録料金は無料である．そのほかに，送料（実費）と事務手数料（200円＋税）を負担することになる．

NDL ONLINEは国立国会図書館の電子図書館の一環として提供されているデータベースであるが，国立国会図書館は，そのほかにも多様なデータベースを提供している．たとえば，2012年に新設された**国立国会図書館サーチ（NDL Search）では，国立国会図書館ばかりでなく，国内の各機関から収集した8,000万件以上の文献情報等を検索できる**（図6-5）．横断検索を含めて，約100のデータベースと連携している．また，近刊図書，すなわち近日中に刊行される図書の検索も可能である．PC版とほぼ同等の機能をスマートフォンやタブレット端末に最適化された画面で活用することができる．

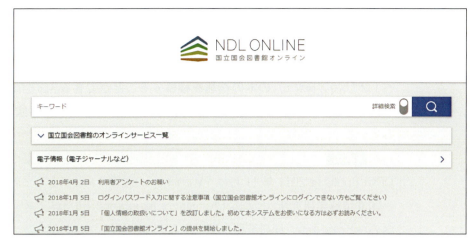

図 6-3　NDL ONLINE のトップページ

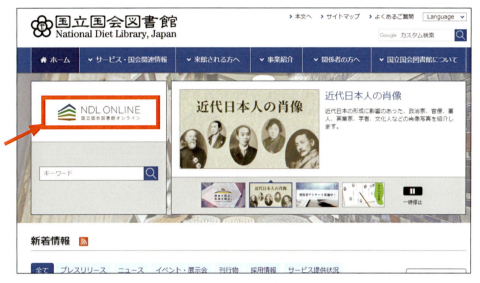

図 6-4　国立国会図書館トップページにおける「NDL ONLINE」の位置

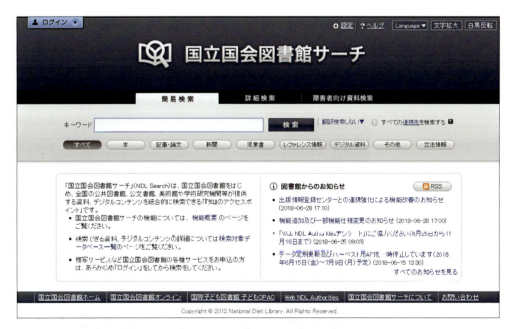

図 6-5　国立国会図書館サーチ（NDL Search）のトップページ

第6章　文献・情報検索と管理の仕方

（2）CiNii Books（サイニィブックス）

　CiNii Booksでは，無料で全国の大学図書館等約1,200館が所蔵する約1,100万件（のべ1億3,000万冊以上）の本の情報を検索することができる（図6-6a,b）．探している図書や雑誌が全国のどの大学図書館等にあるかがわかり，各大学図書館のOPACに直接リンクしているので（検索すると，その図書を所蔵する大学図書館名がリストアップされ，その右横に表示される OPAC をクリックするとジャンプする），即座に貸し出し状況まで確認することができる．CiNii Booksは2011年11月に「Webcat」の後継サービスとして新設されたものである．

　国立情報学研究所（National Institute of Informatics: NII）が運営する学術情報データベースのひとつであり，同研究所が運営するその他のデータベースもしくは情報サービスとしてCiNii Articles, CiNii Dissertations, Webcat Plus, JAIROなどがある．

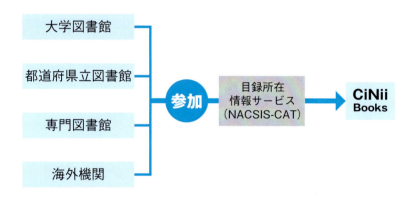

図 6-6a
CiNii Booksの検索システム
（https://support.nii.ac.jp/sites/default/files/filefield_paths/cinii_pamphlet_web_2015.pdf より改変）

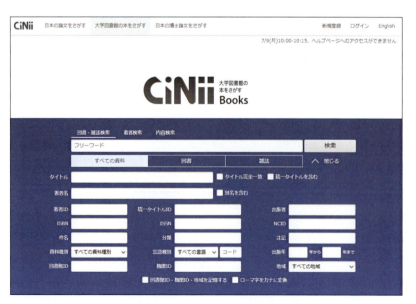

図 6-6b　CiNii Booksのホームページ

(3) Webcat Plus

Webcat Plus は国立情報学研究所が提供する無料の情報サービスで，大学図書館，国立国会図書館，公共図書館等の蔵書をはじめ，古書店や新刊書店の所蔵情報，青空文庫や NDL 近代デジタルライブラリ等の電子書籍情報まで，**現在入手可能な書籍を網羅的に探す検索サービスである**（図 6-7）．出版社が提供している書籍の目次や概要も検索することができる．

キーワードで検索することができるばかりでなく，文章からも連想検索できるユニークな機能を備えている．興味をもった書籍や検索条件を「連想×書棚」に保存すれば，そこを基点に連想検索で関連書籍を収集し，ウェブ上の情報源から関連情報を検索することができる．

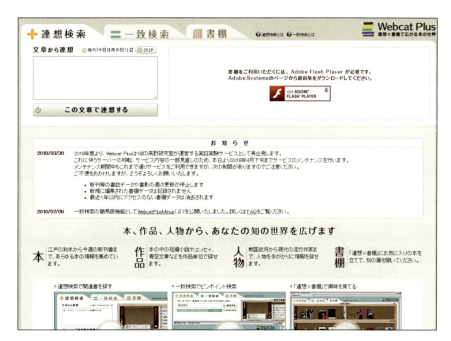

図 6-7　Webcat Plus のトップページ

(4) World Cat

Online Computer Library Center（OCLC）に参加する**世界中の 90 ヵ国以上の 1 万を超える図書館の蔵書を収載した世界最大の書誌データベース**であり，世界中の 20 億件を超える図書，論文，CD などの図書館資料を検索することができる．もちろん，国内の図書も検索できる．図書のみを検索する機能，論文のみを検索する機能，両者を同時に検索する機能がある．

(5) カーリル

無料で全国 6,000 以上の公共図書館からリアルタイムで図書の蔵書情報と貸し出し状況を簡単に検索できるサービスである（図 6-8）．OPAC が公開されていれば，大学図書館にも対応している．**検索対象とする地域を限定することができる**ため，研究者が在住する近郊の図書館を検索することができる．住所と電話番号，地図も表示される．都道府県立図書館や市立・区立図書館のほかに大学図書館や研究施設の図書館なども含まれている．

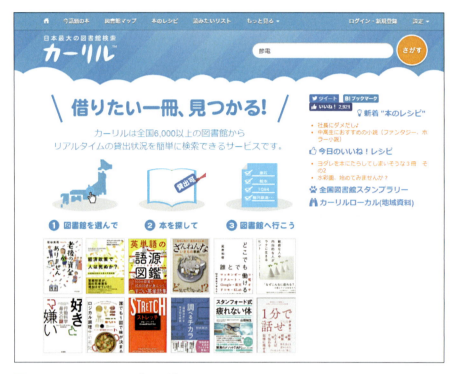

図 6-8　カーリルのトップページ

(6) Jcross

（株）ブレインテックが運営する図書館情報サイトである．**図書館を地域別に公共図書館と大学図書館を横断検索でき，検索した各図書館とリンクしている**．古書の横断検索も可能である．

(7) BOOKPLUS

日外アソシエーツ（株）が提供する BOOKPLUS は **1926 年（昭和元年）から現在までに出版された本の情報について約 415 万件を収録しており，絶版本・非流通本なども多数収録している．国内最大級の図書データベースであり医学系の図書も検索機能が高い**．残念ながら有料であり個人で利用すると年間価格は 6,960 円（税別）であるが，（株）ジーサーチから従量制で利用することもできる．この場合，http://db.g-search.or.jp/mag/WBOK.html から登録して利用すると，見出し一覧表示で 1 件につき 5 円，詳細表示で 1 件につき 30 円課金される．

(8) その他の主要なデータベース

日本図書館協会の図書館リンク集は，国内の公共図書館，大学図書館，国立の図書館・機関とリンクしており，蔵書検索に有用である．

日本国内の大学図書館関係 WWW サーバは，国内の大学図書館の URL とリンクしており各図書館が収集・掲載してる蔵書検索に有用である．

日本医書出版協会では医学書・医学雑誌の検索が可能であり，当協会のホームページからダウンロード可能な「日本医書出版協会書誌データ」は，本協会が発行する医学書総目録に収載された書籍に本協会の会員となっている出版社のその後の新刊を加えた書誌データベースである．

海外の大規模な図書館の蔵書検索としては，**大英図書館**（The British Library）のほかに，世界最大の国立図書館といわれる**米国議会図書館**（Library of Congress）がある．著作権法によってアメリカ合衆国ではすべての著作物は議会図書館に納本することが定められているため，同図書館は国内の膨大な図書を網羅的に所蔵するシステムとなっている．そのほか，**オーストラリア国立図書館**（National Library of Australia）などがある．

ただし，単に図書の所蔵状況を検索するのが目的である場合，海外の図書でも国内の図書館で所蔵している場合が多々あるので，まず CiNii Books などで検索しておくのが賢明であろう．

▶3) インターネットで利用できるオンライン書店・ポータルサイト
(1) オンライン書店・ポータルサイト

オンライン書店・ポータルサイト（表6-2）を介した図書検索としては，単に市販の図書を検索するだけであれば，**インターネット書店一括検索が便利である**（図6-9）．これは，Amazon（アマゾン），楽天，７＆Ｙ，ｂｋ１，紀伊国屋書店のほか大手ネット書店７店舗（洋書は5店舗）の**サイトをまとめて検索する**ものであり，和書と洋書の双方の検索が可能である．そのほかに，全国書店ネットワーク e-hon（図6-10），**メテオ・メディカルブックセンター**などがある．オンライン書店は多数あるが，医学系の図書をほとんど取り扱っていないものもあるので，こうした有用なオンライン書店を選択して使用するのが賢明である．

Books.or.jp とは，日本書籍出版協会が提供するデータベースである．国内で発行され，現在入手可能な既刊分の書籍約 98 万点を検索することができる．日本書籍出版協会では，かつて「日本書籍総目録」を刊行していたが，インターネットの普及とともに Books.or.jp というデータベースに移行した．

本・書籍通販検索は，各種書籍，古本，電子書籍の検索機能を提供するオンライン書店の横断検索サイトである．きわめて多数のオンライン書店，古本・中古本書店から検索可能である．前述の CiNii Books，Webcat Plus，国立国会図書館，カーリルなどもリンクしている総合的な図書の横断検索エンジンである．

これらのオンラインの書店では，インターネット経由で図書を購入することができる．

表 6-2　主要なオンライン書店・ポータルサイト

名称	URL	サービス内容	検索料金システム
インターネット書店一括検索	http://ssearch.jp/books/	Amazon.co.jp（アマゾン），楽天ブックス，紀伊國屋ウェブストアのほか大手ネット書店 7 店舗（洋書は 5 店舗）のサイトをまとめて検索する	無料
Amazon	http://www.amazon.co.jp/	日本最大のオンライン書店である．総合的なオンライン書店であるかため，「医学・薬学・看護学・歯科学」のジャンルから検索すると効率的に検索できる	無料
紀伊國屋ウェブストア	https://www.kinokuniya.co.jp	紀伊國屋書店のウェブストア．検索後に至急入手したい場合，最寄りの店舗に電話で申し込むと宅急便で郵送してくれる．在庫があれば翌日に届く	無料
丸善＆ジュンク堂ネットストア	http://www.junkudo.co.jp/	丸善ジュンク堂書店の関連会社の HON が運営するオンライン書店	無料
全国書店ネットワーク e-hon	http://www.e-hon.ne.jp/	㈱トーハンが運営するオンライン書店．宅配ばかりでなく，全国書店ネットワーク e-hon に加盟している書店であれば送料無料で受取が可能	無料
メテオ・メディカルブックセンター	http://www.molcom.jp/	医学書・医学雑誌の専門的なオンライン書店	無料
Books.or.jp	http://www.books.or.jp/	日本書籍出版協会が提供するデータベースであり，国内で発行され，現在入手可能な既刊分の書籍約 98 万点を検索することができる	無料
本・書籍通販検索	http://book.tsuhankensaku.com/	総合的な図書の横断検索横断検索サイトである	無料
楽天ブックス	http://books.rakuten.co.jp/	楽天が運営するオンライン書店．宅配のほか，ファミリーマート店頭でも受取が可能である	無料
セブンネットショッピング	http://www.7netshopping.jp/books/	宅配のほかに指定のセブンイレブン店頭で受け取ることが可能．セブンイレブン店頭で受け取る場合，送料は無料である	無料
ホンヤクラブ	http://www.honyaclub.com/	日本出版販売株式会社が運営するオンライン書店．宅配のほか，書店でも受け取ることができる	無料
Google ブックス	http://books.google.co.jp/	単に書籍を検索するばかりでなく，検索した用語が含まれる書籍の当該ページが瞬時に表示され，しばしば当該箇所を無償で読むことができる	無料

図 6-9
インターネット書店一括検索のトップページ

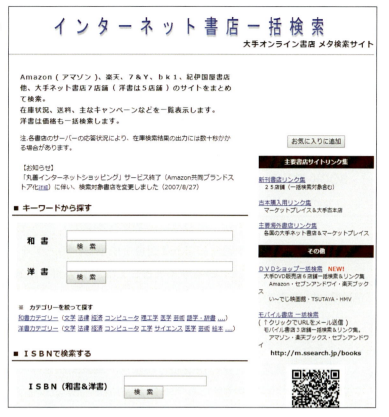

図 6-10
全国書店ネットワーク e-hon のトップページ

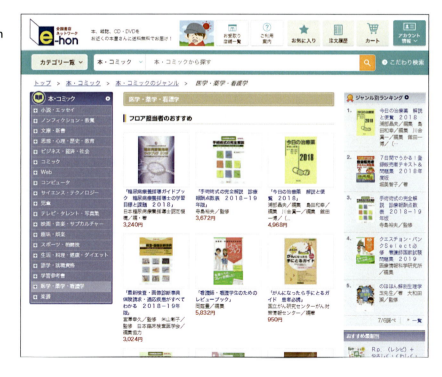

(2) 古書や絶版になった図書

古書や絶版になった図書のネット通販では（表6-3），㈱紫式部が運営する**スーパー源氏**は草分け的なサイトである．全国約300の古書店を集約しているオンライン書店のポータルサイトである．東京都古書籍商業協同組合がインターネット上で運営する古書籍情報サイトである**日本の古本屋**も有用である（図6-11）．全国古書籍商組合連合会加盟の全国各都道府県の古書店が保有する約600万件の古書から検索可能である．医学系の古書店も少なからず加盟している．

BOOK TOWN じんぼうは，世界一の本の街ともいわれる東京都神田神保町の古書店街の公式サイトであり，古書店52店，新刊書店6店の在庫を検索することができるデータベースを提供している．そのほか，**ネットオフ**でも古本を検索して入手できる．前述のAmazonからも古書や絶版になった図書を検索し，購入することができる．

海外の洋古書を扱っているサイトとしては，powell's books，BookFinder.com，Alibris，AbeBooksなどがある（表6-4）．

(3) Googleブックスとそのほかのオンライン・サービス

こうしたポータルサイトの一種である**Googleブックスは単に書籍を検索する**ばかりでなく，**書籍内の全文を対象に検索を行ったり，当該箇所を無料で立ち読みすることができる**ことがある．検索・表示されるデータはGoogle社が紙媒体の書籍からスキャンしたものである．書籍によっては全文を立ち読みすることができ，無料で電子書籍を読んでいるように感じることもある．公共利用できる書籍であれば，PDFの無料ダウンロードが可能である．

特に**海外の書籍を検索すると，しばしば驚くほど簡単に全文情報を閲覧することができる**．書籍の目次を閲覧することができることも珍しくなく，目次から情報を入手したいページに瞬時にジャンプする．たとえば"speech"と検索窓に入力すると，多数の書籍が検索され，無料で立ち読みすることができるものが多い．**もはやGoogleブックスは，洋書に関しては巨大な電子図書館に近い**．医学書も多数ヒットする．

そのほか，オンライン検索による閲覧可能なサービスとして，**インターネット上の電子図書館**がある．和書では**青空文庫**，洋書ではProject Guttenbergが特に知られている．著作権が消滅した書籍を電子化して無料で公開している．しかし，これらは文芸書が多数を占めている．

また，全国の公共図書館で電子書籍の貸出サービスが拡大し続けており，今後ますます活発化するものと推察される．**電子図書館サービスTRC-DL**とは，㈱図書館流通センター，大日本印刷，日本ユニシス等複数の企業で役割分担し運用管理がなされている図書館向けのクラウド型電子書籍貸出サービスである．TRC-DLが導入された公共図書館，大学図書館の利用者は，紙媒体の書籍と同じように図書館が管理している電子書籍を借りたり読んだりすることができる．紙媒体の書籍と違って，図書館に行かなくてもインターネットに接続されたPC（WindowsおよびMacintosh），iPad，iPhone，Android端末などから図書館のホームページにアクセスすることにより利用者の自宅や外出先からでも電子書籍を借りて読むことができる．図書館向けに許諾されたTRC-DLの商用コンテンツは，2018年7月現在で，タイトル数は約5万1千タイトル，提供出版社は約240社である．

表 6-3 古書を扱う主要なオンライン書店・ポータルサイト

名称	URL	サービス内容	検索料金システム
スーパー源氏	https://www.supergenji.jp/	全国約300の古書店を集約しているオンライン書店のポータルサイトである	無料
日本の古本屋	http://www.kosho.or.jp/	古書や絶版になった図書を検索して入手するさいに有用である	無料
BOOK TOWN じんぼう	http://jimbou.info/	東京都神田神保町の古書店街の公式サイトであり，古書店52店，新刊書店6店の在庫を検索することができるデータベースを提供している	無料
ネットオフ	http://www.netoff.co.jp/	古本を検索して入手するさいに活用できる．古本に関する総合的なオンライン書店であるため，「スポーツ・健康・医療」の分野から検索すると効率的に検索できる	無料

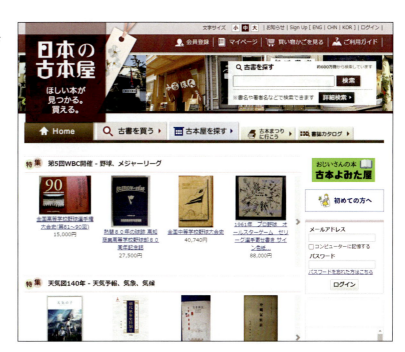

図 6-11
日本の古本屋のトップページ

表 6-4 海外の洋古書を扱う主要なオンライン書店

名称	URL	サービス内容	検索料金システム
powell's books	http://www.powells.com/	海外の洋書古書を広く扱っている	無料
BookFinder.com	http://www.bookfinder.com/	海外の洋書古書を広く扱っている	無料
Alibris	http://www.alibris.com/	海外の洋書として新刊書と古書を扱っている	無料
AbeBooks	http://www.abebooks.com/	海外の洋書として新刊書と古書を扱っている	無料

3-2　論文の検索の仕方

1章でも触れたが，文献検索の種類として，一次資料（情報）と二次資料（情報）がある（p.3）．**一次資料**というのは，図書や論文そのもののことをいう．これに対して**二次資料**というのは，一次資料を検索するためのデータベースや文献目録などの資料のことをいう．

　1）**和雑誌の論文を検索する場合**は，医中誌 Web，JDream Ⅲ，J-STAGE，NDL ONLINE，CiNii Articles，最新看護索引 Web などの二次資料が有用である．

　2）**洋雑誌の論文を検索する場合**は PubMed，EMBASE，Cochrane Library，Web of Science などの二次資料が有用である．オンライン・ファースト[※3]の普及に伴い，冊子体の雑誌より迅速に文献を検索して入手することができるのも，これらのオンライン・データベースの利点のひとつである．もちろん，オンライン・ファーストで出版された論文も公式な出版物として扱われる．

　さらに，3）**関連雑誌のバックナンバーを丁寧に検索する作業**も大切である．

以下では，論文を検索する場合に役立つ主要なデータベースを中心として解説する．**多数あるデータベースのなかでも，医中誌 Web，PubMed，Cochrane Library の3つのデータベースは論文の検索において特に重視されている**[2]．

※3 Online First：受理されて校正が終了した論文から順次オンラインで掲載されるサービス・システム

▶1）和雑誌の論文を検索する場合に役立つデータベース

表6-5に，和雑誌の論文を検索する場合に役立つ主要な医療系のデータベースについて示した．以下では，これらについて解説する．ただし，NDL ONLINE については図書の検索の仕方で触れたため，ここでは述べない．

（1）NDL Search

前述のように NDL ONLINE は国立国会図書館の電子図書館の一環として提供されているデータベースであるが，図書とは異なり，論文の検索では医中誌 Web と比較して検索漏れが多分に生じてしまう．これに対して**国立国会図書館サーチ（NDL Search）では，国立国会図書館ばかりでなく，国内の各機関から収集したより多数の文献情報等を検索できる**（図6-5）．医中誌 Web と比較すると検索数は少ないといわれるものの，無料で検索可能である点は魅力的である．

表 6-5　和雑誌の論文を検索する場合に役立つ主要な医療系データベース

データベース名	URL	サービス内容	検索料金システム
NDL ONLINE	https://ndlonline.ndl.go.jp/	国内の出版物を収集・保存する国立国会図書館の蔵書・雑誌論文等の検索サービス．一般資料のほかに博士論文，規格・リポート類も検索可能	無料
NDL Search	http://iss.ndl.go.jp/	NDL ONLINE は論文検索では医中誌 Web と比較して検索漏れが多分に生じてしまう．これに対して NDL Search では，国立国会図書館ばかりでなく，国内の各機関から収集したより多数の文献情報などを検索できる	無料
医中誌 Web	http://login.jamas.or.jp/	国内の医学，歯学，薬学およびその周辺分野の論文情報の検索サービス	有料
Jdream Ⅲ	http://jdream3.com/	科学技術分野を網羅した国内最大級の科学技術文献サービス	有料
magazineplus	http://www.nichigai.co.jp/database/mag-plus.html	国立国会図書館（NDL）の「雑誌記事索引」を収録するほか，「雑誌記事索引」ではカバーしきれない学会年報・論文集や一般誌，地方誌などを追加した日本最大規模の雑誌記事（書誌）データベース	有料
J-STAGE	https://www.jstage.jst.go.jp/browse/-char/ja	電子ジャーナルの無料公開システム．検索してヒットしたすべての文献を PDF で閲覧可能	無料
CiNii Articles	http://ci.nii.ac.jp/	医学系ばかりでなく，心理学，教育学，福祉関連などの雑誌論文を幅広く検索できる	無料
最新看護索引 Web	https://jk04.jamas.or.jp/kango-sakuin/	国内唯一の看護分野に限定した和雑誌文献情報データベース	有料（日本看護協会会員は無料）
PEDro	http://www.pedro.org.au/japanese/	理学療法に関するランダム化比較試験，システマティックレビューや診療ガイドラインなど evidence-based medicine（EBM）を網羅する無料のデータベース	無料
IRDB	https://irdb.nii.ac.jp/	国立情報学研究所が提供する国内の機関リポジトリで公開された文献を横検索できるデータベース	無料
WARP	http://warp.ndl.go.jp/	頻繁に更新・削除されるウェブサイト上の過去の情報が閲覧可能	無料
メディカルオンライン	http://www.medicalonline.jp/	国内における医療系の 1,071 誌の論文を横断検索し，ヒットしたすべての論文の全文もしくはアブストラクトを PDF で入手できる	有料（検索のみは無料）
医書.jp オールアクセス	https://webview.isho.jp/	医学，看護，リハビリテーション，薬学などの分野を中心に，主要医学出版社 8 社の 73 誌を同一プラットフォームで利用できる．PDF で閲覧，保存，印刷することができる．	有料
Google Scholar	http://scholar.google.co.jp/	無料で，膨大な学術資料を簡単に検索可能なポータルサイト．分野や発行元を問わず，学術専門誌，論文，書籍，要約，記事を検索できる．本文を閲覧することができる場合もしばしばある	無料

(2) 医中誌 Web

医学中央雑誌刊行会によって創刊された抄録誌「医学中央雑誌」は，今日では医中誌 Web としてインターネット上で提供されている（図 6-12）．1977 年以降の約 6,000 誌から収録された約 1,000 万件の**国内の医学，歯学，薬学およびその周辺分野の文献情報**が検索可能であり，国内の医学系書誌データベースでは最高水準である．PDF で閲覧可能な場合もある．関心がある領域やテーマに関して国内ではどのような医学系の論文があるのかを調べるのが目的であれば，最初に使用することを推奨したい．

医中誌 Web は非常に多くの大学，病院で契約されている．個人の場合は，「医中誌パーソナル Web」を契約して利用するのがよい．この場合の経費は，月額 2,000 〜 4,000 円である．

医中誌データベースに自分が検索したい分野の雑誌が含まれているかどうかについて調べるさいには，収録されている全タイトルのリストを閲覧するとよい．なお，医中誌 Web で「会議録」として分類されているものは，学会発表の抄録のことである．

医中誌 Web では，検索画面で「すべての絞り込み条件を表示」をクリックすると，研究デザインとして，メタアナリシス，ランダム化比較試験，准ランダム化比較試験などを選択して検索することができる．前述したように，メタアナリシスやシステマティックレビューを最初に検索して熟読すると，研究領域の歴史と現状を理解するのに役立つばかりでなく，研究テーマに関する主要な文献の書誌的事項も入手することができる．

医中誌 Web は近年，メディカルオンラインや Medical Finder などとの連携を強めることで，本文を閲覧することができる機会が増えた．

難点として，**医中誌データベースは，非医学系分野の文献を採録していない**．しかし，コメディカルの領域では，しばしば工学的領域や心理学的領域，言語学的領域などの文献が重要となることがあり，これらは医中誌 Web でヒットしない傾向にある．こうした難点を補うためには，magazineplus や CiNii Articles などを併用して文献検索漏れが生じない

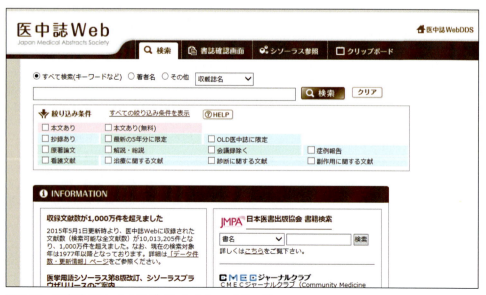

図 6-12　医中誌 Web からログインしたトップページ

ようにする必要がある.

医学中央雑誌刊行会では,有料で文献複写サービスを行っている.平日の場合,規定の時間までに申し込むとFAXにて当日中に依頼した文献が送信される(電子メールでの申し込みは15：00まで,FAXでの申し込みは16：00まで).医中誌Webでヒットした1988年以降の文献は,すべて文献複写サービスで入手することができる[※4].

※4 医中誌Webに関する電話・電子メールでの問い合わせ先は以下である.
電話：03-3334-7575
E-mail：info@jamas.or.jp

(3) JDream III

JDream IIIは,科学技術分野を網羅した国内最大級の科学技術文献サービスである(図6-13).そもそもは独立行政法人科学技術振興機構が提供していたものであるが,現在は(株)ジー・サーチがサービスを提供している.海外の文献検索も可能である.収録文献情報数は約6,000万件である.有料のデータベースであり,個人で利用する場合には年会費1,000円に加えてオンライン料金(使用した量に応じて課金される料金)を支払うことで利用可能である.この場合,従量制のため,使用量が増えるほどオンライン料金が高くなる.医療系の文献を検索する場合は,JDream IIIが提供しているデータベースであるJMEDPlusが有用である.

最近になってJDream IIIは後述するメディカルオンラインと連携を開始し,検索結果から原文をPDFで閲覧できる機会が増えた.また,**有料であるが,検索結果から独立行政法人科学技術振興機構に複写を申し込むことも可能である.海外の文献複写の提供については(株)ジー・サーチが積極的に取り組んでおり,最短5分で提供される**.

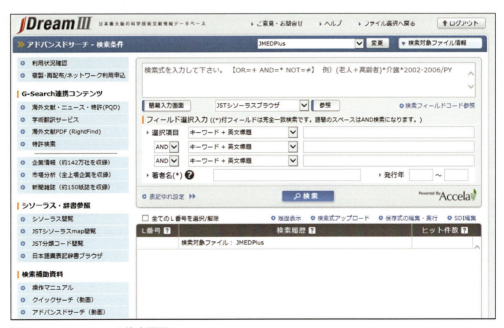

図6-13 　JDream IIIの検索画面

(4) magazineplus

国立国会図書館（NDL）の「雑誌記事索引」を収録するほか，「雑誌記事索引」ではカバーしきれない学会年報・論文集や一般誌、地方誌などを追加した**日本最大規模の雑誌記事（書誌）データベースである**（図6-14）．日外アソシエーツ（株）が提供している．医学系の論文の検索能力では医中誌Webに劣るが，**医中誌Webは非医学系分野の文献を採録していない**ので総合的に検索するさいには有用である．

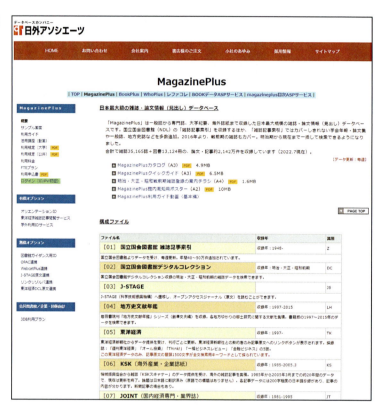

図6-14　magazineplusの検索画面

(5) J-STAGE

文部科学省所管の独立行政法人科学技術振興機構（JST）が運営する電子ジャーナルの無料公開システムである（図6-15）．正式名称は，科学技術情報発信・流通総合システムという．2017年7月現在で全収録誌数は2,651誌，全収録記事数は約460万記事である．検索してヒットしたすべての論文は公開されている抄録・本文をPDFで閲覧可能である．

検索したい論文の雑誌名がわかっており，かつその雑誌がJ-STAGEに収録されている場合，J-STAGEで雑誌名と論文名を入力して検索することで即座にPDFで本文を閲覧することができるので便利である．

J-STAGEを論文を検索するための詳細なツールとして誤解すると，かなりの論文の検索漏れが生じてしまう．詳細に検索するのであれば，医中誌Webなどで丁寧に検索して，入手したい論文を収録した雑誌がJ-STAGEに収録されている場合に活用するものと考えたほうが賢明だろう．

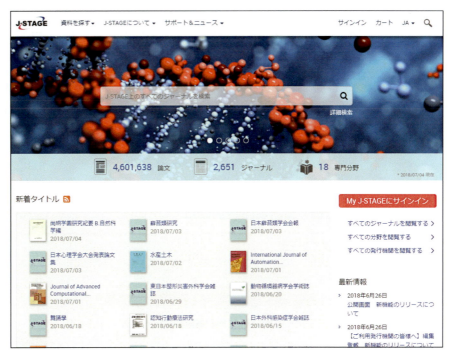

図 6-15　J-STAGE のトップページ

(6) CiNii Articles

　国立情報学研究所が提供するデータベースである（図 6-16）．**医学系ばかりでなく，心理学，教育学，福祉関連などの雑誌論文を幅広く検索することができる**．収載されている範囲は，国立国会図書館雑誌記事索引に学協会誌や大学研究紀要などが加わったものである．検索可能な論文数は 2018 年 3 月現在で 2,050 万件以上である．

　論文検索は無料である．本文がリンクされている論文の場合，無料一般公開（オープンアクセス）のものはそのまま PDF が表示されるが，一部有料のものもある．

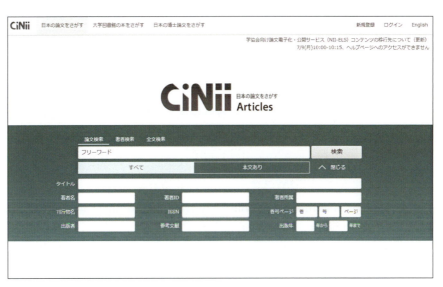

図 6-16　J CiNii Articles のトップページ

(7) 最新看護索引 Web

日本看護協会図書館編集による国内唯一の看護分野に限定した和雑誌文献情報データベースである（図6-17）．1987年以降の約900誌，収録件数は約23万件とされている（2018年7月現在）．検索した論文の複写をインターネットの画面上から日本看護協会図書館へ申し込むことができる．第42回以降の「日本看護学会論文集（電子版）」に掲載されている論文は検索画面の書誌的事項に本文がリンクされており，無料でPDFを印刷・保存することができる．

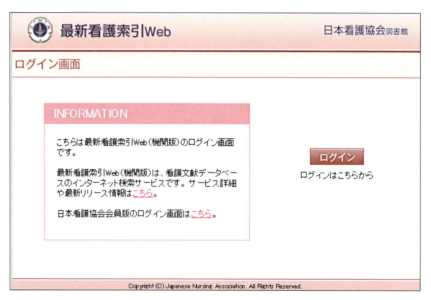

図6-17　最新看護索引Webのトップページ

最新看護索引Webは2016年3月末まではライブラリー・プラスにより管理されており，利用するためには契約が必要であった．しかし，同年4月より医学中央雑誌刊行会が運営することになった．有料サービスであることに変わりはない．この場合，医学中央雑誌刊行会が運営する医中誌Webとは別途の利用契約が必要である．また，法人単位でのみ利用契約を申し込むことが可能であり，個人単位での申し込みはできない．ただし，日本看護協会会員は無料で利用できる．

(8) PEDro

PEDroは理学療法に関するランダム化比較試験，システマティックレビューや診療ガイドラインなどEvidence-Based Medicine（EBM）を網羅する無料のデータベースである．PEDroに収録されたランダム化比較試験（RCT）は，最も有効な根拠に素早くアクセスできるように，PEDroスケールとよばれるチェックリストによりランク付けされている．The George Institute for Global HealthのThe Centre for Evidence-Based Physiotherapyいう組織が運営・維持しており，設立者は理学療法士のグループで，本拠地はシドニー大学ジョージ国際保健研究所に置かれている．PEDroの説明などについては，現在日本語バージョンで閲覧できるようになっている．

（9）JAIRO

日本の**学術機関リポジトリ**[※5]に蓄積された学術情報（学術雑誌論文，学位論文，研究紀要，研究報告書等）を横断的に検索できる（図6-18）．

国立情報学研究所（NII）では，各機関の学術機関リポジトリ運営責任者からの申込に基づき，学術機関リポジトリのメタデータを収集している．2018年7月現在，694機関，293万3,060件のコンテンツが検索可能である（2019年4月より「学術機関リポジトリデータベース（IRDB）（機関リポジトリ）」に（https://irdb.nii.ac.jp/）変更）．

※5 大学等の研究機関がその知的生産物を電子的形態で集積し，保存し，無料で公開するために設置する電子アーカイブシステム

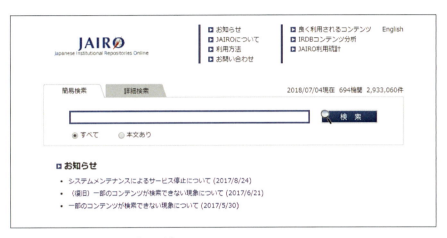

図6-18　JAIROのトップページ

（10）WARP（国立国会図書館インターネット資料収集保存事業）

WARPは2002年より，日本国内のウェブサイトを保存している（図6-19）．**ウェブサイトに掲載された情報は頻繁に更新・削除されるため，過去の情報が失われてしまう．これらをいつでも見ることができるように収集・保存して未来に伝えていくのがWARPの役割である**．国の機関，地方自治体，独立行政法人，国公立大学などが収集対象であり，私立大学については，発信者の許諾を得たうえで，無償の電子雑誌などを選択的に収集・保存・提供を行っている．

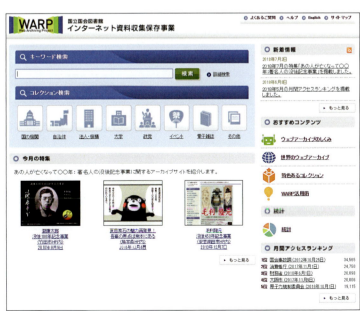

図6-19　WARPのトップページ

※6 http://dl.ndl.go.jp/#internet

保存されたデータはすべてインターネット上でも公開されており，図書，雑誌，論文記事などの刊行物を取り出して保存したものを国立国会図書館デジタルコレクション[※6]で読むことができる．

(11) メディカルオンライン

2016年11月時点で国内における医療系の約1,250誌（和雑誌）の論文を横断検索し，**ヒットしたすべての論文に全文（フルテキスト）もしくは（および）アブストラクトがリンクされておりPDFで入手できる**（図6-20）．収載している一次情報誌の数はやや少ないが，即座に論文を入手できる点で便利である．文献検索は無料だが，アブストラクトもしくは全文を閲覧したりダウンロードするさいには有料である．個人で利用する場合，基本料金コースと従量制コースから選択する．

J-STAGEと同様に，文献を検索するための詳細なツールとして誤解すると，かなりの文献の検索漏れが生じてしまう．詳細に検索するのであれば，やはり医中誌Webを中心に検索して，入手したい論文を収録した雑誌がメディカルオンラインに収録されている場合に活用するものと考えたほうが賢明であろう．

なお，メディカルオンラインにはアラート機能が備わっており，キーワードを登録しておくことでキーワードに関連する文献がアップされ次第，電子メール（アラートメール）で通知される（月に2回）．

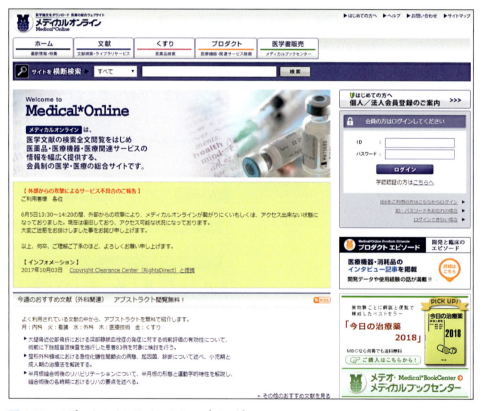

図6-20　メディカルオンラインのトップページ

(12) 医書.jp オールアクセス

医書.jp オールアクセスとは，医書ジェーピー株式会社が提供する法人向けのジャーナル全文データベースである（図6-21）．医学，看護，リハビリテーション，薬学などの分野を中心に，主要医学出版社8社の73誌を同一プラットフォームで利用できる．PDFで閲覧，保存，印刷することができる．2018年1月時点で，医学書院，医薬ジャーナル社，学研メディカル秀潤社，金原出版，南江堂，日本メディカルセンター，三輪書店，メディカル・サイエンス・インターナショナルより発行の雑誌を閲覧することができる．

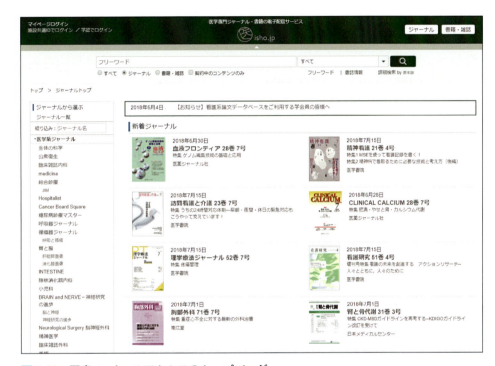

図6-21 医書.jp オールアクセスのトップページ

> **Column** 文献をダウンロードするさいの注意事項
>
> 　大学や病院が契約をしている企業が提供しているデータベースから一度に大量のフルテキストをダウンロードするのは御法度である．多くの場合契約違反とみなされ，忠告されたり，違法性が高い場合は規制あるいは停止される事態になる．わずかに1名の教職員がこうした違法行為を行うだけで，その施設が契約に抵触しているとみなされてしまう．十分な注意が必要である．

(13) Google Scholar

Google Scholar はデータベースではなく検索エンジンと分類するほうが適切であろうが，ここでまとめて解説する．

無料で，膨大な学術資料を簡単に検索可能である．洋雑誌の論文も検索可能であるが，便宜上，ここで紹介する．分野や発行元を問わず，学術専門誌，論文，書籍，要約，記事を検索できる（図6-22）．本文を閲覧することができる場合もしばしばある．**海外の文献で，あらゆるデータベースを用いて検索してもヒットしなかった文献がヒットし書誌的事項を入手することができることがある**．ただし，あまりに膨大な文献が検索されるため，不要な文献・情報と区分するのに手間を要する．この場合は，キーワードを少しずつ足して絞り込んだり，NOT検索（不要なキーワードの前にマイナス記号の〈−〉を付ける）を用いることである程度対応できる．

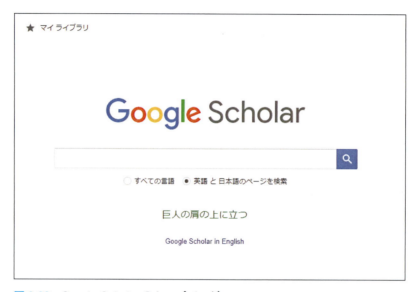

図 6-22 Google Scholar のトップページ

▶2）洋雑誌の論文を検索する場合に役立つデータベース

表6-6に，洋雑誌の論文を検索する場合役立つ主要な医療系のデータベースについて示した．以下では，これらについて解説する．

（1）PubMed（パブメド）

米国国立医学図書館（National Library of Medicine：NLM）が提供しているデータベースであり，**国際的なレベルで文献検索を行うさいに定評があり広く用いられてきた**（図6-23）．**世界約80ヵ国で刊行されている医学，歯学，薬学，看護学などの雑誌論文を検索することを目的としている**．文献検索では欠かすことのできないデータベースである．

以前は有料であったが，1997年にMEDLINEはインターネット上で無料公開され，PubMedとよばれるようになった．正確にはMEDLINEは書誌データベースであり，PubMedはそれを検索するための検索システムである．1946年〜現在までの約5,600誌の雑誌を収載し，約2,800万件の文献を収録している．検索は英語で行う．基本的には書

表 6-6　洋雑誌の論文を検索する場合に役立つ主要な医療系データベース

データベース名	URL	サービス内容	検索料金システム
PubMed	http://pubmed.gov	世界約80ヵ国で刊行されている医学,歯学,薬学,看護学などの雑誌論文を検索する定評のあるデータベース	無料
Cochrane library	http://www.cochranelibrary.com/	ランダム化比較試験を中心に世界中の臨床試験を収集し,システマティックレビューを行い医療関係者や医療政策決定者に届け,合理的な意思決定に供することを目的としている	有料(検索のみは無料)
Embase	http://www.elsevier.com/jp/online-tools/embase	1947年以降の薬学・医学関連分野の約5,700タイトルの学術雑誌から論文を収録していたEMBASEとMEDLINEを合わせた8,300タイトル以上のジャーナルと約1,000の学会抄録から2,800万件以上の文献を提供している	有料
Science Direct	http://www.sciencedirect.com/	エルゼビア社より発行された約2,000誌の学術雑誌がインターネット経由で利用可能である.ヒットしたすべての論文に全文(フルテキスト)がリンクされている	有料(検索のみは無料.全文はオープンアクセスジャーナルを除いて有料)
Web of Science	https://clarivate.jp/training/web-of-science/	引用文献をキーとして文献間の引用リンクをたどり1900年から最新情報までの自然科学,社会科学,人文科学の全分野1万2,500誌に及ぶ学際誌が検索可能	有料
Scopus	http://www.scopus.com/	エルゼビア社が提供する抄録・引用文献データベースである.5,000以上の出版社の2万2,000誌以上のジャーナルと5万タイトル以上の書籍を収録している.1823年代からの抄録に加えて,1996年以降の論文は参考文献も収録している	有料
EBOSCOhost	https://www.ebscohost.com/	CINAHL Plus with Full TextやMEDLINEなど非常に多数のデータベースを検索することができるインターフェイスである.複数のデータベースを選択して横断検索することもできる	有料
ProQuest Health and Medical Complete	http://www.sunmedia.co.jp/e-port/phmc/	医学,看護系などの医学周辺領域を広くカバーしたフルテキストデータベースである	有料
PsycINFO	http://www.apa.org/pubs/databases/psycinfo/	アメリカ心理学会(APA)が提供している,主に心理学の領域の国際的文献をカバーしたデータベースである	有料(検索のみは無料)

誌的事項とAbstract(抄録)が収録されているが,無料で本文を閲覧することができる電子ジャーナルにリンクしているものもある.速報性に優れているのも本データベースの特徴である.

通常は,論文名,著者名,雑誌名,キーワードなどを入力して検索する.著者名で検索する場合,ラストネーム(姓)はフルで入力し,ファーストネーム(名)とミドルネームはイニシャルで入力する.姓と名の間にはスペースを入れ,名とミドルネームは続けて入力する.たとえば〈Kathryn M. Yorkston〉は,〈Yorkston KM〉と入力し,〈新潟太郎〉は〈Niigata T〉

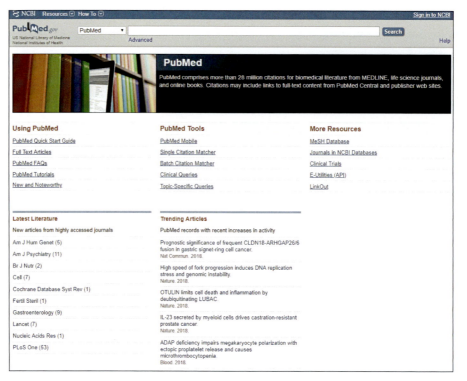

図 6-23　PubMed のトップページ

と入力する．検索キーワードをかけあわせる論理演算子（AND, OR, NOT）を用いる方法として，図 6-24 に例を示した．演算子は原則として大文字を用いる．この論理演算子は，後述する Scopus など多数のデータベースで活用できる．

　検索窓にキーワードなどを入力して検索するさいに，検索窓の左のドロップダウンリスト（通常は PubMed が種別として選択されているボックス）でドロップダウンから〈PMC〉を選択しておくと，NLM などが主催するライフサイエンス分野のフリーアクセスの文献リストが表示され，無料（オープンアクセス）でフルテキストを閲覧することができる（図 6-25a）．そのさい，図 6-25b で示したように，表示する形式を選択する．あるいは，ここで形式を選択しないで論文名をクリックすると，HTML[※7] で全文が表示される．

　また，正確な雑誌名，略誌名など雑誌にかかわる情報を調べるさいには，上述のドロップダウンリストでドロップダウンから〈NLM Catalog〉を選択して，検索窓に雑誌名を入力する．すると，入力した雑誌名に関連した雑誌の名称が一覧表示される．探索したい雑誌名を選択してクリックすると，正確な雑誌名，略誌名，発行開始年度，出版社名，ISSN など雑誌にかかわる多彩な書誌情報を調べることができる（図 6-26a〜c）．こうした情報は論文の文献のセクションを正確に書くさいに便利である．巻号ページの箇所に［Epud ahead of print］と表示されるのは，印刷版よりも先にオンラインで出版されている，いわゆるオンライン・ファーストの文献である．PubMed の詳しい利用法は，PubMed の検索ボックスの上の Help が参考となる．

※7 HTML とは Hyper Text Markup Language の略で，ウェブページを作成するために開発された言語である．現在，インターネット上で公開されてるウェブページのほとんどは，この HTML で作成されている．なお，PMC とは PubMed Central の略名である．

図 6-24
論理演算子（AND, OR, NOT）を用いた場合の検索例

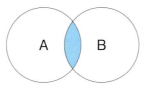

A AND B
論理積：入力した検索用語をすべて含む文献を検索する

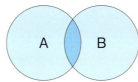

A OR B
論理和：入力した検索用語のいずれか一つ以上を含む文献を検索する

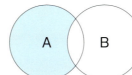

A NOT B
論理差：NOT で指定した検索用語が含まれた文献が，検索対象から除外される

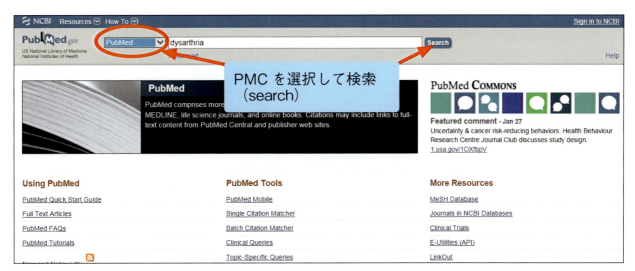

図 6-25a　PubMed における PMC の使い方

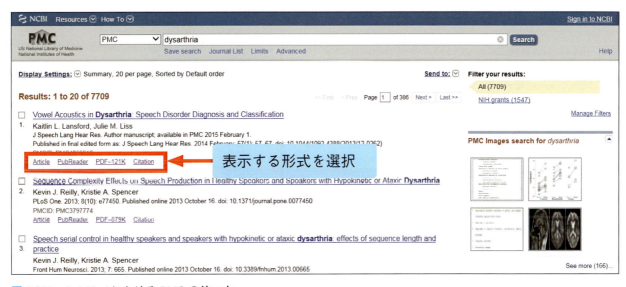

図 6-25b　PubMed における PMC の使い方

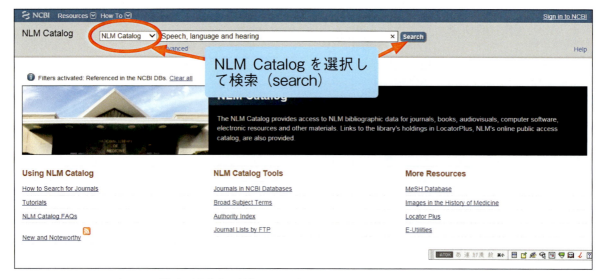

図 6-26a　PubMed を用いた雑誌に関連する情報の調べ方

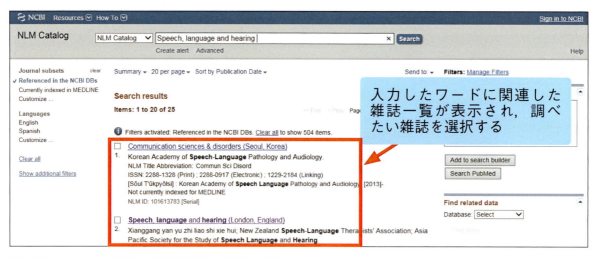

図 6-26b　PubMed を用いた雑誌に関連する情報の調べ方

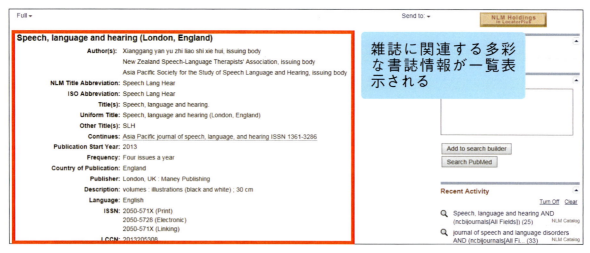

図 6-26c　PubMed を用いた雑誌に関連する情報の調べ方

(2) Cochrane Library（コクラン・ライブラリー）

コクラン共同計画（The Cochran Collaboration）は，1992 年にイギリスの国民保健サービス（National Health Service: NHS）の一環として始まり，現在，世界的に急速に展開している治療，予防に関する医療テクノロジーアセスメントのプロジェクトである．**ランダム化（無作為化）比較試験（RCT）を中心として世界中の臨床試験を収集し，メタアナリシスとして統計学的手法を用いてデータをまとめ，それらの質的な評価を系統的に評価したシステマティックレビューを医療関係者や医療政策決定者に届け，合理的な意思決定に供すること**を目的としている．Evidence-Based Medicine（EBM）の実践において，非常に有用なデータベースである（図 6-27）．「Minds 診療ガイドライン作成の手引き 2014」[2] でも，コクラン・ライブラリーは PubMed，医中誌とならんで，網羅的な検索を行うさいに必ず検索するデータベースとされている．コクラン・ライブラリーは，システマティックレビューを行うさいにしばしば問題となる出版バイアスを回避するために，未発表のデータも取り寄せている．コクラン・ライブラリーは全部で 6 つのデータベースから成り立っており，そのうちコクラン・レビューを収載している Cochrane Database of Systematic Reviews（CDSR）が中心を担っている（表 6-7）．

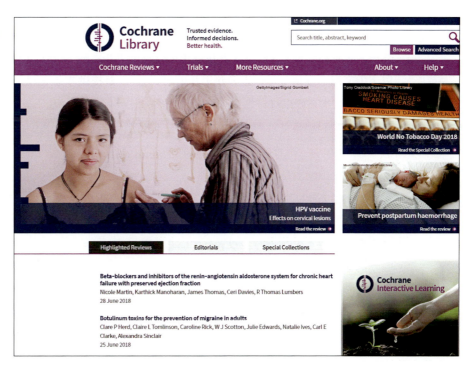

図 6-27 コクラン・ライブラリーのトップページ

表 6-7　コクラン・ライブラリーの 6 つのデータベース

Cochrane Database of Systematic Reviews（コクラン・レビュー）
Database of Abstracts of Reviews of Effects（その他のレビュー）
Cochrane Central Register of Controlled Trials（臨床試験）
Cochrane Methodology Register（方法の研究）
Health Technology Assessment Database（技術評価）
NHS Economic Evaluation Database（経済的価値）

コクラン・ライブラリーでは，無料で文献検索が可能でありAbstractも無料で閲覧可能である．しかし，**本文を入手するのは有料である**．入手方法は，Wiley社に直接申し込むほか，日本では南江堂洋書部[※8]などが代理店となっており，有料で入手できる．インターネット接続によるオンライン版と，Windows対応のCD-ROM版がある．今日では多数の大学や病院がコクラン・ライブラリーと契約を結んでいるので，全文をダウンロードして閲覧することができる．

コクラン共同計画の本部はオックスフォード大学にあり，2014年には日本支部（国立成育医療研究センター）が設立された[※9]．また，2015年にコクランの新たなwebsiteである〈www.cochrane.org〉が誕生し，コクラン・レビューの抄録を各国の言語に翻訳する事業が進められている．日本語への翻訳作業は，日本医療機能評価機構医療情報サービスMindsとコクラン日本支部が中心となって行われている[※10]．ただし，本文のアクセスはコクラン・ライブラリーで行わなくてはならない．

（3）Embase（エンベース）

システィマティックレビューのための検索では，MEDLINE，Cochrane Libraryとならんで**EMBASEが重視されている**[3]．EMBASEとは1947年以降の薬学・医学関連分野の約5,700タイトルの学術雑誌から論文を収録していたものである（ただし，1947〜1973年のレコードはEmbase Classicとして別途契約が必要）．この**EMBASEとMEDLINEの2つのデータベースを合わせた8,300タイトル以上のジャーナルと約1,000の学会抄録から2,800万件以上の文献を提供しているのがエルゼビア社**[※11]**が提供するEmbaseである**．PubMedが米国中心であるのに対して，Embaseはヨーロッパの文献を広くカバーしている．

海外の文献検索では非常に有用であるが高額であるため，契約している機関は国内では少ない．

（4）Science Direct

エルゼビア社によって運営されているウェブサイトである．エルゼビア社より発行された約2,000誌の学術雑誌をインターネット経由で利用可能である．**ヒットしたすべての論文に全文（フルテキスト）がリンクされている**．原則として検索とAbstractの閲覧は無料である．論文の全文については，オープン・アクセス・ジャーナル（open access journal）は無料で閲覧することができるが，そのほかは有料である．有料の場合，ペイ・パー・ビュー方式でクレジットカード決済で利用する．

※8 TEL 03-3811-9957　FAX 03-3811-5031

※9 https://japan.cochrane.org/

※10 http://www.cochrane.org/ja/translation

※11 19世紀からの伝統があり，医学・科学技術の領域を広くカバーする世界最大規模の出版社．本社はオランダのアムステルダムにある．日本法人はエルゼビア・ジャパン㈱である．最近では，2013年にMendeley社（本社：英国ロンドン）を買収して話題になった．

> **Column　CDSRでヒットした論文を文献リストに記載する仕方**
>
> CDSRでヒットした論文は，紙媒体では配信されていない．電子媒体でのみ配信されている．しかも，一般のオンラインジャーナルとは性質が異なるため，文献での引用の仕方について質問を受けることがある．ここでは，以下にその例を示す．
>
> Lusardi G, Lipp A, Shaw C : Antibiotic prophylaxis for short-term catheter bladder drainage in adults. Cochrane Database Syst Rev 2013 ; (7) : CD005428. DOI: 10.1002/14651858.CD005428. pub2.

(5) Web of Science

トムソン・ロイター社により提供されている学術データベースである．高品質な学術雑誌のみを厳選して収録した有料のWebベースの学術文献データベースである．その最大の特長は，引用文献をキーとして文献間の引用リンクをたどり**1900年から最新情報までの自然科学，社会科学，人文科学の全分野1万2,500誌に及ぶ学際誌を検索し，必要としている情報を効率的に探し出すことができる点**である．広範囲に及ぶ会議録も収録されている．

(6) Scopus（スコーパス）

エルゼビア社が提供する世界最大級の抄録（abstract）・引用文献データベースである．
全分野（科学・技術・医学・社会科学・人文科学），世界5,000以上の出版社の2万2,000誌以上のジャーナル，5,200万件以上の文献，5万タイトル以上の書籍を収録している．ヘルスサイエンス領域は6,700誌以上であり，MEDLINEを100%含んでいる．1823年からの抄録に加えて，1996年以降の論文は参考文献も収録している[※12]．各文献の被引用数も表示される．契約状況により，フルテキストの閲覧も可能である．抄録と同時に当該論文が引用している文献が表示され，その引用文献へと即座にジャンプすることもできる．また，引用文献の被引用数も表示される．

※12 現在，2017年までに，論文の参考文献を1970年まで遡って搭載するプロジェクトが進行中である．

(7) EBOSCOhost（エブスコホスト）

EBOSCO社が提供する検索インターフェイスである．CINAHL（シナール）Plus with Full TextやMEDLINEなど多数のデータベースを検索することができる．**複数のデータベースを選択して横断検索することもできる．**CINAHL Plus with Full Text（図6-28）というのは，看護とそれに関連する医療学術誌の収録したデータベースであり，770誌を超える学術誌の全文が収録されている．

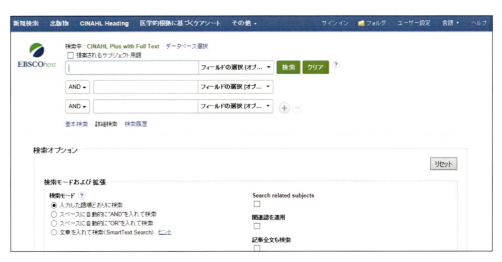

図6-28　CINAHL Plus with Full Textの検索画面

(8) ProQuest Health and Medical Complete

医学，看護系などの医学周辺領域を広くカバーしたフルテキストデータベースである．約3,500誌を収載し，そのなかの約2,850誌で全文がリンクされている．**ヒットしたかなりの論文の全文を即座にPDFもしくはHTMLで閲覧できるのが本データベースの特徴である．**

(9) PsycINFO

19世紀以来の主に心理学の領域の国際的文献を収録したデータベースである．アメリカ心理学会（American Psychological Association : APA）が提供しており，心理学以外に，精神医学，教育，医学，看護学，薬理学，言語学など心理学に関連する分野の約2,550誌の雑誌論文や学位論文，単行本などの書誌情報および抄録を収録している．

▶3）関連雑誌のバックナンバー

これまで，Web上のデータベースやポータルサトを用いた内外の論文検索について解説してきた．しかし，**Webは万能ではない**．たとえば，広く使用されている医中誌Webは非医学系分野の文献を採録していないし，1977年以前の文献をデータベース化していない．どのデータベースも検索される範囲は収載している雑誌に限られる．したがって，使用するデータベースに採録されていない専門雑誌や古い文献については，そのバックナンバーを一つひとつ手作業で丁寧に検索する作業が必要となる．**このように実際に雑誌のページを手でめくって検索する作業をハンドサーチというが，ハンドサーチの重要性はデータベースの使用が普及した今日でも指摘されている**[4, 5]．また，こうした緻密な作業を行っているうちに，論文の執筆上のヒントが見つかることがある．

幸いなことに，最近ではホームページ上で創刊号以来学会誌に収録されたすべてのバックナンバーの目録を掲載している学会が多い．論文をPDFで閲覧することができるばかりでなく，ダウンロードを許容している学会も増えてきた．キーワード検索機能がある場合は

> **Column** 文献検索の裏技的手法
>
> 文献検索の裏技的手法として，芋づる式に文献を検索するものがある．これはある文献や書籍を読み，その文献で引用されている文献を取り寄せるという作業を繰り返すものであり，チェイニングという．
>
> Google Scholarのような検索サービスを使用して検索すると，文献の名称をクリックしたりコピー・ペーストするだけで検索できたり，あるいは文献をクリックするだけでジャンプするため，芋づる式文献検索がきわめて容易にできる．芋づる式に文献を検索する手法は，PCを用いないローテクでも用いられることがある．
>
>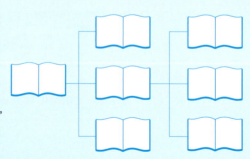

便利である．

なお，こうした現在から過去の一定時点までに発表された文献を調べる手法のことをレトロスペクティブ・サーチというのに対して，現在進行している新しい情報を収集する手法のことをカレント・アウェアネスという．この方法は，自分が関心のある分野の新着雑誌の目次を調べるものである．電子ジャーナルのアラート機能を利用して，興味のある分野やキーワードを登録することによって自動的に新着記事が入った段階で情報を得ることもできる．たとえば PubMed の場合，アラートを設定しておけば指定したジャーナルについて最新号が発行されたときや保存したキーワード（検索条件）に合致する論文が出たときなど電子メールで通知してくれる．

3-3　インターネットからの情報の検索の検索の仕方

図書や論文以外に，インターネットから多様な情報を収集し，研究に役立てることができる．たとえば，**日本リハビリテーション・データベース協議会**（JARD）はリハビリテーション医学・医療の質の向上のため，日本リハビリテーション医学会に加えて日本理学療法士協会，日本作業療法士協会，日本言語聴覚士協会とともに，データベース事業を共同運営するために 2012 年 9 月に設立された協議会であり，今後多数のデータベースが蓄積されることが待望される．そのほか，**厚生労働省**，**Wellness**，**国立社会保障・人口問題研究所**，**各都道府県の統計情報データベース**，**心理尺度データベース**，**大学病院医療情報ネットワーク研究センター**，**国立健康・栄養研究所**，**国立国語研究所**，**「統合医療」情報発信サイト**，**アメリカ国立衛生研究所**（NIH）など非常に多数の施設のデータベースが役立つことがある．

保健・医療・福祉関連の国際的情報に関する主な組織の URL として，表 6-8 に示したものがある．

最後に，インターネット上には誤った情報が平然として掲載されていることがあるので，信頼できるサイト以外は使用しないように心がけたほうがよいであろう．

表 6-8　保健・医療・福祉関連の国際的情報に関する主な組織の URL

主な組織	URL
世界保健機関（WHO）	http://www.who.int/en/
アメリカ国立衛生研究所（NIH）	http://www.nih.gov/
アメリカ食品医薬品局（FDA）	http://www.fda.gov/
アメリカ疾病管理予防センター	http://www.cdc.gov/
International Society of Physical and Rehabilitation Medicine（ISPRM）	http://www.isprm.org/
アメリカ言語聴覚協会（ASHA）	http://www.asha.org/
国際理学療法連盟（WCPT）	http://www.wcpt.org/members
国際看護師協会（ICN）	http://www.icn.ch/
世界作業療法士連盟（WFOT）	http://www.wfot.org/
国際義肢装具協会（ISPO）	http://www.ispoint.org/
国際栄養士連盟（ICDA）	http://www.internationaldietetics.org/
アメリカ国立補完統合衛生センター（NCCIH）	https://nccih.nih.gov/

4　文献・資料の入手の仕方

4-1　図書の入手の仕方

▶1) データベース・ポータルサイトで検索する

　図書については，まず前述のように NDL ONLINE, NDL Search, CiNii Books, カーリル，オンライン書店一括検索，全国書店ネットワーク e-hon, Google ブックスなどで書誌的事項を検索する（表6-1, 6-2）．次に，検索して入手したい図書に関する各大学図書館の所蔵状況については，CiNii Books で容易に調べることができる．また，研究者が在住している大学図書館のサイトからも横断検索できることが多い．たとえば著者が在住している新潟県であれば，上越教育大学附属図書館提供のデータベース[13] より新潟県内の大学図書館の所蔵資料を横断検索できる．公共図書館の所蔵状況について，研究者が在住している公共図書館のサイトから横断検索できることが多い．例えば新潟県立図書館[14] のサイトから新潟県内の図書館所蔵資料を一括して横断検索することができる．Google ブックスは単に書籍を検索するばかりでなく，書籍内の全文を対象に検索を行ったり，当該箇所を無料で立ち読みすることができることがあり，特に海外の書籍を検索すると，しばしば驚くほど簡単に全文情報を閲覧することができることについては，すでに解説したとおりである．

[13] http://www.lib.juen.ac.jp/research/db.html

[14] https://www.pref-lib.niigata.niigata.jp/?page_id=529

▶2) 直接所蔵している図書館に出向く

　急いでいる場合は，このように CiNii Books を中心として入手したい図書を所蔵している近郊の大学図書館や公共図書館を検索し，**直接その図書館に出向いて，閲覧したり著作権法に抵触しない範囲内で複写を得る**．この場合，紹介状がなくても入館して図書を閲覧したり複写を取ることをその図書館が承諾していることを確認しておく必要がある．公共図書館の図書所蔵数は施設により差が大きい．公共図書館のなかには，国立大学の図書館に匹敵する蔵書数を備えている施設もある．

▶3) 図書館間相互貸借（Inter-Library Loan：ILL）サービスを利用する

　数日の時間を要するが，所属している施設の大学図書館もしくは図書室を通して**図書館間相互貸借**（Inter-Library Loan：ILL）サービスを利用して図書を取り寄せることができる．日本では，国立情報学研究所（National Institute of Informatics：NII）がオンラインによる相互貸借システム（NACSIS-ILL）のセンター機能を果たしている．図6-29 に，NACSIS-ILL のシステムを模式的に示す．NACSIS-ILL とは，図書館間で行われている ILL サービス（すなわち図書や文献複写などの資料現物の貸借の依頼および受付）のメッセージのやりとりを電子化したシステムである．NACSIS-ILL を使用することで，依頼メッセージが相手館にすぐに到着するため，利用者は資料を迅速に入手できるようになった．

　NACSIS-CAT とは，研究者の研究活動を支援するために，全国の大学図書館等にどのような学術文献（図書・雑誌）が所蔵されているかが即座にわかる総合目録データベースを構築するためのシステムである．NACSIS-CAT のデータベースを検索することによりオン

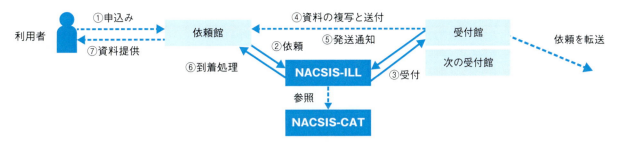

図 6-29　NACSIS-ILL 概念図
（https://www.nii.ac.jp/CAT-ILL/about/ill/diagram.html より改変）

ラインで登録された最新の書誌・所蔵データを利用して依頼先を選択することができるが，こうしたデータベースを利用しているのは主に大学図書館である．

　研究者が所属している施設に大学図書館や図書室がなくても，都道府県・区立・市立図書館など自由に無料で利用できる公共図書館の多くは，都道府県内の公共図書館，大学図書館から図書の取り寄せサービスを実施している．運用されている ILL サービスの内容は公共図書館によって異なり，都道府県外の公共図書館，大学図書館，さらに国立国会図書館から図書の取り寄せサービスを実施しているところも珍しくない．国立国会図書館は個人に対する図書の貸出しを行っていないが，近郊の公共図書館や所属の大学図書館などを通じて図書館間貸出しサービスを利用して取り寄せることができる（この場合，国立国会図書館の図書館間貸出制度に図書館が加入していることが条件となる）．

　特に全国の都道府県立図書館はサービス内容が充実しているところが多く，ぜひとも活用したいものである．表 6-9 に全国の都道府県立図書館一覧を示した．

　ただし，東京都立図書館は大学図書館や国立国会図書館からの図書の取り寄せサービスを実施していない．しかし，国立国会図書館に所蔵されていない図書に限定して紹介状を発行してくれる．また，東京都内の区立図書館も，大学図書館からの図書の取り寄せサービスを実施していないところが多い．

　このように，ILL サービスを活用することで，大学などの研究施設に所属していなくても，地元の公共図書館から必要とする図書を取り寄せることができることが多い．国立国会図書館は東京近郊に在住していないと来館することは難しいが，すでに述べたように公共図書館や大学図書館などを通じて図書の無料貸出しサービスを実施している．

　もちろん，経済的に許容される範囲内であれば，重要書籍は購入したいものである．その場合，表 6-2 の「主要なオンライン書店・ポータルサイト」の多くは検索してから即座に購入を申し込むことができる．

表 6-9　全国の都道府県立図書館

	名称	住所	電話番号
北海道地方	北海道立図書館	江別市文京台東町 41	011-386-8521
東北地方	青森県立図書館	青森市荒川藤戸 119-7	017-739-4211
	岩手県立図書館	盛岡市盛岡駅西通 1-7-1	019-606-1730
	宮城県図書館	仙台市泉区紫山 1-1-1	022-377-8441
	秋田県立図書館	秋田市山王新町 14-31	018-866-8400
	山形県立図書館	山形県山形市緑町 1-2-36（遊学館内）	023-631-2523
	福島県立図書館	福島市森合字西養山 1 番地	024-535-3218
関東地方	茨城県立図書館	水戸市三の丸 1 丁目 5 番地 38 号	029-221-5569
	栃木県立図書館	宇都宮市塙田 1-3-23	028-622-5111
	群馬県立図書館	前橋市日吉町 1-9-1	027-231-3008
	群馬県立点字図書館	群馬県前橋市新前橋町 13 番地の 12　群馬県社会福祉総合センター 3F	027-255-6567
	埼玉県立熊谷図書館	埼玉県熊谷市箱田 5-6-1	048-523-6291
	埼玉県立久喜図書館	埼玉県久喜市下早見 85-5	0480-21-2659
	埼玉県立熊谷図書館浦和分室	埼玉県さいたま市浦和区高砂 4-3-18	048-844-6165
	千葉県立中央図書館	千葉市中央区市場町 11-1	043-222-0116
	千葉県立西部図書館	松戸市千駄堀 657-7	047-385-4133
	千葉県立東部図書館	旭市ハ 349	0479-62-7070
	東京都立中央図書館	東京都港区南麻布 5-7-13	03-3442-8451
	東京都立多摩図書館	国分寺市泉町 2-2-26	042-359-4020
	神奈川県立図書館	横浜市西区紅葉ケ丘 9-2	045-263-5900
	神奈川県立川崎図書館	川崎市高津区坂戸 3-2-1 KSP 西棟 2F	044-299-7825
中部地方	新潟県立図書館	新潟市中央区女池南 3 丁目 1 番 2 号	025-284-6001
	富山県立図書館	富山市茶屋町 206-3	076-436-0178
	石川県立図書館	金沢市小立野 2 丁目 43 番 1 号	076-223-9565
	福井県立図書館	福井市下馬町 51-11	0776-33-8860
	山梨県立図書館	甲府市北口 2 丁目 8 番 1 号	055-255-1040
	県立長野図書館	長野市若里 1-1-4	026-228-4500
	岐阜県図書館	岐阜市宇佐 4 丁目 2-1	058-275-5111
	静岡県立中央図書館	静岡市駿河区谷田 53-1	054-262-1242
	愛知県図書館	名古屋市中区三の丸一丁目 9-3	052-212-2323
近畿地方	三重県立図書館	津市一身田上津部田 1234	059-233-1180
	滋賀県立図書館	大津市瀬田南大萱町 1740-1	077-548-9691
	京都府立図書館	京都市左京区岡崎成勝寺町	075-762-4655
	京都府立京都学・歴彩館	京都市左京区下鴨半木町 1-29	075-723-4831
	大阪府立中央図書館	東大阪市荒本北 1-2-1	06-6745-0170
	大阪府立中之島図書館	大阪市北区中之島 1-2-10	06-6203-0474
	兵庫県立図書館	明石市明石公園 1-27	078-918-3366
	奈良県立図書情報館	奈良市大安寺西 1 丁目 1000	0742-34-2111
	和歌山県立図書館（本館）	和歌山市西高松 1-7-38	073-436-9500
	和歌山県立図書館 文化情報センター	和歌山市西高松 1-7-38	073-436-9530
	和歌山県立紀南図書館	田辺市新庄町 3353-9（県立情報交流センター Big U 内）	0739-22-2061
中国地方	鳥取県立図書館	鳥取市尚徳町 101	0857-26-8155
	島根県立図書館	松江市内中原町 52 番地	0852-22-5748
	岡山県立図書館	岡山市北区丸の内 2-6-30	086-224-1286
	広島県立図書館	広島市中区千田町三丁目 7 番 47 号（広島県情報プラザ内）	082-241-4995
	山口県立山口図書館	山口市後河原 150-1	083-924-2111

	名称	住所	電話番号
四国地方	徳島県立図書館	徳島市八万町向寺山　文化の森総合公園内	088-668-3500
	香川県立図書館	高松市林町 2217-19	087-868-0567
	愛媛県立図書館	松山市堀之内	089-941-1441
	オーテピア高知図書館	高知県高知市追手筋 2-1-1	088-823-4946
九州地方	福岡県立図書館	福岡市東区箱崎 1-41-12	092-641-1123
	佐賀県立図書館	佐賀市城内二丁目 1-41	0952-24-2900
	ミライ on 図書館（長崎県立・大村市立一体型図書館）	大村市東本町 481	0957-48-7700
	長崎県立長崎図書館 郷土資料センター	長崎市立山 1-1-51	095-826-5257
	熊本県立図書館	熊本市中央区出水 2 丁目 5 番 1 号	096-384-5000
	大分県立図書館	大分県大分市王子西町 14 番 1 号	097-546-9972
	宮崎県立図書館	宮崎市船塚 3-210-1	0985-29-2911
	鹿児島県立図書館	鹿児島市城山町 7 番 1 号	099-224-9511
	鹿児島県立奄美図書館	奄美市名瀬古田町 1 番 1 号	0997-52-0244
沖縄地方	沖縄県立図書館	那覇市泉崎 1-20-1	098-894-5858

▶4）コンビニエンスストアで受け取る

コンビニエンスストアで書籍の受け取りができるオンライン書店もある．セブンネットショッピング（図6-30）では，セブンイレブン店頭で書籍を受け取ることができる．店頭で書籍を受け取る場合，送料は無料である（宅配は価格により有料）．通常は，インターネット上で注文をして，指定した店頭で24時間好きな時間に受け取ることができる．なお，Amazonや楽天ブックスなどのオンライン書店でも，指定したコンビニエンスストアの店頭で受け取ることができる．医学系の書籍も豊富に取り扱っている．

ただし，こうしたインターネットを介したオンライン注文は，在庫があれば3，4日内で届く場合が多いが，在庫がないと2週間もしくはそれ以上の時間を要するため，緊急に書籍を入手したい場合の手段として必ずしもふさわしいとはいえない．

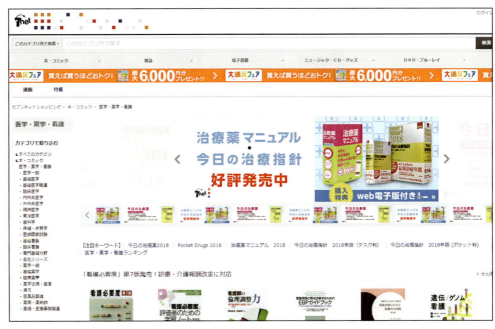

図 6-30　セブンネットショッピングのトップページ

▶5) 電子書籍をオンライン書店で入手する

オンライン書店が広く普及した今日でも，**医学系の電子書籍**を専門的に扱っているオンライン書店は少ない．㈱ジェイマックシステムによって運営されている **M2PLUS** は，医学系電子書籍を専門的に扱うオンライン書店では最大手である．そのほか，㈱メテオが運営する**メディカルオンライン イーブックス**，㈱グット・ウェイによって運営されている Dear Medic がある．また，2014 年に医学書院，南江堂，南山堂，学研メディカル秀潤社，医学中央雑誌刊行会の 5 社により医書ジェーピー㈱が設立された．これら医学系専門書出版社 4 社ならびに医学専門情報管理団体 1 団体により共同で**医書.jp** が運営され，医学系の電子書籍（図 6-31）が 2016 年 6 月より販売が開始された．

そのほか，古書や絶版になった図書の検索・入手の仕方については，前述したとおりである（表 6-3，表 6-4）．

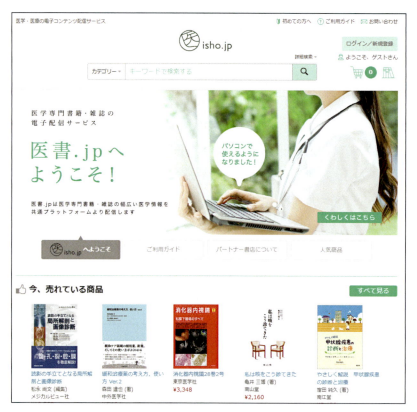

図 6-31　医書.jp のトップページ

4-2 論文の入手の仕方

▶1) データベースで検索し入手する

図 6-32 に，論文の入手方法についてまとめた．これまで述べてきたように，まず，**医中誌 Web や JDream Ⅲ，CiNii Articles，PubMed などのデータベースで検索して書誌的事項を調べ，検索画面の書誌的事項に本文がリンクされている場合は，即座に閲覧することができる**．もちろん，研究者が所属している施設の図書館が電子ジャーナルもしくは冊子体で入手したい雑誌を購読していれば即座に入手可能であるが，そのような環境にいるのは限られた研究者である．

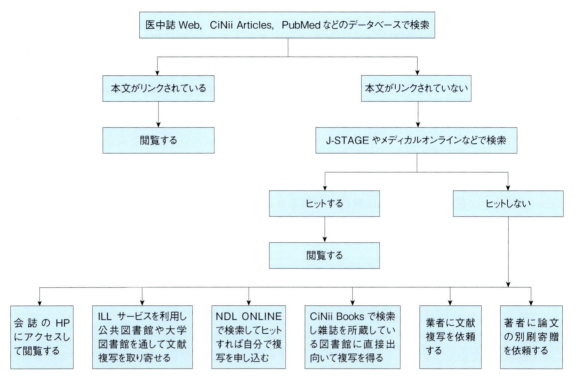

図 6-32 論文の入手の仕方

▶2) 本文がリンクされているタイプのデータベースで検索し入手する

検索した文献に本文がリンクされていない場合，J-STAGE やメディカルオンラインなど検索画面の書誌的事項に本文がリンクされているタイプのデータベースで検索し，ヒットすれば即座に閲覧することができる．

医中誌 Web の場合，J-STAGE，メディカルオンライン，CiNii Articles，MedicalFinder，PierOnline，Digital e-hon などとリンクしているので，これらのデータベースに本文が収載されている場合，検索結果にリンクアイコンが表示される．このリンクアイコンをクリックすると全文（フルテキスト）を閲覧することができる．ただし，メディカルオンラインや MedicalFinder などは有料である．また，医中誌 Web で検索した文献をネット上で複写を依頼することができる．すでに解説したが，規定の時間までに申し込むと FAX にて当日中に依頼した文献が送信される．

▶3） 会誌のホームページにアクセスして閲覧する

その論文を発行している会誌のホームページにアクセスして，閲覧することができる．国内では，無料でホームページ上で学会誌を公開している学会が増えている．海外の論文は，会誌のホームページから入手できることが多い．オンライン上で無料で閲覧できる，いわゆるオープン・アクセス・ジャーナルが増えている一方で，購入手続きが必要なものもある．購入手続きが必要な場合の多くは，論文単位でクレジットカード決済にて利用するペイ・パー・ビュー方式で運用されている．ペイ・パー・ビュー方式で論文を購読するさいの長所は即座に閲覧できることであり，短所は通常のILLサービスと比べるとかなりの割高であるということである．

▶4） 図書館間相互貸借（Inter-Library Loan：ILL）サービスを利用して入手する

1）～3）で示した手段を試してもオンライン上で閲覧できない場合は，多少の時間（通常は1週間程度）を要するがILLサービスを利用して，所属している施設の大学図書館もしくは図書室を通して文献複写を取り寄せる．海外の図書館から文献複写の取り寄せを行っている大学図書館もある．特殊な資料を除いて，海外の雑誌論文については，国内の大学図書館から入手可能である．

図書と同様に，**研究者が所属している施設に大学図書館や図書室がなくても，各府県立図書館など自由に無料で利用できる公共図書館は，文献を所有している公共図書館，大学図書館，国立国会図書館からの文献複写取り寄せサービスを実施しているところが少なく**

Column　図書を迅速に購入する方法

宅配サービスで最も早く図書を購入する方法は，紀伊国屋書店や丸善ジュンク堂書店など大手の書店の全国にある各店舗に直接電話で入手したい書籍の在庫状況を問い合わせ，在庫を所有している店舗から宅急便で直接届けてもらう手法であろう．そのさい，巻末の全国の医学書店一覧が役に立つ．送料が発生するが，近郊の店舗であれば一定時間（多くは午前中～午後3時程度）までに申し込めば翌日には届く．

㈱トゥ・ディファクトでは，国内の大型書店と連携し，2016年からインターネット上での書籍の在庫検索サービスを実施している．具体的には，ネットストアであるHONTOが丸善，ジュンク堂書店，文教堂の3つの書店と提携し，全国約200店舗の書店から書籍を検索し，入手したい書籍がどこの書店のどの店舗にあるかを調べ，その書店に直接問い合わせて郵送してもらうことができる（書店の住所・電話番号なども表示される）．この場合，[http://honto.jp/]から在庫検索を行う．スマートフォン，タブレット端末でも検索可能である．

あるいは，やはり送料が発生するが，入手したい書籍を出版している出版社（医歯薬出版，中央法規出版，インテルナ出版，南江堂，中山書店，三輪書店，永井書店など）に直接申し込むと，多くの場合，即日もしくは翌日に宅配で発送してくれる（医学書院などのようにこうしたサービスを実施していない出版社もある）．

これに対して街頭の一般的な書店から書籍を取り寄せると，書店で受け取る場合に取り寄せ料は発生しないが，書店と出版社との間に取次（卸売）が入るため，2週間程度もの時間を要する．

また，オンライン書店で注文すれば早く図書が入手できると考えるのも誤解である．インターネットを介したオンライン注文は便利で迅速であるが，在庫がないため入手が遅れたり，入手困難であることもあり注意が必要である．

ないので，このサービスを利用して入手することができる．市立図書館のような公共図書館でも，文献複写取り寄せサービスを実施しているところが多く，大学図書館や国立国会図書館から文献複写の取り寄せを行っているところも多い．ただし，こうした公共図書館が協定を結んでいない大学図書館からの複写の取り寄せについては，大学図書館の承諾が得られることが条件となる．

これに対して，公共図書館のなかでも東京都立図書館や北海道立図書館などは公共図書館や大学図書館，国立国会図書館からの文献複写の取り寄せサービスを実施していない．また，東京都内の区立図書館も，大学図書館からの文献複写の取り寄せサービスを実施していないところが多い．

▶ 5) 国立国会図書館蔵書に複写を申し込んで入手する

上述の手段を試みても入手困難である場合，和雑誌の文献については前述の国立国会図書館蔵書検索・申込システム（NDL ONLINE）で検索すると多くの場合ヒットし，個人的にインターネットで複写を申し込むと職場や自宅に郵送してくれる．ある程度の時間を要するのが難点であるが，国立国会図書館が蔵書する和雑誌数は一般の大学図書館と比較してはるかに多い．冊子体の雑誌ばかりでなく，電子ジャーナルの複写を申し込むこともできる．ただし，この遠隔複写サービスを活用するには，あらかじめ国立国会図書館に利用者登録をしておく必要がある．国立国会図書館は東京本館と関西館（京都）があるが，遠隔複写サービスは東京都内および京都府在住の研究者でも申し込むことができる．

▶ 6) 直接所蔵している図書館に出向く

急いでいる場合は，図書と同様に，CiNii Books などで入手したい雑誌を所蔵している近郊の大学図書館や公共図書館を検索し，直接その図書館に出向いて著作権法に抵触しない範囲内で複写を得る．この場合，紹介状がなくてもその図書館に入館して図書を閲覧したり複写を取ることが承諾されていることを確認しておく必要がある．紹介状がなくても身分証明証を提示すれば無料で入館して文献を閲覧したり複写を取ることを承諾している大学図書館は少なくない（東京大学医学図書館，新潟大学付属図書館など多数）．また，その大学図書館が購読している電子ジャーナルの閲覧・印刷を許容している図書館も多い．

ただし，ダウンロードは許容していない場合が多い．

▶ 7) 業者に文献複写の依頼して入手する

どうしても入手困難である文献や，他の図書館から取り寄せる時間的余裕がなく，できるだけ早く入手したい文献については，専門の業者に文献複写を依頼するのも一案である．料金は割増となるが，即日 FAX や PDF で送ってくれる業者も少なくない（（株）インフォレスタ，（株）サンメディア，（株）ジー・サーチ，紀伊國屋書店，など）．大英図書館（The British Library：BL）では文献の複写サービス（BLDSS：British Library Document Supply Service）を提供している．BLDSS を提供しているのは大英図書館の一部門である BLDSC（British Library Document Supply Center）であり，文献提供専用のサービスとして世界最大級

のコレクションを誇り，雑誌25万タイトル，書籍300万冊を所蔵している．日本では，(株)紀伊國屋書店がBLDSCの代理店を務めておりBLDSSの複写サービスを利用できる．(株)紀伊國屋書店では「2時間または24時間サービス」というきわめて短時間でのPDFによる電子的提供サービスも行っている（PDFをダウンロードして入手する）．BLDSCについては，丸善書店も代理店としてBLDSSの「2時間または24時間サービス」を提供している．

(株)ジー・サーチは海外の論文を最短5分でPDFで入手することができるサービスを提供している．世界140以上の大手学術出版社（Elsevier, Springer, Wiley-Blackwell, BioMed Central, Karger, Oxford Univ. Pressなど）と契約しており，5,000万件以上の学術文献を保有している．論文を執筆しているさいには一刻も早く資料を入手したいものであり，そうした点でこれらの迅速な有料サービスシステムは有用である．

学会によっては，市販されていなくても在庫があるかぎり雑誌のバックナンバーを販売していることもある．医療・福祉系の雑誌のバックナンバーを販売している業者もある（(株)東亜ブック，など）．

▶8）著者に論文の別刷寄贈を依頼する

洋雑誌の論文については，筆頭著者に直接，電子メールで論文の別刷（offprint）をPDFで送ってくれるように依頼することもある． PubMedの場合，論文名の下にあるAuthor informationをクリックすると所属施設が表示され，その施設のホームページから筆者のアドレスを知ることができる場合が多い．あるいは，論文そのものに電子メール・アドレスが示されていることも珍しくない．著者は，頻回に海外からこれまでに国際雑誌に掲載された論文のPDF版offprintを寄贈してほしいという依頼を電子メールで受けてきた．和雑誌の論文についても，かつては紙媒体の別刷を寄贈するようハガキで依頼があったものだが，インターネットが普及した今日では，互いに依頼しあうことがほとんどなくなった．

ただし，著者が自身の論文のPDF版別刷をメールで貸与するさいに，著作権法上の規定に留意する必要がある．自身の論文であれ，著作権は受理した学会に帰属するものであることを忘れてはならない．研究者が各自の学術論文の別刷を寄贈しあうというのは，あくまでも慣例的に黙認されてきたものである．

電子メール・アドレスを含めた研究者のプロフィールについては，国立研究開発法人科学技術振興機構が提供しているresearchmap (http://researchmap.jp/)で容易に調べることができる．また，**最近では科学者・研究者向けのソーシャル・ネットワーク・サービス（SNS）であるResearchGate（https://www.researchgate.net/）を用いて論文のやりとりをする研究者が急増している．** 当初は海外の研究者とのコミュニケーションに用いられていたが，日本人の研究者も多く参加するようになりつつある．ResearchGate（リサーチゲート，RG）のプラットフォームでは，会員が自身のプロフィールを公開して著者本人の論文のPDFをアップロードすることによって，それを自由に閲覧できるようになっている．ただし，オープンアクセスにおける著作権問題に対する討議が深まるにつれ，こうしたSNSの運営のあり方も今後変化すると思われる．

> **著者に論文の別刷寄贈を電子メールで依頼するさいの文例**
>
> 　著者に PDF 版 offprint を電子メールで依頼するさいのサンプルとして，過去に筆者が受け取った一例を以下に示す．
>
> Dear Professor Nishio :
>
> I am speaking to the NorthEast ALS (NEALS) Consortium this week about bulbar function in ALS patients. My University of ○○○○○○○○○○○○○○○ does not have access to your articles in the following journals below. If you have PDF copies of your articles below, I would be very grateful if you would forward a copy of each to me via email. I have been looking longitudinally in ALS patients at speech and swallowing rates and as best I can determine from your abstracts, my findings support your observations.
>
> Nishio M, et al : Relationship between speech and swallowing disorders in patients with neuromuscular disease. Folia Phoniatr, 56 (5) : 291-304, 2004.
>
> Nishio M, et al : Comparison of speaking rate, articulation rate and alternating motion rate in dysarthric speakers. Folia Phoniatr, 58 (2) : 114-131, 2006.
>
> Sincerely yours,
> ○○○○○○○（氏名，住所，電子メール・アドレス）

4-3　文献管理

　ここまで，文献を検索するさいに実用的なさまざまなデータベースについて述べた．こうして文献を検索した後の文献管理は，少数であれば，印刷してファイリングして書棚に保存しておくだけでよいであろう．しかし，文献数が多数になるとこうした形式では管理することが難しくなる．そこで次第に着目されるようになったのが，文献管理ソフトウェア（reference software）である．インターネットなどの情報を的確に活用する能力，すなわち**情報リテラシーの一環として，文献管理ソフトウェアの活用は今後もますます重視されるようになるであろう．**

　文献管理ソフトウェアとして，EndNote, Refworks, GetARef, Mendeley, Pro-Cite, Reference Manager, PubMed CLOUD などが知られている（表6-10）．各ソフトウェアの詳細については，成書を参照されたい．ここでは，代表的なソフトウェアとして主に EndNote を取り上げ，文献管理ソフトウェアについて解説する．

表 6-10　文献管理ソフトウェア

ソフトウェア名	URL	サービス内容	検索料金システム
EndNote	http://www.usaco.co.jp/products/isi_rs/endnote.html	PubMed，CiNii Articles，医中誌 Web などから検索して書誌的事項を取り込み，データベースから取り込んだ書誌的事項を保存，編集，管理するほか，文献リストの自動作成ができる	有料
EndNote basic	https://www.myendnoteweb.com/	かつて EndNote Web とよばれていたもので，EndNote の簡易版である	無料
Refworks	https://www.refworks.com/refworks2/	PubMed，CiNii Articles，医中誌 Web などから検索して書誌的事項をを取り込み，データベースから取り込んだ書誌的事項を保存，編集，管理するほか，文献リストの自動作成ができる	有料
GetARef	http://www.getaref.com/index_en.htm	PubMed から検索して書誌的事項をを取り込み，データベースから取り込んだ書誌的事項を保存，編集，管理するほか，文献リストの自動作成ができる	有料
Mendely	https://www.mendeley.com/	オンラインでの書誌的事項の検索と取り込み，管理するほか，雑誌の投稿規定に合わせた文献リストを自動作成する	無料
PubMed CLOUD	http://pmc.carenet.com/	PubMed を用いて文献を検索し，管理・保存を行う．主に Abstract の管理・保存を行うが，全文の PDF の管理・保存も可能である	CareNet.com の会員であれば，無料で利用可能である

▶1）EndNote（エンドノート）

主要な機能

代表的な文献管理ソフトウェアである EndNote の開発元はトムソン・ロイター社で，ユサコ（株）は日本の販売総代理店である．EndNote には，主に以下 3 つの機能がある．図 6-33 に，EndNote の主要な機能を模式的に示す．

（1）オンラインでの文献情報の検索と取り込み

PubMed や World Cat，医中誌 Web，CiNii Articles などのオンライン検索サイトにアクセスして，検索した書誌的事項（文献情報）を取り込むほか，PDF からの文献情報作成も取り込むことが可能である．手入力も可能である．図 6-34 に EndNote の検索画面を示す．また，図 6-35 に，EndNote 上に取り込んだ書誌的事項の一覧リストが表示されている画面を示す．ここで表示されるクリップマークは，フルテキスト PDF のほか Word，Excel，PowerPoint などのファイルや画像，動画が添付されていることを示す．1 つの書誌的事項に 45 個までファイルを添付することができる．

（2）データベースから取り込んだ書誌的事項の保存，編集，管理

取り込んだ書誌的事項は，分類別にグループに分けて保存することができる．従来は，多くの研究者はフォルダを分類別に作成して PDF を保存して管理していたと思われる．しかし，これでは各文献の書誌的事項がわからないため，求めている文献を探すのが容易ではない．むしろ，紙媒体で保存したファイルで探したほうが早いであろう．これに対して

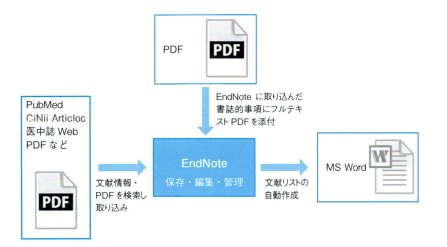

図 6-33　EndNote の主要な機能を模式的に示す

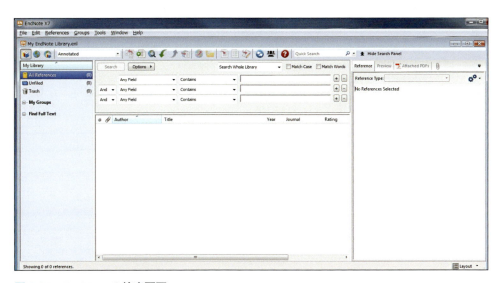

図 6-34　EndNote の検索画面

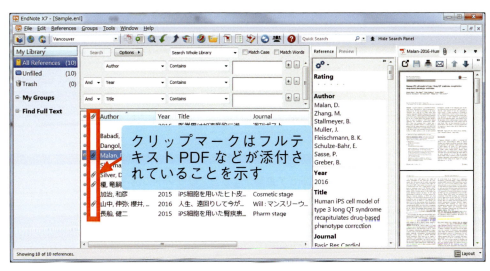

図 6-35　EndNote 上に取り込んだ書誌的事項の一覧リスト

EndNoteでは保存した書誌的事項はフルテキストPDFと一緒に管理されるので，書誌的事項の一覧リストからPDFを容易に探すことができる．

（3）文献リストの自動作成

EndNoteをPCにインストールすると，WordのツールバーにEndNoteのアドインが表示される（図6-36）．Word上の引用箇所に，EndNoteに保存した書誌的事項をドラッグ&ドロップすることで，5,000種以上の**雑誌の投稿規定に対応した形式で文献リストが自動作成される**．投稿規定に対応した形式で文献リストを自動作成した後で，投稿する雑誌を変更する場合，雑誌名を変更するだけで簡単に文献リストのスタイルが変更される．ただし，この場合の雑誌とは海外の国際雑誌である．図6-37に，Wordで自動作成した文献リストの例を示す．

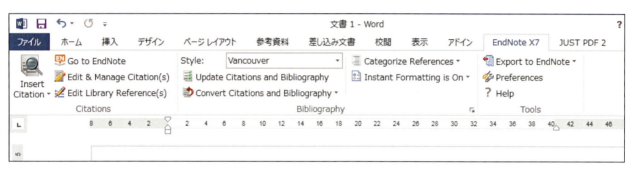

図6-36　Wordのツールバー上に表示されたEndNoteのアドイン

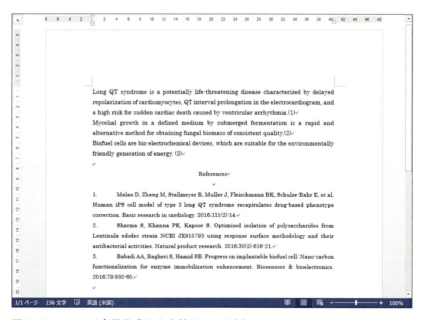

図6-37　Wordで自動作成した文献リストの例

▶ 2） EndNote X7 と EndNote basic

　EndNote（最新の version は X7）は，Windows と Macintosh の両方にインストールすることが可能である．現行バージョンでは，日本語にも対応している．また，EndNote for iPad もある．EndNote X7 は有料であるが，かつて EndNote Web とよばれていたものは 2013 年に EndNote basic と改名され，機能に制限があるもののユーザー制限がなく無償で提供されるようになった[※15]．

　EndNote X7 と EndNote basic を比較すると，EndNote basic は無償の Web 上のサービスのため，保存できる文献件数や保存容量（5 万件・2GB まで）や対応する雑誌の書式等が制限されているのに対して，EndNote X7 ではこれらの制限がなく，所有している複数の論文 PDF の書誌的事項を一括して保存できる．さらに出力する文献リストの書式設定も細かにカスタマイズでき，たとえば雑誌名の出力のさいに，フルジャーナル名や略誌名の切り替えもできるなど，EndNote X7 では機能面で充実している．

▶ 3） EndNote basic を用いた文献の取り込み

　図 6-38 に，インターネットに接続可能な PC さえあれば読者のだれでもすぐに活用できる EndNote basic で医中誌から文献を取り込む例を示した．まず［https://www.myendnoteweb.com/］からメイン画面に入ってアカウント登録を行い（図 6-38a）[※16]，医中誌で検索をする．そして，取り込みたい文献の□にチェックを入れてから（図 6-38b），ダイレクトエクスポートをクリックし（図 6-38c），［EndNote Web へのダイレクトエクスポートを実行します］を選択する（図 6-38d）．すると，EndNote basic のマイレファレンスに取り込んだ文献が表示される．ここで文献のタイトルをクリックすると，詳細な書誌的事項が一覧表示されるほか，抄録（abstract），キーワードなどが表示される．ここで取り込んだ文献情報に PDF を添付することも容易にできる（図 6-38e）．

[※15] EndNote Web は，① Thomson Reuters が提供しているデータベース（Web of Science や Journal Citation Reports など）を契約している機関に所属する職員であること，② EndNote デスクトップ版（X2〜X6）の購入者であることといったユーザー制限があった

[※16] パスワードは，① 8 文字以上であること，② アルファベット，数字，記号を必ず使用する必要があることに留意されたい

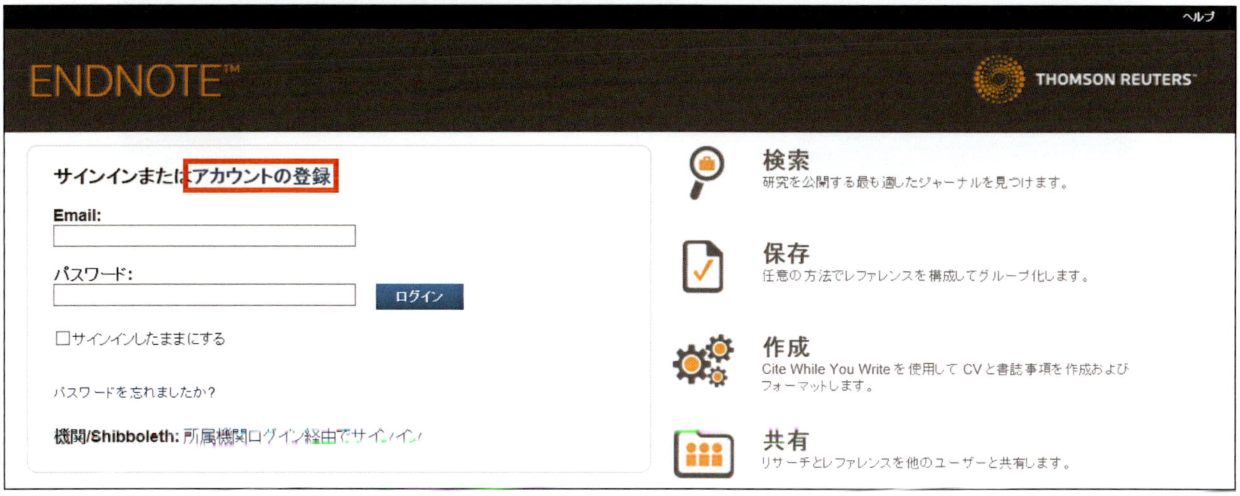

図 6-38a　EndNot basic を活用して医中誌から文献を取り込む例

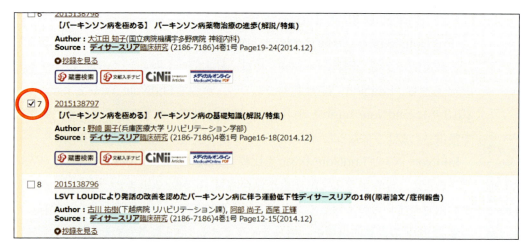

図 6-38b　EndNot basic を活用して医中誌から文献を取り込む例

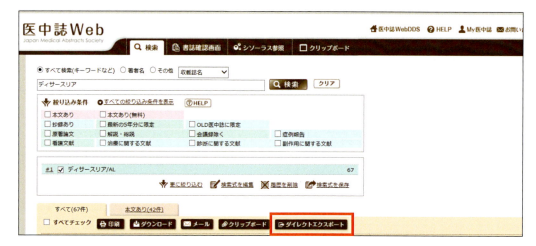

図 6-38c　EndNot basic を活用して医中誌から文献を取り込む例

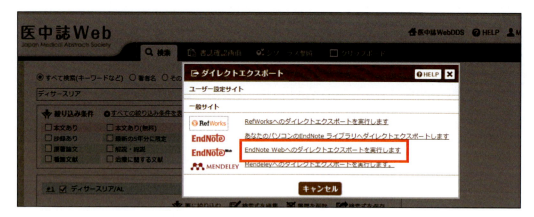

図 6-38d　EndNot basic を活用して医中誌から文献を取り込む例

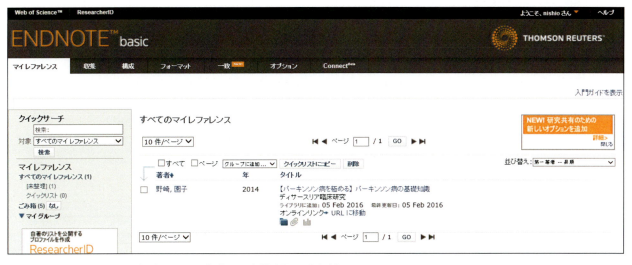

図 6-38e　EndNot basic を活用して医中誌から文献を取り込む例

▶ 4) その他の文献管理ソフトウェア

(1) RefWorks と GetARef

RefWorks と GetARef にはいずれも主に以下 3 つの機能がある．この点で EndNote と同様である．

- オンラインでの文献情報の検索と取り込み
- データベースから取り込んだ書誌的事項の保存，編集，管理
- 文献リストの自動作成

① **RefWorks**

EndNote のデータベースファイルを直接取り込む機能が備わっており，PubMed や Scopus など海外のデータベースばかりでなく，医中誌 Web，JDream Ⅲ，CiNii article，NDL Search などの日本語データベースにも対応している．文献リストを自動作成するさいに，基本的には「Wite-N-Cite」というツールを用いて Word と連携して行う（「Wite-N-Cite」が必須であるわけではない）．RefWorks はクラウド上で保存するため，インターネットに接続することで場所を問わず自分が保存した文献を閲覧することができる．1 アカウントにつきクラウド容量は最大 5GB である．RefWorks の開発元は米国の ProQuest 社であり，（株）サンメディアが国内の総代理店である．個人購読，機関購読のいずれも有料である．

② **GetARef**

直接アクセス可能なデータベースは PubMed のみである．また，対応している OS は Windows のみである．GetARef は 2015 年に日本語版の販売が終了し，現時点では新たに開発される見通しもない．また，これに伴い，日本語版の技術サポートも終了した．英語版は，（株）大学生協事業センター・バーシティウェーブ事業部より販売されているが技術サポートは同事業部では行っておらず，開発元の DataAid AB 社に直接問い合わせなくてはならない．

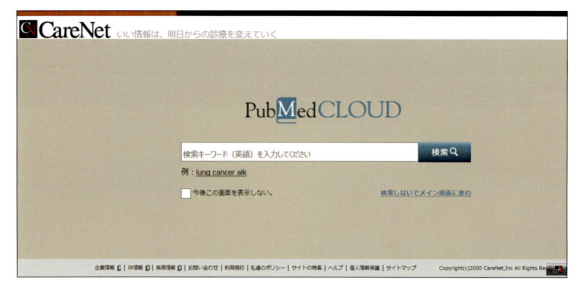

(a) キーワードの入力画面

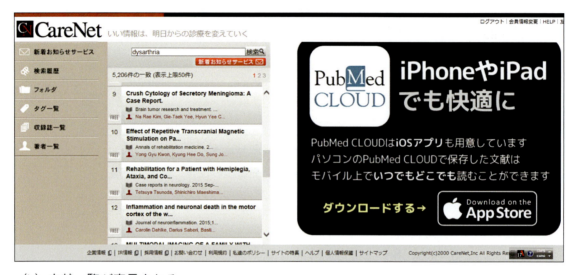

(b) 文献一覧が表示される

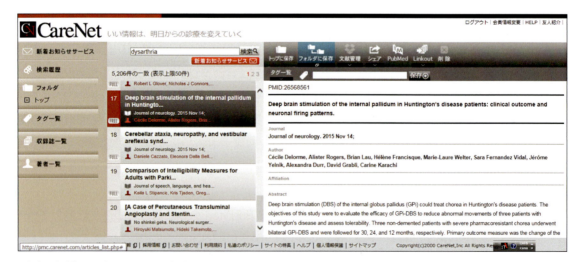

(c) 文献を選択すると，書誌的事項と Abstract が表示される

図 6-39　PubMed CLOUD の入力画面

(2) Mendeley

Mendeley には，主に以下3つの機能がある（文献6より）．

> - **オンラインでの書誌的事項の検索と取り込み**
>   各種のデータベースから検索した書誌的事項を取り込む．
> - **書誌的事項の管理**
>   取り込んだ書誌的事項を管理する．PDFの管理も可能である．
> - **文献目録の作成**
>   雑誌の投稿規定に合わせた文献リストを自動作成する．

Mendeley は Windows と Macintosh の両方に対応しているほか，iOS（iPad と iPhone）にも対応している．無料のクラウド容量は以前は1GBだったが，現在は2GBとなった．「日本語論文 to Mendeley」を用いると，日本語で記述されたPDFから自動的に書誌情報を抽出してPDFと同時に Mendeley にインポートすることができる．これも無料である．Mendeley の使用方法について詳細は，インターネット上で配信されている「クイックレファレンスガイド（PDF）」を参照されたい（日本語版と英語版がある）．

(3) PubMed CLOUD

PubMed CLOUD では，PubMed を用いて文献を検索し，管理・保存を行う（図6-39）．主に Abstract の管理・保存を行うが，全文のPDFの管理・保存も可能である．クラウド上で保存するため，場所を問わず自分が保存した文献を閲覧することができる．たとえば，職場で検索し保存した文献を帰宅途中に電車の中でスマートフォンを用いて閲覧することができる．しかし，検索には専ら PubMed を用いるため，取り扱うことができるのは洋文献に限られる．「ケアネット・ドットコム」の会員であれば，無料で利用可能である．

▶5）文献管理ソフトウェアを使用しない場合

文献管理ソフトウェアを使用しない場合でも，Excelなどに文献を一覧にしてまとめておくのが望ましい．そのさい，フリーアクセスの文献はすぐにアクセスできるようにアドレスもコピー・ペーストしておくとよい．こうして情報を整理しておけば，クリックするだけで論文を閲覧することができる．特に重要な論文については，要旨もしくは abstract をコピー・ペーストしておくとよい．こうした手作りのマイ・レファレンスの長所は，Excelのセルに自身の見解やメモなどを加筆できることである．次章でマッピングの活用について解説するが，こうしたメモは論文の考察のセクションでマッピングを用いて記載するさいに役立つことが多い．

また，上述の文献管理ソフトウェアが万能であるとは思わない．実際には，論文を印刷し紙媒体でカテゴリー別にファイリングしたものを書棚に保存しておくと，探したい文献をより早く見つけることができる．あるいは，紙媒体で保存しておいた論文の場合，研究者自身が論文上に記した重要メモや下線などの情報が論文執筆のさいに非常に役に立つ．

＊文　献

1) Buckland MK：Redesigning library services：A manifesto. American Library Association, Chicago, 1992.
2) 福井次矢, 山口直人（監修）：Minds 診療ガイドライン作成の手引き 2014. 医学書院, 東京, 2014.
3) 諏訪敏幸：看護研究者・医療研究者のための系統的文献検索概説. 近畿病院図書室協議会, 2013.
4) 廣瀬美智代：コクラン共同計画とハンドサーチマニュアル. 中嶋宏（監修）, 津谷喜一郎, 山崎茂明, 坂巻弘之（編），「EBM のための情報戦略―エビデンスをつくる, つたえる, つかう―」. 中外医学社, 東京, 2000.
5) 三宅一徳：システマティックレビューの方法. 臨床検査, 49（増刊号）：1369-1374, 2005.
6) 讃岐美智義：超文献管理ソリューション. 学研メディカル秀潤社, 東京, 2011.

第7章 医学系論文における文章の書き方

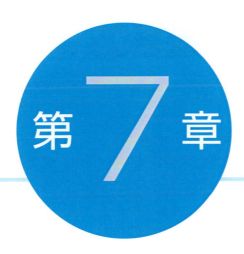
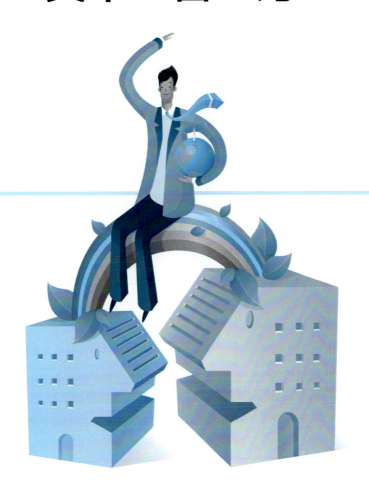

Chapter 7 医学系論文における文章の書き方

● 論文は，投稿する雑誌の投稿規定に沿って執筆しなくてはならない．本章では，医学系論文を執筆するさいの文章表現の原則，文章作法のポイント，構想の立て方について解説する．

キーワード 投稿規定，執筆要項，文章表現の原則，文章作法のポイント，マッピング

1 投稿規定・執筆要項

▶1) 投稿規定

論文を書くさいには，図表，文献の記載方法も含めて，必ず投稿する雑誌の投稿規定に従わなくてはならない．生物医学雑誌への統一投稿規定（Uniform Requirements for Manuscripts Submitted to Biomedical Journals：URM）は医学雑誌編集者国際委員会（International Committee of Medical Journal Editors：ICMJE）が生物医学雑誌への投稿のために制定した標準的な統一規定の一つであったが，2013年にRecommendations for the Conduct, Reporting, Editing, and Publication of Scholarly Work in Medical Journals[※1]と名称が変更となった．日本医学会でも「医学雑誌編集ガイドライン」にて，投稿原稿のスタイルはICMJEの上述の規定の最新版に準拠することを投稿規定内に記載するよう推奨している．

和雑誌の投稿規定リンク集として，約200誌を収録した（株）サンメディア社が提供している投稿規定集[※2]（2022年1月にサービス終了），約160誌を収録したINFORESTAが提供している投稿規定集[※3]などがある．洋雑誌の投稿規定リンク集として「トレド大学のInstructions to Authors in the Health Sciences」[※4]は6,000誌以上の投稿規定がリンクされており定評がある．

洋雑誌に投稿する場合も投稿する雑誌の投稿規定に徹底して従うというのは，和雑誌と同様である．投稿規定は，雑誌に掲載されていることが多いほか，しばしばオンラインでも提供されている．

▶2) 執筆要項

理系の日本語論文の場合，独立行政法人科学技術振興機構（JST）が作成する「科学技術情報流通技術基準」（SIST）[※5]が標準スタイルとして利用されてきた．SIST事業は2011年度末に終了したが，これは一連の基準を作成する作業が完成したという意味であり，同ホームページからダウンロードできる一連の論文執筆に関する基準が現在も有用であるこ

※1 http://www.icmje.org/icmje-recommendations.pdfより入手可能

※2 http://www.sunmedia.co.jp/modules/ct7/index.php?id=10

※3 http://www.inforesta.com/link/index.html

※4 http://mulford.utoledo.edu/instr/

※5 http://jipsti.jst.go.jp/sist/

とに変わりない．特に，「学術論文の執筆と構成（図7-1）」や「参照文献の書き方」などのPDFは論文執筆のさいに役に立つ．

米国系の雑誌に投稿する場合は，アメリカ心理学会[6]より出版されているマニュアル[7]が執筆要項として役に立つ．

本書（原著第6版）は「**APA論文作成マニュアル（第2版）**」という書名にて翻訳書が2011年に出版されている（医学書院）．句読法，綴り，引用文献の示し方，表や図の示し方など**APAスタイル**に基づいた執筆マニュアルは，心理学，行動学，社会学，経営学など幅広い学際的領域で非常に参考となる．和雑誌に投稿する場合にも本書は大変参考となる．実際に，和雑誌の投稿規定のなかには，「APAスタイルに準じる」と明記しているものもある．

そのほか，科学編集者評議会[8]による**CSEスタイル**（旧CBEスタイル）は，生物学，生命科学の領域で用いられている．米国医師会[9]による**AMAスタイル**は，医学の領域で用いられている．米国国立医学図書館[10]による**NLMスタイル**は医学，生物学などの領域で用いられている．

[6] http://www.apa.org/

[7] American Psychological Association : Publication Manual of the American Psychological Association (6th edition). Washington DC, 2009.

[8] http://www.councilscienceeditors.org/

[9] http://www.ama-assn.org/

[10] http://www.nlm.nih.gov/

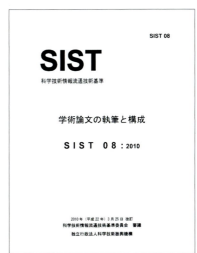

図7-1　SISTの「学術論文の執筆と構成」の表紙

2　文章表現の原則

▶1）文章表現の基本原則

以下では，医学系論文を執筆するさいの文章表現の基本的な原則を示す．

① 文体は，「です・ます」調は使用しない．「**である**」調を用いる．

② 句読点を「、」「。」とするか「，」「．」とするかは，投稿する雑誌の規定に従う．

③ 日本語の論文では，原則として**引用符**は「　」を使用する．引用文章のなかでさらに引用する場合は原則として『　』を使用する．

④ 単位は，原則として**国際単位系（SI）を使用する**．

⑤ **段落の最初は1字目をあける**．これは文章表現の初歩的な原則であると思うが，査読を行っていて段落の最初に1字目をあけていないものが多いのに驚くことがある．

⑥ **使用する用語は投稿する学会で標準的に用いられている用語で統一する**．用語集が

出版されていたりWeb上で公開されていれば，それに従う．標準的な書籍や辞書に記載されている用語が常に適切であるというわけではない．国家試験で用いられる用語が適切であるというわけでもない．投稿する学会の用語集に含まれていない用語については，その用語に関して専門的な学会の用語集が参考となるであろう．

表7-1に，医学系の論文を執筆するさいに役立つ主要な用語集を示した．日本看護協会ではWebで「看護行為用語集」[※11]を公開し，国際的な看護用語の標準化・コード化を目指す国際看護師協会（International Council of Nurses：ICN）の取り組みである看護実践国際分類（International Classification for Nursing Practice：ICNP）の日本語翻訳版を提供している．

また，国立情報学研究所では，文部科学省とその関連領域の学会の用語集をオンラインで公開している[※12]．

ただし，"spasmodic dysphonia（痙攣性発声障害）"が以前は"spastic dysphonia"とよばれていたように，用語は時代とともに変化することがあるので注意が必要である．

[※11] http://www.jica.go.jp/project/laos/0601506/04/pdf/terms.pdf

[※12] http://dbr.nii.ac.jp/infolib/meta_pub/G0000120Sciterm

表7-1 医学系論文を執筆するさいに役立つ主要な用語集

学会・研究会	名称	公開方法	出版社もしくはURL
日本医学会	医学用語辞典	Web	http://jams.med.or.jp/dic/mdic.html
日本リハビリテーション医学会	リハビリテーション医学用語集	書籍	文光堂
日本リハビリテーション医学会	Web版リハビリテーション医学用語事典	Web	学会のホームページの「リハ医学会会員ページ」
日本神経学会	神経学用語集	書籍	文光堂
日本神経病理学会	神経病理学用語集	Web	http://www.jsnp.jp/glossary/
日本耳鼻咽喉科学会	耳鼻咽喉科学用語集	書籍	金芳堂
日本耳鼻咽喉科学会	耳鼻咽喉科学用語集	Web	https://www.jibika.or.jp/modules/publish/index.php?content_id=4
日本内科学会	内科学用語集	書籍	（株）医学書院
日本小児科学会	小児科用語集	Web	http://www.jpeds.or.jp/modules/glossary/
日本歯科医学会	日本歯科医学会学術用語集	書籍	医歯薬出版（株）
日本看護協会	看護にかかわる主要な用語の解説	Web	https://www.nurse.or.jp/home/publication/pdf/2007/yougokaisetu.pdf
日本看護協会	看護行為用語集	Web	http://www.jica.go.jp/project/laos/0601506/04/pdf/terms.pdf
日本薬理学会	薬理用語集	Web	http://www.pharmacol.or.jp/glossary/ex-glossary-a.htm
日本理学療法士学会	EBPT用語集	Web	http://jspt.japanpt.or.jp/ebpt_glossary/
理学療法科学学会	理学療法用語集	書籍	（株）アイペック
日本作業療法士協会	作業療法関連用語解説集	Web	https://www.jaot.or.jp/files/page/wp-content/uploads/2014/05/otterms.pdf
日本義肢装具学会	用語集	Web	http://www.jspo.jp/yougo.html
日本聴覚医学会	日本聴覚医学会用語集	Web	http://audiology-japan.jp/audi/?page_id=6115
日本音声言語医学会	音声言語医学領域の用語とその解説（1）～（3）	会誌	31巻3号，4号，32巻1号
日本医学放射線学会	放射線診療用語集	書籍	金原出版（株）

⑦ 日本語の論文では，**数字は常に半角とする**．

⑧ **大見出し（Ⅰとするか，もしくはナンバリングを付さない）に続く小見出しのナンバリングは，原則として，［1．→ 1）→（1）→①→ a］とする**．しかし，厳密には投稿する雑誌で確認し，投稿する雑誌の形式に従う．

⑨ **初出時にはいかに一般的な用語であろうとも略語は使用しないで（ ）に略語を入れ，2回目から略語を使用する**．たとえば，「quality of life（QOL）」と記載する．

⑩ **本文は新字体，現代仮名遣いを用いる**．現代仮名遣いは，文部省国語審議会（現，文部科学省文化庁）が昭和61年に制定したものである[※13]．また，難読と思われる漢字にルビは振らない．

※13 https://www.bunka.go.jp/kokugo_nihongo/sisaku/joho/joho_kijun/naikaku/gendaikana/index.html

⑪ **長すぎる文は区切って2つもしくは3つに分割する**．文のみならず，段落も適切に区切るほうが論理性が高まる．1つの文章の上限は50〜60文字程度であろう．それ以上になると，単文のような文章の構造がすっきりした意味どおりのよい文でなくなり，複文，重文となる．複文，重文は主語・述語の関係を2組以上もっているため，主語と述語の照応関係が複雑化し，読み手にとって理解が難しくなる．書き手も，自身の論理展開に苦しむことになりかねない．

ワープロソフトを使用する場合，1行を40文字と設定しておき，1行半に達するまでに区切る癖をつけておくとよい．

⑫ テーマに沿った構成が決まると，それぞれを意味のまとまりのブロック，すなわち段落に分ける．段落は，各段落の小主題に基づいて，キーとなる語句から文へ，文から連文へ，連文から段落へと発展させて作成する．段落は執筆者が意味のまとまりをつけながら論理を展開させるために必要不可欠なものである．したがって，**1つの段落が長すぎると，意味のまとまりの単位が不明確となり，読み手への配慮に欠けた文章となる．新たな論点に視点を移すさいには，段落を区切るべきである．**

1つの段落は200文字程度が読みやすいとされているが，科学論文では充実した論理的展開を要するため，300〜400文字程度の段落のほうが適切であることがしばしばある．しかし，それ以上の文字数になると，論旨がとらえにくくなり，読みにくい文章となる．

⑬ **主語と述語の照応関係を常に明確にする**．これは読み手が理解するうえできわめて重要な鉄則である．わかりやすい文章の基本といってもよい．

Column 特異的な氏名を入力する裏技

著者の氏名が特異的であるため，PC で漢字変換が困難な場合がある．こうした場合，その論文名を Google Scholar などで検索してヒットすれば，著者名をコピー・ペーストすればよい．

⑭ **読点「,」は文を読みやすくする役割を担っている**．文節の区切りに打つが，主語の後に打つ場合も多い．特に，主語が長い場合，「,」を打つことで筆者の文意が読者に伝わりやすくなる．接続助詞（が，など）や接続詞（しかし，なお，また，など）のあとにもしばしば打つ．重文や複文では「主語＋述語」のかたまりが複数あるので，これらのかたまりの区切りに続く接続詞のあとに「,」を打つことで文意が理解されやすくなる．

⑮ **不自然な受動態は使用しない**．英語はしばしば受動態で記載される．しかし，日本語は能動態にしないと不自然な文章になることがある．たとえば，「電極は浅指屈筋，総指伸筋，短母指屈筋，小指対立筋に貼り付けられた」と受動態にすると奇異な印象を受ける．これに対して，「電極は浅指屈筋，総指伸筋，短母指屈筋，小指対立筋に貼り付けた」と能動態にすると自然である．

⑯ **体言止めを使用しない**．主訴や病歴の記載で体言止めが散見されるが，これは日本語の乱れにほかならない．たとえば，「頭痛，めまいを主訴として当院を受診．」と記載するのであれば，「頭痛，めまいを主訴として当院を受診した．」と記載すべきである．症例報告で検査所見の記載などでは，体言止めの連発を見かけることがある．

⑰ **医療系の業界用語は使用しない**．たとえば，「側臥位にて経口摂取を試みるも」という文の下線部の「にて」や「も」は，日本語を母語とする通常の日本人が使用するものであろうか．「駅前の定食店にて昼食を食べるも，空腹感は満たされなかった」などと口にする人は，よほど独特の言い回しが汎用される医学論文の業界用語に染まってしまい，正しい言語感覚が失われつつある状態にあるのかもしれない．通常は，「駅前の定食店で昼食を食べたが，空腹感は満たされなかった」というであろう．

⑱ **クライアントはもちろん，特定の個人や団体名を批判したり中傷する内容は記載してはならない．**

▶ 2) 仮名表記の注意点

以下に仮名遣いで誤りが多いものの例をあげる．

同音の連続で濁音となる場合の誤りの例
正　一つずつ　　つづく　いちぢく　道づれ　ちりぢり　自ずから
誤　一つづつ　　つずく　いちじく　道ずれ　ちりじり　自づから

送り仮名については，昭和48年に文部省（現，文部科学省文化庁）が制定した「**送り仮名の付け方**」[14]を指標とする．ただし，表す（表わす），著す（著わす），現れる（現われる），行う（行なう），断る（断わる），賜る（賜わる）などは，非常に迷うものであり，上述の「送り仮名の付け方」でも，いずれも許容されると定められている．こうした場合，著者は広辞苑に従うこととしている．許容されているものであれば，いずれで記載しようが論文の評価にかかわるものでない．重要なことは，論文全体で送り仮名の表記の仕方が統一されていることである．こうした送り仮名の表記の仕方は，投稿する雑誌が委託している出版社の編

※14 https://www.bunka.go.jp/kokugo_nihongo/sisaku/joho/joho/kijun/naikaku/okurikana/index.html

集担当者により最終判断されることもある．

『公用文作成の要領』で「常用漢字表にあるものであっても仮名で表記するもの」と規定されているものや新聞などで一般に使用されないものは，仮名で表記したほうがよいであろう．「他」は「その他（た）」のさいには漢字を用い，「その他（ほか）」の場合は仮名を用いる．「従って」は見解が分かれるところであろうが，少なくとも接続詞として用いる場合は仮名表記するのが一般的である．送り仮名の表記と同様に，重要なことは，論文全体で漢字を用いるか仮名を用いるかについては表記の仕方が統一していることである．

> **仮名で表記したほうがよいにもかかわらず，漢字で表記されやすいものの例**
>
> 頃，等（"ら"と読む場合のみ），事，誰，し得る，且つ，但し，他（"ほか"と読む場合のみ），又，殆ど，程，出来る，於いて，為に，毎に，如く，筈，判る，尤も，或いは，未だ，此の，煙草，以って，猥褻

3　医学系の論文の文章作法のポイント

▶ ポイント 1．単純で客観的，論理的表現を使う

医学系の論文では，**客観的で科学的かつ論理的**な文章が求められる．そのさい，**単純な文法形式の文章**がよい．"Simple is the best"である．比喩や体言止め，倒置法などのレトリックを用いた表現は避ける．擬音語や擬態語も使わない．文学的に優れた表現や美文は医学系の論文では悪文となりかねない．抽象的な表現や感情的な表現，誇張的表現も避け，**客観的事実に基づいた具体的な表現が望ましい**．したがって，形容詞や修飾語の使用は必要最小限度にとどめる．難解な語彙も不要である．野球でたとえるならば，直球だけでよい．カーブなどの変化球は一切不要である．くどい表現も避け，端的で短い文章がよい．

> **不良な文章例**（下線部の修辞的表現は不要）
>
> ○○は火を見るよりも明らかである．

また4章の考察のセクションでは結果の学際的解釈を記載すると解説したが，そのさい，**個人的な恣意的解釈は避け，解釈を論理的考察により導く**．「○○という結果は○○という科学的知見に照らして検討すると○○と解釈することができる」というように解釈を裏付ける客観的情報が必要である．こうした**客観的情報がないままに解釈した表現は「独善的で非論理的推察」と査読者から指摘されかねない**．端的にいえば，ひとりよがりな文章として低く評価されることになる．

▶ ポイント 2. 冗長な表現を避ける

冗長な文章も医学系の論文では好まれない．1 行で記載できる内容を 3，4 行も費やす文章は不適切である．

「はじめに」と「考察」の両セクションで文章が重複しているのは，査読の作業を行っていて非常によく見かけるものである．特に，そのテーマに関する歴史的展望が二重に記載されていることがある．こうした**記載は冗長と判断され**修正が求められるであろう．どうしても「はじめに」と「考察」の両セクションで同じ内容の引用が必要であれば，文章はいずれかに記載するのにとどめておき，もう一方は引用文献を記載するだけでよい．私見では，和文献だけでなく，洋文献でも，1980 年代までは，「はじめに」と「考察」のセクションで同じ内容の文章が重複するのがしばしば見かけられたと思う．したがって，時代とともに医学系の論文の記載形式も変化している点に留意しておくとよいであろう．

▶ ポイント 3. 見出しを付ける

わかりやすい文章とするには，4 章でも解説したが，適切に見出しを付けて下位分類することである．これにより，記載されている内容の焦点が明確になる．特に考察では，論点が明確になる．論理的な文章の構想を築くにはマッピングという技法が有用だが，これについては，次節で解説する．

▶ ポイント 4. 推敲を重ねる

最後に，書き終えたら何度も読み直して誤字脱字，文章の乱れ（主語と述語の連動性など）がないか推敲を重ねる．共同著者の全員に読んでもらい，内容ばかりでなく文章のチェックもしてもらう．共同著者に加えて，信頼できる研究者に読んでいただきチェックしてもらうのは非常にありがたいことである．お世辞を並べたてる人に読んでもらっても意味はない．率直に自身の見解を述べてくれる人がよい．いずれにしろ，投稿前に他者に読んでもらう作業は必須である．自分では何度読み直しても気づかない誤りがあるものである．

あるいは，しばらく時間を経てから改めて読み直すことを推奨する．異なる視点から客観的に読み直すことで，以前は見逃していた誤りや視点に気づくことがあり，文章の精度が高まる．

Column　類語辞典を活用しよう！

適切な表現が見あたらないときに有用な道具として類語辞典がある．著者も大学時代から頻繁に活用し続けてきた．現在もしばしば活用する．著者にとっては必須の道具である．論文に書き慣れていない初心者が「幼いことば」であるとはわかっていながらも，どのような表現に改めればよいのかわからない，といった場合に便利である．

4　構想の立て方：マッピングの活用

▶1) マッピングの技法

　学会発表はできるようになったが論文が書けない，というのはよく耳にすることである．その多くは，自身の研究成果を科学的文章として論理的に組み立てることが難しいということが原因の一つであるようである．そこで，役に立つのが**マッピング**という技法である．

　文章を書くさいには，まず何について記載するかを分割し，見出しを付けることについては，4章の「方法」「結果」「考察」の書き方のセクションで述べた．次に，**見出しに付したテーマごとに，記載する内容を短いことばやキーワードでつなげていくマッピングという作業を行うと，記載内容が構造化されるため文章の構成が整理される．**図7-2に考察のセクションで用いられるマッピングの例を示した．

　文章を書くさいに，記載する内容を箇条書きにすることがしばしば推奨されてきた．その手法の有用性は否定しないが，単に箇条書きにするだけでは論理的に文章を組み立てにくい．これに対して，**マッピングを行うと，論理的にテーマに沿って文章が構造化されやすい．**

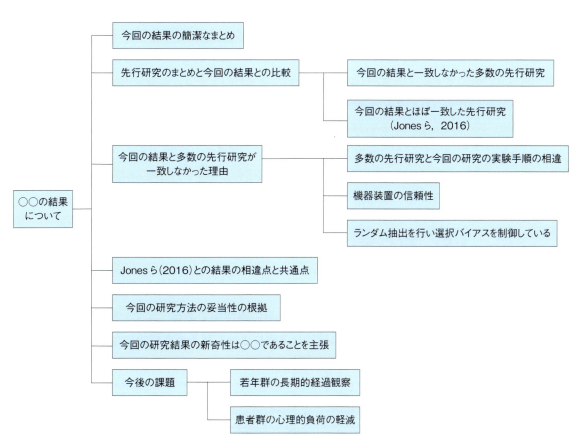

図7-2　考察のセクションにおけるマッピングの例

▶2) マッピングを作成する能力の高め方

初心者は，卓越していると思う論文を読みながら，その論文の特定の箇所をマッピングしてみるとよい．論理的に優れた文章を書く力，すなわち論理的思考能力を身につける良い学習の機会となる．マッピングを作成するには，実はある程度の論理力が必要である．単に思いつくキーワードを芋づる式につなげるだけでは論理的文章を作成することは難しく，こうした学習が有用である．マッピングはある程度の論理的思考能力によって作成される文章と図の中間的表現であり，最初は大雑把な体裁で作成し，徐々に詳細なマップとすることで論理的な文章へと構造化させることができる．これに加えて，優れた文章を読みながらマッピングを作成する練習は，読解力を高める学習ともなる．

▶3) マインドマップ

このように表現したい概念について，キーワードやイメージを用いてつなげることで思考を整理し，発想を豊かにする思考技法のことをトニー・ブザンは**マインドマップ**とよんだ．**今日では，マインドマップを作成するソフトウェアが多数存在しているが**（iMindMap，マインドヒースなど）**，ペンや鉛筆と紙だけでも十分である**．

マッピングというと，近年はこのマインドマップを作成するソフトウェアと関連付けてとらえられる傾向さえあるようである．しかし，この思考法は中学校の教科書でも見かける創造的な思考技法であり，古くから多くの人がある程度実践してきたものではないだろうか．少なくとも，構想メモを空間的に配置して文章構造のアウトラインを視覚的に明瞭化させようとする技法は古くから用いられてきたものである．複雑な内容の文章を読解するさいにも用いられてきたと思われる．著者自身も，大学時代にダンテの「神曲」を読んでいるときに，その構造があまりに複雑なため，図表にして読み進めたのを記憶している．

マッピングに関する書籍は多く，参照するのは結構である．しかし，特定の形式に過剰にとらわれず，自分にとって思考を構造化しやすい技法を身につけることが大切といえるであろう．

5　初心者に散見される拙い文章例

▶1) 稚拙な文章例

(1)「と考える」とは主観的な文章の典型例である．論文を書くときには，勝手に考えてはならないのである．**論理的な考察によって然るべき結論に客観的に帰結されなくてはならない**のである．したがって，適切な論拠を提示して，「以上より○○であると示唆される」というように記載するのがよい．あるいは，端的に「～であろう」としてもよい．推察する意図を示すのであれば，「と考えられる」「と拝察される」と客観的な文章スタイルを用いるべきである．しかし，こうした推察を示す文章を連発するのは望ましくない．

(2) 1つの文中に2度「が」を用いるといった助詞の使用の誤りは，悪文というよりもきわめて稚拙な文章である．

> **不良な文章例 1**
>
> 　日常会話における口唇の筋力は，健常者群では最大筋力の約 20％ しか使用されていなかったが，本症例は訓練開始前は 8％ としか使用されていなかったが，訓練開始から 5 週間後には 18％ 使用されるようになった．

(3) 1 つのパラグラフに 2 度「したがって」や「ので」を用いるのも悪文である．

> **不良な文章例 2**
>
> 　したがって，食物形態 II 群のほうが III 群よりも栄養状態が不良であり基準値を下回っていることがわかる．したがって，食物形態 II 群にはより高カロリーの食品を提供する必要がある．

(4)「このことから」「このことより」という表現を使用するのであれば，「以上より」「こうした論点に立脚すると」といった表現に改めたほうがよい．しばしば見かける稚拙な表現の一種である．

(5) **話しことばと書きことばの区別ができていないのも，初心者にしばしば見かける注意すべき点である．**たとえば，「なので」は「のため」とすべきであり，「簡単」は「容易」とすべきである．そのほか，「上がる」は「上昇する」に，「下がる」は「減少する」に，「変える」は「変更する」に，「けれども」は「が」に，「その上」は「それに加えて」に修正すべきことばである．さらに，「着れる，見れる」などの類のことばは「着ることができる，見ることができる」に修正すべきである．また，「ちなみに」「そういえば」といった俗気を帯びた接続詞は医学系の論文では決して使用しない．

(6) **日本語では，主語はしばしば省いてもかまわない．**しかし，論文の書き方の類の書籍を読んでいると，「文章には主語と述語が必ずなければならない」と記載してあるものが多いのに驚く．果たしてそうであろうか．以下の文章例をみていただきたい．

> **主語を省いた文章例**
>
> 　対象
> 　平成 26 年以降に当院において嚥下造影検査を実施した総計 280 例である．その内訳は（以下，略）．

この文章に不自然さは全くない．このように，日本語ではわかりきった主語はしばしば省いてもかまわないのである．ほかの簡潔な例を提示すると「図 2 に訓練前後の正答率を示した」という文章を「著者らは図 2 に訓練前後の正答率を示した」とすれば，文法としては正しい日本語であっても，日本語表現として不自然になるのはだれにでも理解できるであ

ろう．しかし，これを英文にすれば "Figure 2 shows the correct values (%) before and after training." もしくは "The correct values before and after training are shown in Fig. 2." と，いずれにしろ主語が入る．英語では書きことばでも話しことばでも主語がしつこくつきまとう感が否めない．笑い話だが，"My mother likes……" という表現を耳にして，「いちいち my などと言わなくてもわかりますよ」と言った日本人がいるという．

ただし，主語の内容が変わるさいには，主語を省略してはならない．

(7)「文章表現の原則」でも述べた点であるが，以下に示したような**奇異な受動態**も散見される．

> **奇異な受動態の文章例**
>
> パーキンソン病患者は全例 on の状態で測定が行われた．

この文章は「パーキンソン病患者は全例 on の状態で測定を行った」と能動態で記載したほうが自然である．

(8) そのほか，学生や初心者にみられる稚拙な表現として以下がある．これらは科学論文で使用するには不適切である．一部は話しことばである．

> **幼稚な表現例**
>
> 〜ということになる，〜としたら，〜しかない，〜なければならない，〜となってしまう（しまった），「また」の連発，きちんと，ずっと，〜らしい，〜したり〜したり，〜したところ，なんと，驚くべきことに

▶2) 改めて，良い日本語の文章を書くために

最後に，ことばは生きものであり，時代とともに変化し続ける．英文の医学論文と比較して，和文の医学論文のほうが近年では変化が著しく，日本語の医学系論文における文章の乱れの顕在化が指摘されている[1]．先に述べた奇異な受動態や医学系論文にありがちな表現はその典型例である．木下[1]によると，「明治 20 年から 30 年頃のわが国の医学論文を読むと，現在でも読み直す要のある論文でもあり，書いた人も優れているとは思うが，文章といい，内容といい優れたものが多い」．確かに，近年の日本語の医学論文に悪文が多数存在することは，かねてより日本語の専門家たちから指摘されてきたことでもある．

本章を締めくくるにあたり，良い日本語の文章を書くために，格式を高めようと難解な表現を用いる必要はなく，近年の乱れた文章表現が散在する医学論文の悪影響を受けないよう喚起を促したい．医学系論文の場合，簡単で，明瞭で平易な文章こそが良い日本語なのである．

*文　献

1) 木下和夫：言葉について思うこと．脳神経外科，17：411-412，1989．

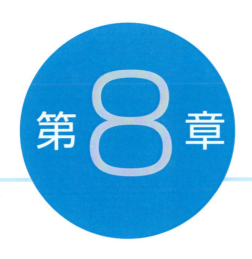

第8章

図表の作成の仕方

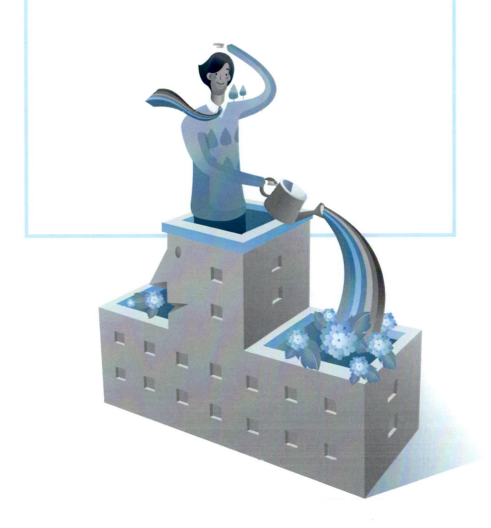

Chapter 8 図表の作成の仕方

- 本章では，さまざまな図表例を示すとともに目的に応じた図表の用い方，作成の仕方，作成時の留意点などを解説する．

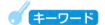 図の作成の仕方，図の種類と意義，エラーバー，表の作成の仕方，表の意義

1 図の作成の仕方

1-1 図表の意義

4章の結果のセクションにて解説したように，**研究結果を明晰で効果的に示すために，図と表を適切に作成するように工夫する必要がある**．本文中に数値を数行にわたって並べ立てると冗長な文章となるのに対して，図や表で示すと簡潔明快に結果を整理して読者に提示することができる．

図を用いるか表を用いるかは，どちらが見やすいか，で決めることが多い．図もしくはグラフはデータの比較や分布を示すのに用いられ視覚的に傾向を示すのに役立ち，表は多くの詳細な情報を整理して示すのに役立つ．

1-2 図表を作成するさいの基本的重要事項

図は，通常は「Microsoft Excel」を用いて白と黒の濃淡だけで作成し，必要に応じて「Power Point」や「Adobe Illustrator」を用いて仕上げる．ほかにもグラフ作成のための専用ソフトウェアが複数ある．カラーの図はどうしても必要な場合に限って作成するものであり，しかも編集委員会が許可しないと掲載されない．許可されたとしても，高額のカラー印刷代を著者負担と規定している雑誌が多い．

図表を作成した場合，必ず本文中でその図表について言及しなくてはならない．典型的には，「図2に示したように…」といった図表に言及した文を本文中に入れたり，単に本文中に（図3）と丸括弧（パーレン）で閉じて示してもよい．図表を作成するさいには，被検者数（n），平均値（mean），標準偏差値（SD），統計学的解析結果（p値）などの数値を示すので，本文中にはこれらと重複する数値については必要最低限度の内容を示すだけでよい．図表で略語や記号を用いた場合，必要に応じて脚注を添えて記号や略語の内容を説明する．

図表のタイトルは簡潔で明確なものがよい．タイトルに続けて説明文を加えてもよい．図

の場合，図の下に「図1」もしくは「Figure 1」というように番号を振ってから図題を記載する．これに対して，表の場合は表の上に「表1」もしくは「Table 1」というように番号を振ってから表題を記載する．和雑誌であれ洋雑誌であれ，図表番号はアラビア数字（算用数字）を用いる．

　図表を用いる場合も，一点の図表には一つのことだけに絞って提示することが大切である．一つの図表で多くの内容を提示しようとするとまとまりがなく，焦点が合わない図表となりやすい．

　すでに4章で解説したが，**図表は本文とは別途に作成し，本文の後にまとめて綴じる．本文中に挿入してはならない．また，図表はそれぞれ1点ごとに1枚の原稿用紙を用いる．**したがって，図が図1から図3まであれば，3枚の原稿用紙を用いることとなる．表が表1から表4まであれば，4枚の原稿用紙を用いることになる．いずれも原稿用紙は白紙を用いる．

1-3　図の種類と解像度

　図には，折れ線グラフ（作図例1），棒グラフ（作図例2），散布図（作図例3），円グラフ（作図例4），帯グラフ（作図例5），フローチャート（作図例6），ドットマップ，線画，写真などがある．紙媒体で投稿する場合，光沢紙を用いて印刷するのが望ましい．**写真は電子投稿の場合も解像度が低いものは好ましくない．**解像度はアメリカ心理学会のAPA論文作成マニュアルでは「600〜1200dpiが望ましい」とされている．

▶1) 折れ線グラフと棒グラフ

① 折れ線グラフ

　折れ線グラフは，通常は2つ以上の量的な変数の関係を示すために用いられる．独立変数は横軸上に，従属変数は縦軸上に示す．**時系列の変化を示すさいには必須である．**折れ線グラフでパラメーター（項目）が複数ある場合，それぞれのパラメーターのプロット記号を異なるものにしなくてはならない．作図例1では，TPが●，Albが■，体重が▼となっており，それぞれのプロット記号がどのパラメーターを表しているか凡例で示している．しかし，パラメーターが2つだけの場合，凡例を示さないほうがよい．作図例7のように図中の双方の折れ線の上もしくは下に直接パラメーターを記載したほうが見やすい．凡例でそのほかにしばしば用いられるのは白抜きの〇，□，▽，△や×である．凡例はシンプルなものが好まれ，奇抜なものは嫌われる．折れ線の数が多数に及ぶさいには，プロット記号を付さないこともある（作図例8）．

② 棒グラフとエラーバー

　棒グラフは独立変数がカテゴリーをなすデータである場合に用いる．わかりやすくいえば，群もしくはパラメーターごとのデータ値を比較して示すために用いられる．必要に応じて数値を棒の中もしくは外に記載する．**棒グラフでは平均値を高さで表し，エラーバー（Error Bar）を付す**（作図例2）．エラーバーの長さは，**標準偏差**（Standard Deviation：SD），**標準誤差**（Standard Error：SE），もしくは**信頼区間**（Confidence Interval：CI．95%信頼区間など）の数値を示す．エラーバーがSDを示すさいにはデータのばらつきもしくはちらばりを表

Column　Excelを用いたエラーバーの作り方

エラーバーは Excel で簡単に作成することができる.

Excel 2013 で標準誤差をエラーバーとして示す場合，各群（ここではA～E群とする）の平均を選択し，メニューから［挿入］タブを選択し，棒グラフを作成する．作成したグラフを選択し，メニューから［デザイン］→［グラフ要素を追加（上部ツールバーの左端）］→［誤差範囲］→［その他の誤差範囲オプション］を選択して［縦軸誤差範囲］のタブを開く．

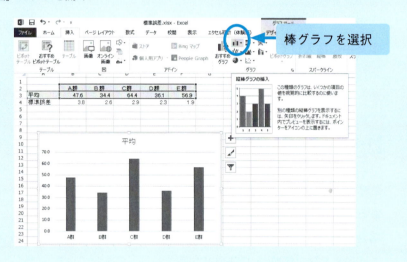

次に［縦軸誤差範囲］のタブの中で，［方向］は［両方向］を選択すると同時に［誤差範囲］を下端にある［ユーザー設定］を選択し［値の設定］→［正の誤差の値］と［負の誤差の値］の両方に標準誤差が入力されているセル範囲を選択し「OK」をクリックすると標準誤差のエラーバーが表示される．通常はグラフを作成するさいに入力した平均値の行の下の行に標準誤差を入力しておくので，そのセル範囲を選択する．

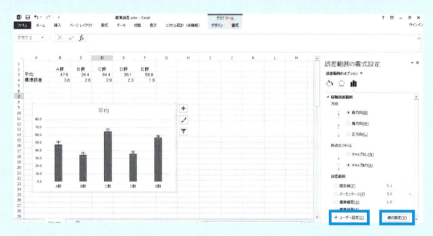

「正の誤差の値」とはエラーバーの上半分であり，［負の値の誤差］とはエラーバーの下半分である．同様の手法で［正の誤差の値］と［負の誤差の値］で標準偏差が入力されているセル範囲を選択すると，標準偏差をエラーバーとして示すことができる．ダイナマイトプロットを作成する場合は，［縦軸誤差範囲］のタブで［方向］は［正方向］を選択する．

折れ線グラフでも，上記と同様にしてエラーバーを作成することができる．

作図例1　折れ線グラフの例[†1)]

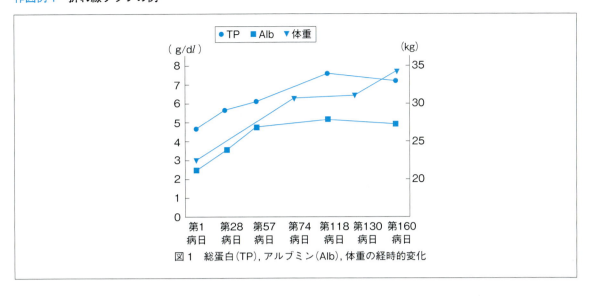

図1　総蛋白(TP)，アルブミン(Alb)，体重の経時的変化

作図例2　棒グラフの例（エラーバー付）[†2)]

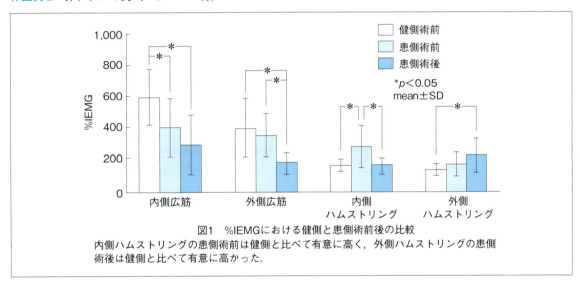

図1　%IEMGにおける健側と患側術前後の比較
内側ハムストリングの患側術前は健側と比べて有意に高く，外側ハムストリングの患側術後は健側と比べて有意に高かった．

作図例3　散布図の例[†3)]

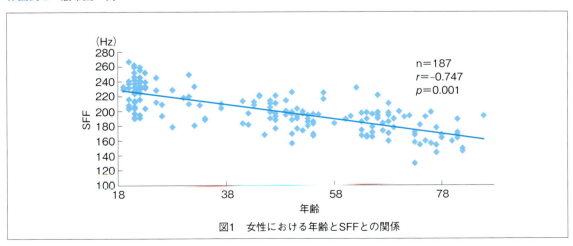

図1　女性における年齢とSFFとの関係

作図例4　円グラフの例[4]

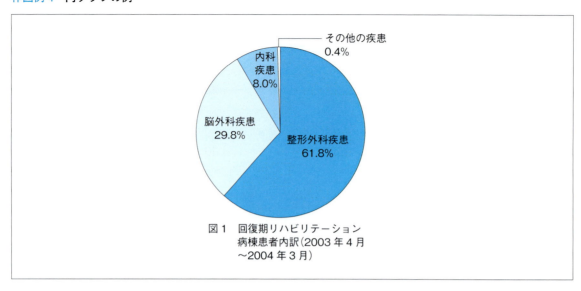

図1　回復期リハビリテーション病棟患者内訳（2003年4月～2004年3月）

作図例5　帯グラフの例[5]

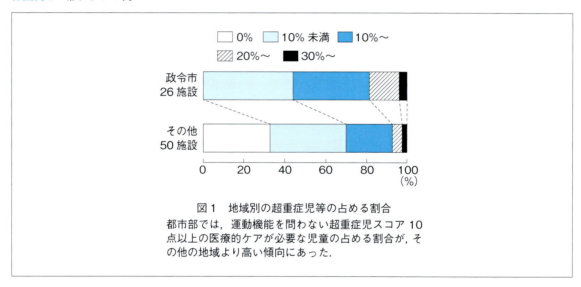

図1　地域別の超重症児等の占める割合
都市部では，運動機能を問わない超重症児スコア10点以上の医療的ケアが必要な児童の占める割合が，その他の地域より高い傾向にあった．

作図例6　研究方法を示したフローチャートの例[†6]

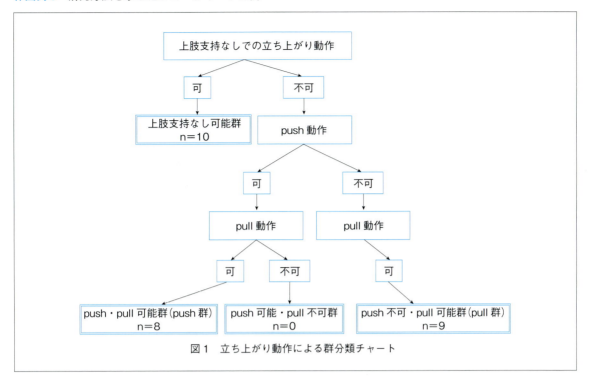

図1　立ち上がり動作による群分類チャート

作図例7　折れ線グラフの例（パラメーターが2種だけの場合）[†7]

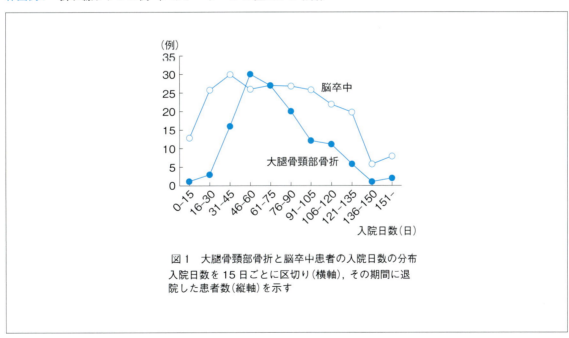

図1　大腿骨頸部骨折と脳卒中患者の入院日数の分布
入院日数を15日ごとに区切り（横軸），その期間に退院した患者数（縦軸）を示す

作図例 8　折れ線グラフの例（パラメーターが多数の場合）[†8]

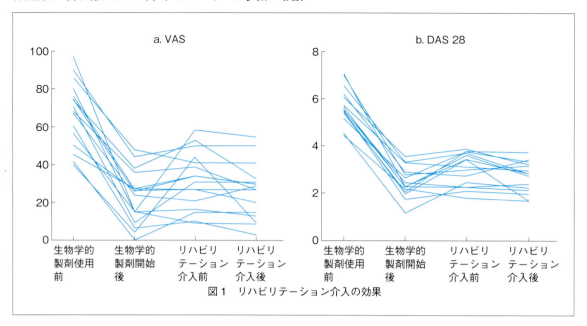

図1　リハビリテーション介入の効果

現し，SE を示すさいには平均値の精度（確からしさ）を表現する．エラーバーが SD か SE のどちらを表しているかは明記すべきであるが，記載していない論文がしばしば目につく．必ずグラフの表題（題名）の末尾に（平均±標準偏差）のように示すか，もしくはグラフの中に記載すべきである．臨床研究では対象集団のばらつきに着目するため，SD を用いることが多い．これに対して，基礎研究では平均値のばらつきを見たいので SE を用いることがしばしばある．

エラーバーが SD を示す場合，±1SD で示された I 字型のエラーバーの範囲に全データの 68.27％ が含まれる．SD の 2 倍のエラーバーの範囲には約 95％（正確には 95.4％）の値が含まれる．なお，95％信頼区間は平均値±2SD といわれるが，正確には平均値±1.96SD である．

エラーバーは上半分だけを棒グラフの上に載せた T 字型にすることもあり（作図例 9），これをダイナマイトプロットという．しかし，エラーバーの長さから有意差があるかどうかを推察することができるため，ダイナマイトプロットは丁寧な図とはいえない．なお，棒グラフは縦棒グラフのほかに横棒グラフを用いることもあるが，この場合もエラーバーを付すのが望ましい（作図例 10）．

エラーバーは，折れ線グラフでも必要に応じて表示する（作図例 11）．また，折れ線グラフでもエラーバーを T 字型にして上半分だけを示すことがある．

③ 折れ線グラフや棒グラフの留意点

折れ線グラフや棒グラフの原点は常にゼロでなくてはならない．折れ線グラフの値が高値であるため，原点をゼロとするとグラフの下部に大きな空白ができてしまう場合，原点のゼロの上にダブルスラッシュ（//）を引いて Y 軸を分断する．あるいは波ダッシュ（〜）を

作図例9　T字型エラーバーの例[†9)]

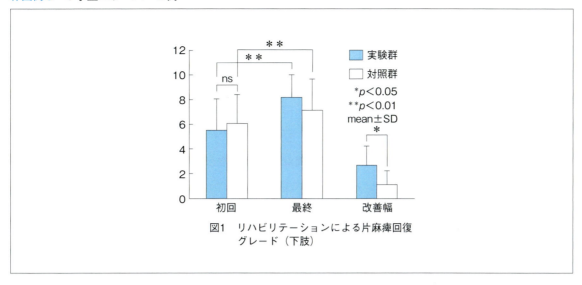

図1　リハビリテーションによる片麻痺回復グレード（下肢）

作図例10　横の棒グラフの例[†10)]

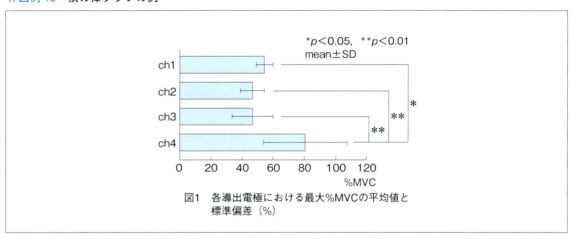

図1　各導出電極における最大%MVCの平均値と標準偏差（%）

作図例11　折れ線グラフの例（エラーバー付）[†11)]

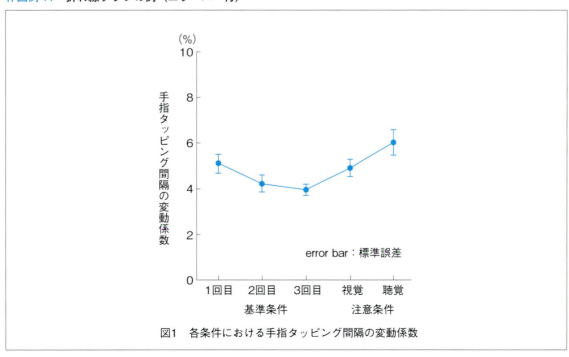

図1　各条件における手指タッピング間隔の変動係数

二重に引いた特殊記号（≈）でY軸を分断する．棒グラフでも同様である．

また，Y軸がパーセントの場合は，Y軸の上限は100でなくてはならない．

折れ線グラフや棒グラフには3次元効果のような特殊効果は用いないのが原則である．APA論文作成マニュアルでも，「その効果がデータをゆがめたり，読者の気をちらしてしまう可能性がある」として禁止している．2次元のグラフのほうが見やすいのはいうまでもない．

また，折れ線グラフや棒グラフでは，X軸とY軸の直線のみを記す．Y軸の目盛りごとに水平直線を入れた図を見かけることがあるが，不要な直線である．

折れ線グラフと棒グラフなど，異なる種類のグラフを組み合わせて作成したグラフのことを複合グラフという．作図例12に折れ線グラフと棒グラフの複合グラフの例を示す．

▶2) 散布図，円グラフ，帯グラフ，フローチャートなど

①散布図

縦軸と横軸に2つの変数の量や大きさなどを対応させてデータを座標軸上に点でプロットしたものであり，2つの変数の相関関係を示すさいに用いられる．プロットした点が右上がりに分布する傾向であれば正の相関があることを示し，逆に右下がりに分布する傾向であれば負の相関があることを示す．作図例3は，負の有意な相関を呈する散布図の例である．

②円グラフ

割合を示すさいに用いられる．比較する項目を割合の大きいものから順に配列し，最大のものは必ず12時の方向から始めるようにする（作図例4）．

③帯グラフ

円グラフと同様に割合を示すさいに用いられる（作図例5）．全体の量を帯状の長方形で

作図例12　複合グラフの例[†12)]

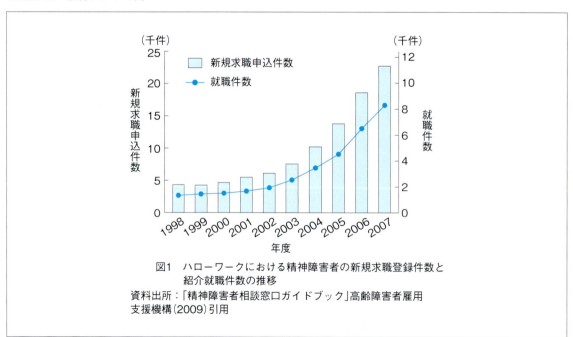

図1　ハローワークにおける精神障害者の新規求職登録件数と紹介就職件数の推移

資料出所：「精神障害者相談窓口ガイドブック」高齢障害者雇用支援機構（2009）引用

表し，比較する項目の割合を配列し長方形で区切って表す．

④フローチャートなど

研究の流れや過程，使用した機器装置の設計システムなどをわかりやすく示すには，**フローチャート**が用いられる（作図例6）．研究方法を示すために**模式図**が用いられることもある（作図例13）．

そのほか，生データを棒グラフ状にプロットして作図することで分布状況を示すこともある（作図例14）．このようにして生データを用いた図では，平均と標準偏差・誤差といった要約データ（summary data）では示すことのできない詳細な情報を提供することができる．生データと要約データを一緒に示す場合もある（作図例15）．この場合は生データをプロットしながら，その横に平均±標準偏差を横に示す方法であり読者にとってもわかりやすく優れた図といえる．

ところで，論文を読んでいると，作図例16に示したように，不要な図を見かけることがある．2群の平均や割合を図で示す必要はあるだろうか．本文に記載するだけで十分である．本文に記載した内容と同じものを図で示すのはスペースの無駄であり，冗長な論文となってしまう．こうした点は学会発表と論文との違いの一つである．これに対して，作図例15は2群の比較であっても分布状況を示すために必要な図であることがわかるであろう．

また，この作図例16の右の棒グラフで男性群と女性群の色を白と黒といったように区分する必要はない．ただし，この棒グラフの良い点は，p値を図中に書き込んでいる点である．パラメーターが少数であれば，p値を示すには，$*: p < 0.05$，$**: p < 0.01$，$***: p < 0.001$ のようにアステリスクを脚注に付して示すよりも図中に直接書き込んだほうが見やすい．

作図例13　研究方法を模式図で示した例[13)]

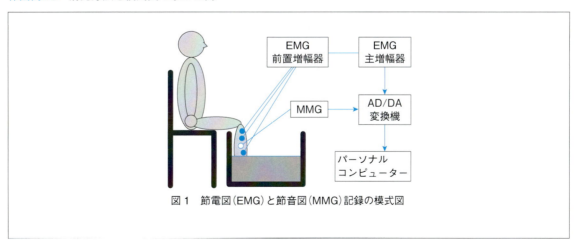

図1　節電図（EMG）と節音図（MMG）記録の模式図

作図例 14 棒グラフ状に生のデータをプロットした図の例[14)]

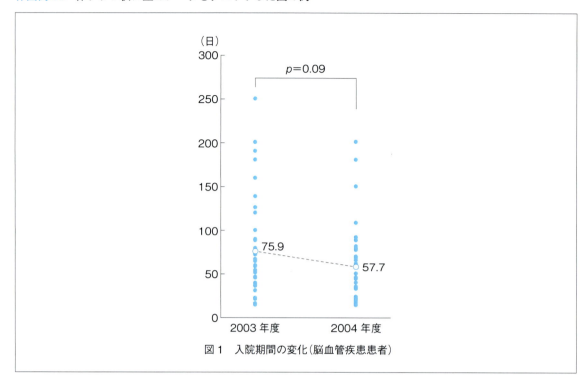

図1 入院期間の変化（脳血管疾患患者）

作図例 15 生データと要約データを一緒に示した例[15)]

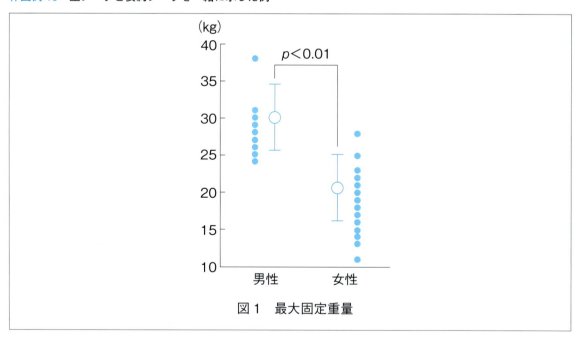

図1 最大固定重量

作図例 16　不要な図の例．右の棒グラフは 2 群の比較を示し，左の円グラフは 2 群の割合を示す

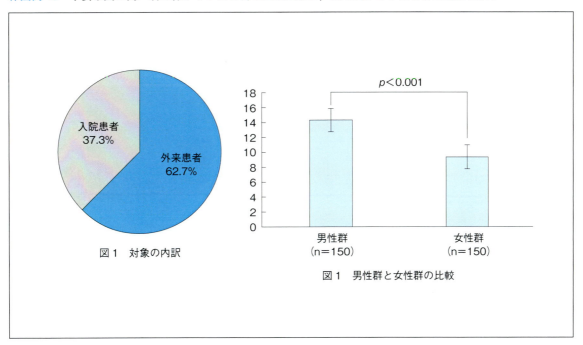

▶3）箱ひげ（ヒゲ）図，積み上げ棒グラフ

①箱ひげ（ヒゲ）図

　箱ひげ（ヒゲ）図は，ばらつきのあるデータをわかりやすく表現するために用いられるグラフである．通常，箱の中に中央値（第 2 四分位点）を示し，箱の上端（第 3 四分位点）は 75 パーセンタイル値，下端（第 1 四分位点）は 25 パーセンタイル値を示す．つまり，箱の下端の下側には全体の 1/4 のデータがあり，箱の上端の下側には 3/4 のデータがあることを示す．**箱の下端から上端までを四分位範囲**（Inter Quartile Range：IQR）**とよび，全体の 50％のデータがこの範囲に入ることを示す．エラーバー（ひげ）の上端は最大値を示し下端は最小値を示す．**作図例 17 にその例を示す．

　パーセンタイル値とは，データを最小値から順に並べたときに何番目に位置するかを表したものである．したがって 25 パーセンタイルとは 100 のデータのなかで最小値から 25 番目に位置するデータを表す．中央値は 50 パーセンタイルと同値であり，ちょうど中央に位置するデータを表す．

②積み上げ縦棒グラフや積み上げ横棒グラフ

　積み上げ棒グラフの棒の長さを全項目 100％にすると，各要素の項目全体に対する割合を把握・比較するのに適したグラフとなる．こうしたグラフは特に **100％積み上げ棒グラフ**とよばれる（作図例 18）．

作図例 17　箱ひげ図の例[†17)]

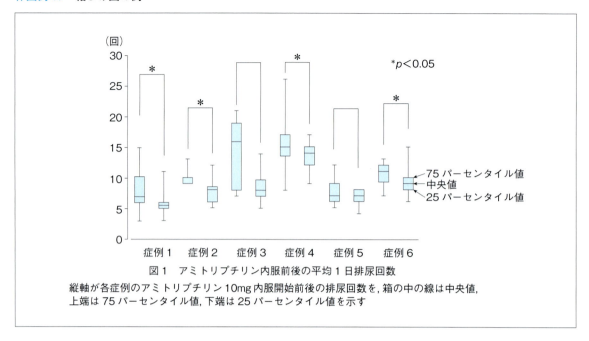

図1　アミトリプチリン内服前後の平均1日排尿回数
縦軸が各症例のアミトリプチリン10mg内服開始前後の排尿回数を，箱の中の線は中央値，上端は75パーセンタイル値，下端は25パーセンタイル値を示す

作図例 18　100%積み上げ縦棒グラフ[†18)]

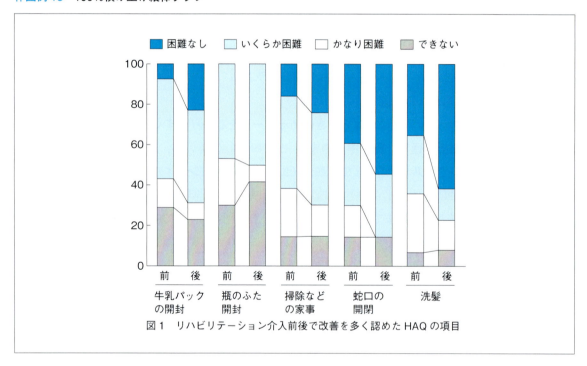

図1　リハビリテーション介入前後で改善を多く認めたHAQの項目

▶4）画像所見

単純 X 線，MRI，CT などの画像所見については，今日ではほとんどのものがデジタルデータで取得できる．したがって，論文の作成においても，画像データの取り扱いの知識がある程度必要とされる．

まず，日常 PC で扱うことのできる画像データ形式を理解することが肝要である．一般的な画像形式には，JPEG，TIFF，EPS，PNG，GIF，BMP などがあるが，一般に扱われる画像形式の多くは JPEG である．DICOM などの医療画像形式で受け取った場合は，専門の方に相談して JPEG に変換してもらうようにするとよい．

JPEG の画像を取り扱うことができるソフトウェアは多くある．Microsoft が無料で提供している「Microsoft フォト」[※1]を使うと画像のトリミングができる．ただし，画像の人物に目隠しを入れるなどの高度な編集はできない．

高度な編集を行う場合は，「Adobe Photoshop」を用いる．月額 2,728 円で購入することができる（税込，2023 年 3 月現在）．Photoshop は，プロフェッショナルをも対象としているため，多くの機能を備えており，習熟するには時間を要するが，すべての機能を覚える必要はなく，人物に目隠しを入れる方法など，自分にとって必要な機能さえ覚えてしまえば，初心者でも十分使いこなすことができる．また，Photoshop と同等の機能をもつフリーのソフトウェアとして，「GIMP」がある．

画像に文字や線を組み合わせる場合は，「Microsoft Word」を用いるのが一般的である．画像を論文のなかで扱うさいに注意しなくてはならないのは，画質が低いと掲載を拒否されるという点である．電子カルテ上の静止画像はピクセル数を低くしてあることがあるので留意が必要である．また，不要な部分や個人情報が記載された部分は，トリミングをするなどして除いておく必要がある．

デジタル化されていないものについては，JPEG 形式でスキャナーに取り込み，デジタルデータ化するとよい．

なお，画像データについては，個人情報を隠すなどの目的以外には，客観性を保つために加工をすることはなるべく避け，やむを得ず加工する場合も読者に誤解を与えないように十分に注意をする必要がある．

[※1] Windows11に最初からインストールされている．インストールされていない場合は、Microsoftストア（https://www.microsoft.com/ja-jp/store/）から無料でダウンロードすることができる．

2　表の作成の仕方

▶1）どのような場合に，どのような目的で表を用いるのか

前述のように，表は主に多くの量的情報を整理して示すのに役立つが質的情報を提示するためにも用いられる．通常は，「Microsoft Word もしくは Excel」で作成する．

作表例 1 に示したような先行研究報告の一覧や，作表例 2 に示したような対象の属性を簡潔に示すには，表は必須である．研究方法などは，作表例 3 に示したように，その研究で用いた評価の定義のほか，評価尺度などの重要な記述的情報の概要を表で読者に明確に示すことができる．このようにすると，本文には「表○に本研究で用いた○○の評価の定義（評価尺度）を示す」といったように簡潔に記載するだけでよい．質問紙やアンケート調査票を

作表例 1 先行研究報告の一覧をまとめた表の例[‡1)]

表1　成人男性のSFFに関する先行報告一覧

報告者名	言語	年齢	SFF	発話資料	n
Mysak（1959）	American English	30-62	113.2	長文	15
		65-79	124.3	長文	12
		80-92	141.0	長文	12
Fitch & Holbrook（1970）	English	17-25	116.7	長文	100
Majewski, et al.（1972）	Polish	17-28	136.2	長文	103
Hollien & Shipp（1972）	American English	20-29	120.0	長文	25
		30-39	112.0	長文	25
		40-49	107.0	長文	25
		50-59	118.0	長文	25
		60-69	112.0	長文	25
		70-79	132.0	長文	25
		80-89	146.0	長文	25
Hollien & Jackson（1973）	English	17-25	129.4	長文	157
Lass & Brown（1978）	American English	18-25	119.8	長文	15
Honjo & Isshiki（1980）	Japanese	69-85	162.0	短文	20
Benjamin（1981）	American English	21-32	110.3	長文	10
		68-82	103.0	長文	10
Graddol & Swann（1983）	British English	26-39	114.0	長文	15
Ramig & Ringel（1983）	American English	25-35	121.9	長文	8
		45-55	118.4	長文	8
		65-75	126.0	長文	8
Pegoraro Krook（1988）	Swedish	20-29	112.3	長文	7
		30-39	109.6	長文	20
		40-49	107.6	長文	12
		50-59	109.5	長文	46
		60-69	118.5	長文	77
		70-79	124.0	長文	36
Brown, et al.（1991）	American English	20-35	118.0	長文	15
		40-55	110.0	長文	15
		65-85	127.0	長文	15

作表例 2 対象の属性をまとめた表の例[‡2)]

表1　対象

	例数（人）	年齢（歳）			性別（人）		発症後経過月数（月）		
		Mean	SD	Range	男	女	Mean	SD	Range
嚥下障害群	35	62.1	10.5	38〜78	23	12	44.5	43.6	0〜180
健常者群	35	62.3	10.9	38〜81	23	12			

作表例3 方法で用いた評価の定義を記述的にまとめた表の例[‡3)]

表1　官能評価に用いた，とろみの3段階の定義

①段階1：薄いとろみ
性状：スプーンを傾けるとすっと流れおちる．カップを逆さにし，流れ出た後には，うっすらと跡が残る程度の付着． 軽度の嚥下障害症例に用いる下記中間のとろみより，薄いとろみ濃度の液体．
②段階2：中間のとろみ
性状：スプーンを傾けると，とろとろと流れる．カップを逆さにし，流れ出た後には全体にコーティングしたように付着． 中等度の嚥下障害症例にまず試す，標準的なとろみ濃度の液体．
③段階3：濃いとろみ
性状：スプーンを傾けても，形状がある程度保たれ，流れにくい．カップを逆さにしても流れ出ない（ぽてっと落ちる）． 上記中間のとろみでは，誤嚥のリスクのある重度嚥下障害症例に用いる濃いとろみの液体．

用いる場合には，もちろん表は欠かせない．こうした表は，附表とすることもある．

結果においても，**作表例4**に示したように，**単に統計処理結果のみを簡潔に示すには表が有用であることがある．また表は，多数のパラメーターについて統計学的に比較検討した結果を詳細な数値を添えて記載する場合においてしばしば大変有用である．作表例5**にその例を示した．この結果を図で示そうとすると，パラメーターの数だけ図が必要となる．

こうして表を用いて結果を整理して提示しておけば，本文中にはその要点だけを記載すればよい．表の要点を本文で示すさいには，表で用いた用語と同じ用語を用いること，表と同じ順序で記載することを遵守する．表のなかでは多数の数値が並ぶことが多いが，本文中ではこうした数値を繰り返して記載する必要はない．多くの場合，「～と比較して有意に高値を示した」というように統計学的処理結果を記載するだけでよい．

総じて，表は図と比較して情報量が多く，少ないスペースで多数のデータを提示することができる．多変量解析結果を示した表は，表の利点を活かした典型例といえる．しかし，数値が多数並んだ表が過剰に含まれていると，読者にとって論文を読み進めることが苦痛になってしまう．他方で，短すぎる表（2行程度の表）はスペースの無駄であり，本文中で記載したほうが効果的である．

作表例 4　統計処理結果を簡潔にまとめた表の例‡4)

表1　YG性格検査下位項目得点についての群間比較（Tukey法による多重比較）

順位	（抗うつ性，気分の変化，劣等感）					順位	（活動性，社会的内向性）				
		1	2	3	4			1	2	3	4
	グループ	O/P	N/P	O/N	N/N		グループ	N/P	O/P	O/N	N/N
1	O/P	ns				1	N/P	ns			
2	N/P	ns	ns			2	O/P	ns	ns		
3	O/N	**	**	ns		3	O/N	*	ns	ns	
4	N/N	**	**	ns	ns	4	N/N	**	ns	ns	ns
順位	（神経質）					順位	（思考的内向性）				
		1	2	3	4			1	2	3	4
	グループ	N/P	O/P	O/N	N/N		グループ	O/P	N/P	O/N	N/N
1	N/P	ns				1	O/P	ns			
2	O/P	ns	ns			2	N/P	ns	ns		
3	O/N	**	**	ns		3	O/N	ns	ns	ns	
4	N/N	**	**	ns	ns	4	N/N	**	**	ns	ns

注）ns：not significant　＊$p < 0.05$　＊＊：$p < 0.01$

▶2）表を作成するさいの留意点

すでに述べたが，原則として，**1点の表は1枚以内に収まるようにする**．表中において少数点以下何桁までを表記するかについての規定はない．しかし，1桁もしくは2桁が一般的である．研究内容にもよるが，多くの場合，2桁以上を表記しても意義は乏しい．通常は1桁で十分である．また，p値が0.001よりも小さい場合，$p < 0.001$と記載する．

表のなかで使用した略語はいかに一般的なものであっても，表の下部に，「SD：standard deviation」「NS：not significant」というように脚注を入れる．また，小数点の位置を縦方向でそろえ，小数点以下の桁数もそろえる．数値がすべて1未満の場合は，「0.64」と記載するよりも「.64」と記載するほうが見栄えが良い．

表を作成する場合，水平直線のみを使用する（作表例6）．**原則として，垂直直線は使用しない**．これは洋雑誌では縦の罫線を使用しない習慣があり，次第に和雑誌でも縦の罫線を使用しないようになったものである．APA論文作成マニュアルでも，垂直直線の使用を控えるよう明記している．また，横の罫線が多くあるのはうるさい印象を受ける．必要限度にとどめておくのがよいであろう．しかし，雑誌によっては垂直直線を使用しているものもあり，投稿する雑誌のスタイルに従うのが賢明であろう．いずれにしても作表例7に示したような斜線は決して使用してはならない．

原則として，表題の下の一番上の水平直線は太罫とし，それ以外の直線は細罫とする．しかし，この点も投稿する雑誌のスタイルに合わせる．

作表例5　多数のパラメーターを統計学的に比較検討した結果をまとめた表の例[‡5)]

表1　病態水準別ロールシャッハ・テスト・スコア平均値の比較

項目	高次の水準 (n=18)	中間の水準 (n=10)	低次の水準 (n=17)
R	21.4	20.5	16.3
Rej	0.1	0.0	0.6
W	11.2	13.4	10.5
D	7.7	6.0	4.3
M	3.3	1.7	2.1
FM	3.4	2.8	2.1
M/ΣC	2.1	0.6	1.3
FC	1.3	1.5	1.2
CF+C	2.2	2.5	2.2
FK	0.6	1.3	0.2
ΣF+%	81.1	66.4	66.1
R+%	74.5	57.5	56.9
F−	0.3	1.4	1.9
P	6.4	4.0	4.1
BRS	−3.5	−6.8	−18.5
RPRS	5.1	4.0	0.9

† $p < 0.1$　＊ $p < 0.05$　＊＊ $p < 0.01$
Kruskal-Wallis 検定（2群間は多重比較）

作表例6　水平直線のみを使用した適切な表の例

	例数	平均年齢	SD
青年群			
男性	77	23.1	3.5
女性	77	22.8	3.6
中年群			
男性	55	48.6	6.4
女性	55	48.4	5.2
老年群			
男性	55	69.5	6.2
女性	55	70.7	6.6

作表例7　垂直直線や斜線を使用した不適切な表の例

	例数	平均年齢	SD
青年群			
男性	77	23.1	3.5
女性	77	22.8	3.6
中年群			
男性	55	48.6	6.4
女性	55	48.4	5.2
老年群			
男性	55	69.5	6.2
女性	55	70.7	6.6

*図の出典一覧

†1 玉田良樹, 他：神経性食思不振症に合併した若年性脳梗塞に対するリハビリテーションの経験. 総合リハ, 41：671-676, 2013 を一部改変

†2 福田　航, 他：前十字靭帯再建術前後における片脚スクワット中の筋電図学的検討. 総合リハ, 39：471-476, 2011 を一部改変

†3 西尾正輝, 他：加齢に伴う話声位の変化. 音声言語医学, 46：136-144, 2005 を一部改変

†4 宮本大介, 他：地域基幹病院におけるリハビリテーションシステム改革の効果. 総合リハ, 34：275-282, 2006 を一部改変

†5 北村由紀子, 他：肢体不自由児通園施設における医療的ケア必要児の調査. 総合リハ, 36：79-85, 2008 を一部改変

†6 高橋純平, 他：脳卒中片麻痺患者の立ち上がり動作能力と身体機能ならびにADLとの関係. 総合リハ, 41：55-62, 2013 を一部改変

†7 德永　誠, 他：回復期リハビリテーション病棟における大腿骨頸部骨折と脳卒中の臨床像の違い―脳卒中の地域連携クリティカルパス作成への基礎資料. 総合リハ, 36：183-189, 2008 を一部改変

†8 永原詩乃, 他：生物学的製剤使用中の関節リウマチ患者における上肢の誤用・過用の実態とリハビリテーション介入の効果. 総合リハ, 40：275-279, 2012 を一部改変

†9 三谷俊史, 他：回復期脳卒中片麻痺に対する促通反復療法の効果. 総合リハ, 38：165-170, 2010 を一部改変

†10 伊藤智崇, 他：ペットボトルを用いた大殿筋の筋力増強法の検討. 総合リハ, 37：663-669, 2009 を一部改変

†11 冷水　誠, 他：視覚的および聴覚的注意が手指タッピング運動に及ぼす影響. 総合リハ, 35：379-382, 2007 を一部改変

†12 相澤欽一：精神障害. 総合リハ, 37：741-745, 2009 を一部改変

†13 田中紀行, 他：足浴による温熱作用が前脛骨筋収縮に及ぼす影響. 総合リハ, 39：885-891, 2011 を一部改変

†14 宮本大介, 他：地域基幹病院におけるリハビリテーションシステム改革の効果. 総合リハ, 34：275-282, 2006 を一部改変

†15 山﨑裕司, 他：膝伸展筋力評価における徒手固定の限界. 総合リハ, 35：1369-1371, 2007 を一部改変

†17 中木村　繁, 他：回復期病棟入院患者の頻尿に対するアミトリプチリンの有効性の検討. 総合リハ, 41：187-190, 2013 を一部改変

†18 永原詩乃, 他：生物学的製剤使用中の関節リウマチ患者における上肢の誤用・過用の実態とリハビリテーション介入の効果. 総合リハ, 40：275-279, 2012 を一部改変

*表の出典一覧

‡1 西尾正輝, 他：加齢に伴う話声位の変化. 音声言語医学, 46:136-144, 2005.

‡2 西尾正輝, 他：在宅嚥下障害患者の摂食に関する検討. 音声言語医学, 39：193-201, 1998.

‡3 宇山理紗, 他：とろみ液の官能評価による分類―粘度およびLine Spread Test値の範囲設定―. 日摂食嚥下リハ会誌, 18：13-21, 2014.

‡4 幸田るみ子, 他：美容形成術希望者の心理特性に関する実態調査の統計的検討. 精神医学, 36, 523-529, 1994.

‡5 久保田幹子, 他：ロールシャッハ・テストからみた森田療法適応例の病態水準. 精神医学, 36：845-852, 1994.

第9章

校正の仕方

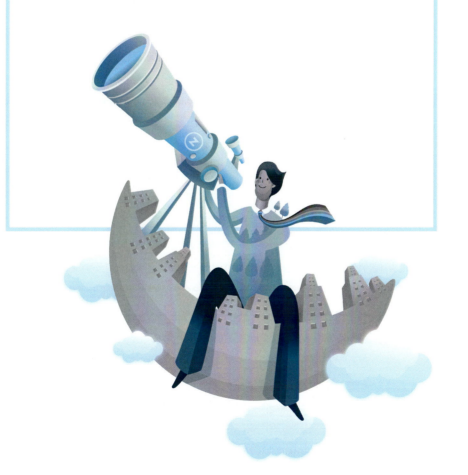

Chapter 9 校正の仕方

● 投稿した論文が受理されると原稿は掲載される雑誌の体裁に整えられ，初校として著者に届けられる．ほとんどの場合，雑誌に掲載される前の最後の確認となる．本章では，校正作業を行うさいに必要な知識と技法について具体的に解説する．

キーワード 校正の原則，校正記号

1 校正の基本原則

▶1) 著者校正の義務

雑誌に投稿して査読の結果「採用」と判定された論文，すなわち受理された論文の原稿は，編集委員会が出版社に入稿する．原稿を受領した出版社の担当者は原稿整理，割付(文字や図表の配置を決める作業)を行い，印刷会社に原稿を送る．印刷会社が製版をして校正刷り(ゲラ刷り)を刷り，出版社に届ける．こうして組上がった校正刷り(初校ゲラ)は必ず筆頭著者に送られる．すなわち，**論文の著者には必ず校正作業が義務付けられる．**

書籍の場合，著者校正は初校，再校，三校と3回程度の校正を行う．場合によって，四校，五校と繰り返して校了(校正が完了すること)となることもある．これに対して，**論文の場合，著者校正は，通常は初校の1回のみである．**したがって，**論文の校正は1回で正確に終えなくてはならない．**

和雑誌では原稿がなおも郵送にて紙媒体で送られてくる雑誌が少なくないが，電子媒体(多くはPDFだがWordの場合もある)で送られてくる雑誌も増えている．出版社の担当者は著者に初校ゲラを送る前に校正(初校引合せ校正)を行ってくれるが，医学系論文では専門用語が頻出することなどもあり，著者自身が責任をもって正しく校正を行わなくてはならない．4章でも指摘したように，文献の書誌的事項では特に不備がある論文が多く，校正のさいに再度入念にチェックしておきたいものである．著者の氏名，洋文献のスペリング，略誌名が統一されているかどうか，など細部に関しては査読者，編集委員，出版社の担当者のいずれも著者に委任している場合が多い．あるいは，印刷所のミスで一段落が脱落していたり重複していることもある．したがって，編集委員会で受理された原稿を左側に，ゲラを右側に置き，左手で原稿の一文字・記号を指しながらゲラの一文字・記号をチェックするように，慎重に作業を進めなくてはならない．

▶ **2) 著者校正の基本的な事項**

査読を経て受理された論文の場合，この校正では誤字・脱字などのチェックのみを行う．**本文に許可なしに加筆したり文章を修正することは決して許されない**．内容に誤りが見つかりどうしても修正や加筆が必要な場合であっても，編集委員会の承諾を必要とする．また，**校正は迅速に行うべきものであり，数日も放置しておくものではない**．わずかに一人の著者校正が遅延したために，刊行が予定よりも遅れるという事態を招きかねない．いかに多忙であっても，校正作業は 2，3 日から遅くても 1 週間以内に出版社に届くようにすべきであろう．それが困難である場合，共同著者を代理として立てるべきであろう．2 章でも解説したが，国際雑誌では「校正刷りの返送までの時間は受領後 48 時間に行うこと」と規定しているものが珍しくない．日中の多忙な業務に追われている最中にこうした連絡を受け取ると，額からダラリと汗が流れ，夜を徹して作業に取り組むと覚悟するしかない．

校正は，通常，編集委員会が委託している出版社や印刷所と直接やりとりをする．そのさいには，**出版業界で常用されている校正記号を用いる**．以下に，諸種の校正記号を示す．なお，**校正は必ず赤の細めのボールペンを用いて楷書で明瞭に行う**．ここから，校正記号は「赤字」といわれる．修正ペンは用いてはならない．日本式の校正記号は JIS の JIS Z 8208 により規定されており，これは 2007 年に改定されたものである．自分で勝手に校正の記号を作成してはならない．和雑誌に掲載されるものであれば，欧米式の校正記号ももちろん使用してはならない．しかし，厳密には，校正の仕方の詳細については，出版社や印刷所によって多少異なるのが実際である．**最も大切なことは，指示する内容が確実に伝わるように丁寧に校正作業を行うことであろう**．

2　日本式校正記号

校正のさいに書き入れる赤字は，余白の空白部に書くのが原則である．引出し線（修正の箇所と指示の文字・記号をつなぐ線）**は中央から左側にある文字は左側に，中央から右側にある文字は右側に行間に沿って引く**．以下に，その例を示す．また，図 9-1 に，以下①～⑦までの校正記号を使用した例を示す．

① 文字・記号の修正

1 つの文字や記号を修正する場合，修正する文字や記号の上に明確に逆斜線（バックスラッシュ）を引き，そこから引出し線を引いて，引出し線の先に正しい文字や記号を示す．逆斜線の代わりに修正する文字・記号を○で囲んでもよい．2 字以上の文字や記号を修正する場合，修正する範囲の文字や記号の最初と終わりの文字・記号に斜線を上書きしてその間の文字を横線で上書きし，そこから引出し線を引いて，引出し線の先に正しい文字や記号を示す．修正をする範囲を正確に示すために ├─────┤ と指定することもある．2 文字以上の修正が連続してあるにもかかわらず，一文字ずつ修正してはならない．

② 削除する

不要な文字・記号を削除する場合は，削除する文字・記号の上に斜線を引き，そこから引出し線を引いて「トル」と記入する．2 つ以上の文字や記号を削除する場合，削除する

範囲の文字や記号の最初と終わりの文字・記号に斜線を上書きしてその間の文字を横線で上書きし，そこから引出し線を引いて「トル」と記入する．「削除して詰める」という意味から，「トルツメ」と書いてもよい．削除した文字・記号の箇所を空けたままにしたい場合は，「トルアキ」または「トルママ」と書く．

③ 修正・削除の取り消し

①や②のように，赤のボールペンでいったん修正したり削除した後で，修正や削除をする必要がないことがわかった場合は，修正したり削除をした内容に斜線を引いて取り消し，元の文字・記号の近くの余白に「イキ」と書き込む．「元の文字のままにする」という意味で「ママ」を使うこともある．②でいったん「トル」と記入した場合，この「トル」に斜線を引いて取り消すが，その「トル」の脇に「イキ」と書いてはいけない．こうすると，斜線で消した「トル」を生かすという意味に誤解して解釈されかねない．

④ 文字・記号の挿入

文字・記号を挿入する場合は，挿入する位置に「∧」の記号を付けて引出し線を引き，挿入する文字を余白に書き込み二股の線で挟む．句読点や中黒（「・」で示す記述記号で，中点ともいう），コロン（「：」で示す記号），セミコロン（「；」で示す記号），ピリオドを挿入する場合は，「∧」の記号を付けてその下に書き込む．中黒は□で囲み，コロンは○で囲む（図 9-2）．

⑤ 小書き文字へ修正

「コンピューター」が誤って「コンピユーター」となっているため「ユ」を小書き文字の「ュ」に修正する場合は，誤っている文字「ユ」を「∧」の記号で囲む．「小サク」と修正した箇所の上に丸囲みで添え書きするとより明確である．

⑥ 小書き文字の修正

拗音や促音のように誤って小書き文字になっている文字を普通の大きさの直音にする場合は，修正したい小書き文字を「∨」の記号で囲む．「大キク」と修正した箇所の下に丸囲みで添え書きするとより明確である．

⑦ 上付き文字・下付き文字へ修正

上付き文字・記号に修正したい場合は「∨」の記号で囲む．「上ツキ」と修正した箇所の上に丸囲みで添え書きするとより明確である．下付き文字・記号に修正したい場合は，「∧」の記号で文字を囲む．「下ツキ」と修正した箇所の上に丸囲みで添え書きするとより明確である．

上記の校正を行うさいには，引出し線が交差しないようにする．

【修正前】

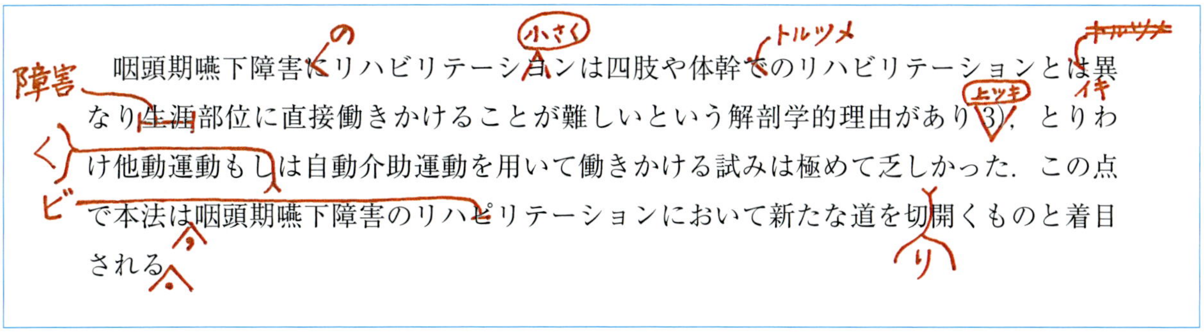

咽頭期嚥下障害にリハビリテーションは四肢や体幹でのリハビリテーションとは異なり生涯部位に直接働きかけることが難しいという解剖学的理由があり3），とりわけ他動運動もしは自動介助運動を用いて働きかける試みは極めて乏しかった．この点で本法は咽頭期嚥下障害のリハビリテーションにおいて新たな道を切開くものと着目される

【修正後】

　咽頭期嚥下障害のリハビリテーションは四肢や体幹のリハビリテーションとは異なり障害部位に直接働きかけることが難しいという解剖学的理由があり[3]，とりわけ他動運動もしくは自動介助運動を用いて働きかける試みは極めて乏しかった．この点で本法は，咽頭期嚥下障害のリハビリテーションにおいて新たな道を切り開くものと着目される．

図 9-1　校正記号の使用例 1

【修正前】

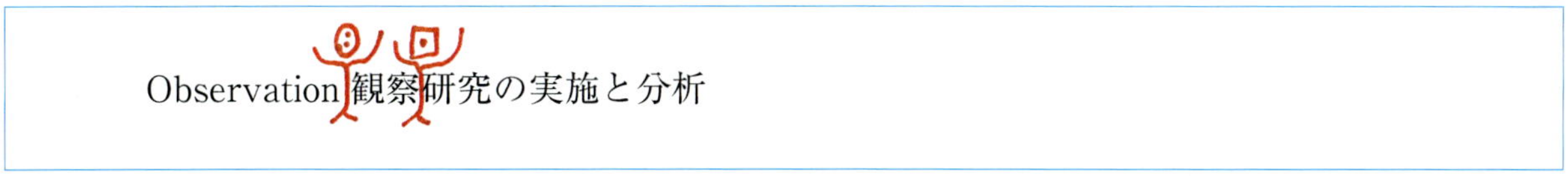

Observation 観察研究の実施と分析

【修正後】

Observation：観察・研究の実施と分析

図 9-2　校正記号の使用例 2

次に，図 9-3 に，以下⑧〜⑭までの校正記号を使用した例を示す．

⑧ 文字を入れ替える

文字を入れ替えるときは，アルファベットの逆 S 字 または S 字を横にしたような記号⌒形の記号を用いて入れ替える文字をくるむように記入する．あるいは，①で解説した方法で，文字・記号の修正を行う．

⑨ 大文字にする

修正箇所を指定し，その下に3本の実線を赤字で引く．この場合，修正箇所の上に丸囲みで「大」と添え書きするとより明確である．あるいは，単に修正箇所を指定してその上に丸囲みで「大」と書く．1文字・記号だけの場合は，修正文字・記号を指定して，その上に丸囲みで「大」と書くか，あるいは引出し線を引いて引出し線の先に丸囲みで「大」と書くと明確である．

⑩ 小文字にする

修正箇所を指定し，その上に丸囲みで「小」と書く．1文字・記号だけの場合は，修正文字・記号を指定して，その上に丸囲みで「小」と書くか，あるいは引出し線を引いて引出し線の先に丸囲みで「小」と書くと明確である．スモールキャピタル（小さい大文字）にする場合は，修正箇所を指定し，その下に2本の実線を赤字で引く．この場合，修正箇所の上に「S.C.」と添え書きするとより明確である．

⑪ まぎわらしい記号の明確化

「ハイフン（-）」「ダッシュ（—）」「マイナス（-）」「オンビキ（ー：長音）」は，それぞれ他の記号と区別するために，引出し線を引いて「ハイフン」「ダッシュ」「マイナス」「オンビキ」と明記する．見やすいように，引出し線を引いて引出し線の先に楕円で囲んでそれぞれ書くこともある．ギリシャ語については「ギ」と丸囲み文字で記入して指示する．

なお，これらの記号を明確に入力するさいに，Microsoft IME では，テンキーの右上のマイナスキーを押してからスペースキーを押すと，各記号が一覧表示されるので正確に選択することができる．

⑫ 改行に変更する

改行に変更する場合は，改行する箇所に右上がりの階段のような⌐形の記号を記入する．丸囲みで「改」と添え書きするとより明確である．改行を指示した場合，改行した行の行頭は1字下げが原則である．改行と同時に字下げをしない指示を行う場合は「下ゲズ」または「天ツキ」と記載する．

⑬ 改行されている行をつづける（追い込み）

改行されている行をつづける場合は，前の段落の行末と改行されている行頭とを曲線でつなぐ．このさい，改行されている行頭の全角アキは削除することになる．

⑭ 行をあける

行と行の間をあける場合は，「<」または「>」の記号を行間に挿入して，「1行アケル」「2行アケル」などと添え書きするとより明確である．逆に行間を詰める場合は，行と行の間に「<」または「>」の記号を行間に挿入して，行間を詰める指示を出す．

【修正前】

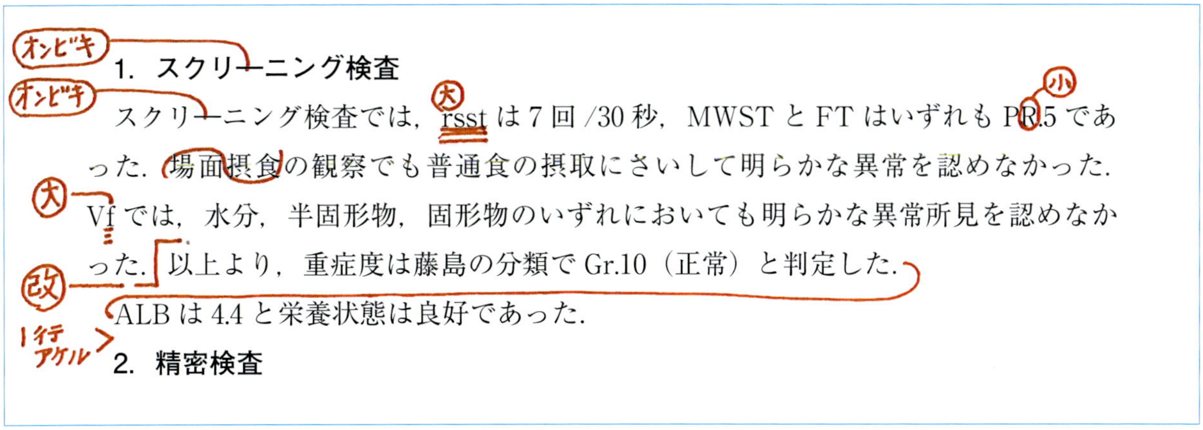

> 1. スクリーニング検査 〔オンビキ〕
> 　スクリーニング検査では，rsst〔大〕は7回/30秒，MWSTとFTはいずれもPr.5〔小〕であった．場面摂食〔入れ替え〕の観察でも普通食の摂取にさいして明らかな異常を認めなかった．Vf〔大〕では，水分，半固形物，固形物のいずれにおいても明らかな異常所見を認めなかった．〔改〕以上より，重症度は藤島の分類でGr.10（正常）と判定した．
> 　ALBは4.4と栄養状態は良好であった．〔1行アケル〕
> 2. 精密検査

【修正後】

> 1. スクリーニング検査
> 　スクリーニング検査では，RSSTは7回/30秒，MWSTとFTはいずれもPr.5であった．摂食場面の観察でも普通食の摂取にさいして明らかな異常を認めなかった．VFでは，水分，半固形物，固形物のいずれにおいても明らかな異常所見を認めなかった．
> 　以上より，重症度は藤島の分類でGr.10（正常）と判定した．ALBは4.4と栄養状態は良好であった．
>
> 2. 精密検査

図 9-3　校正記号の使用例 3

　最後に，図 9-4 に，⑮〜⑱までの校正記号を使用した例を示す．

⑮ 字間の調整

　字間を表現するさいは，1 文字の大きさを基準に表現する．1 文字分は全角，1/2 文字分（半角）は二分（にぶ），1/3 文字分は三分（さんぶ），1/4 文字分は四分（しぶ）と表現する．字間や行間がない状態をベタという．字間が広がっているのを通常の字間に調整して詰める場合は，文字と文字の間の上に「∧」の記号を挿入し，「ベタ」と添え書きするとより明確である．「ツメル」と書き添えてもよい．もしくは，字間の調整をする範囲を指定して，「ベタ」と添え書きする．詰め組（文字同士の間隔を狭くした組版）からベタ組にする場合は「ベタニモドス」と指示する．ベタ組の文字間に 1/2 文字分あけたい場合は「二分アキ」，1/4 文字分あけたい場合は「四分アキ」と指示する．全角分あけたい場合は，文字と文字の間の上に「∨」の記号を挿入し，「□」の記号を記載する．「□」は全角 1 字分のスペースを表す．

第 9 章　校正の仕方

⑯ **全角と半角**

　修正する範囲を指定し，全角文字に指定する場合は「全角」と記入して指示し，半角文字に指定する場合は「半角」と記入して指示する．

⑰ **文字の位置を上げる・下げる**

　文字の位置を上げる場合は，├──の記号を記入して上げる位置を指定する．下げる場合は，⌐の記号を記入して下げることを指定する．

⑱ **書体の指定**

　書体は，修正する文字もしくは範囲を指定して，その上に明朝体は丸囲みで「明」もしくは「ミン」と丸囲みで，ゴシック体は「ゴチ」もしくは「ゴ」と記入して指示する．斜体は「イタ」（イタリック体のこと）と記入して指示する．

【修正前】

4 食物形態の調整

摂食嚥下機能の改善の程度に応じて，適切に食形態を段階的にステップアップさせましょう．そのさい，食事の回数，食事をする時の体や首の姿勢，一口量，水分の摂取の仕方，などについても適切に変化させてゆく必要があります．さらに，必要とする栄養量に達するために，他の栄養法や高カロリー食をバランスよく活用する必要があります．

【修正後】

4　食物形態の調整

　摂食嚥下機能の改善の程度に応じて，適切に食形態を段階的にステップアップさせましょう．そのさい，食事の回数，食事をする時の体や首の姿勢，一口量，水分の摂取の仕方，などについても適切に変化させてゆく必要があります．さらに，必要とする栄養量に達するために，他の栄養法や高カロリー食をバランスよく活用する必要があります．

図 9-4　校正記号の使用例 4

索 引

A

ABAB デザイン　102, 108, 109
ABA デザイン　108
AbeBooks　124, 125
AB デザイン　108
Adobe Illustrator　178
Adobe Photoshop　191
Alibris　124, 125
Amazon　122
AMA スタイル　167
APA スタイル　167
APA 論文作成マニュアル　167
ASHA　145

B

BLDSS　153
BookFinder.com　124, 125
BOOKPLUS　115, 120
Books.or.jp　121, 122
BOOK TOWN じんぼう　124, 125

C

CiNii Articles　118, 126, 127, 131, 151
CiNii Books　114, 115, 116, 118, 146
CiNii Dissertations　118
Cochrane Library　126, 137, 141
CONSORT 2010 声明　48
CONSORT 2010 チェックリスト　49
CONSORT 声明　48
CSE スタイル　167

D

Dear Medic　150

E

EBM　28, 61, 63
EBOSCOhost　137, 143
Embase　137, 142
EMBASE　126
EndNote　156, 158
EndNote basic　156, 159
EndNote X7　159
Excel　178

F

FINER　13

G

GetARef　156, 161
GIMP　191
Google Scholar　127, 136
Google ブックス　122, 124, 146
G*Power　81
GRADE システム　28, 64, 65

I

ICMJE　166
ILL　112
IMRAD　77
IMRAD 形式　72, 76
International Society of Physical and Rehabilitation Medicine　145
ITT　43

J

JAIRO　118, 127, 133
Jcross　115, 120
JDream III　126, 127, 129, 151
JMEDPLus　129
J-STAGE　126, 127, 130, 151

M

magazineplus　127, 130
Mendely　156
Minds 診療ガイドライン　64, 67

N

NACSIS-CAT　146
NACSIS-ILL　146
NDL　115
NDL ONLINE　114, 115, 116, 126, 127, 146, 153

NDL Search 126, 127, 146
NLM スタイル 167
N-of-1 RCT 44
N-of-1 試験 44

O

OPAC 112, 114, 115

P

PECO 6, 8, 10, 11, 13
PEDro 127, 132
PICO 6, 8, 10, 12, 13
powell's books 124, 125
Power Point 178
PRISMA 50
PRISMA 声明 50
PROBE 法 47, 48, 60
Project Guttenberg 124
ProQuest Health and Medical Complete 137, 144
PsycINFO 137, 144
PubMed 126, 136, 137, 138, 151, 154
PubMed CLOUD 156, 163

Q

QUOROM 50
QUOROM 声明 50

R

R 81
RCT 42, 43, 44, 45, 46, 48, 52, 60, 64, 81
Refworks 156, 161
ResearchGate 154

S

Science Direct 137, 142
Scopus 137, 143
SIST 166
STROBE 声明 31

T

TREND 声明 48

W

WARP 127, 133
Webcat Plus 114, 115, 116, 118, 119
Web of Science 126, 137, 143
WHO 145
World Cat 115, 119

あ

アウトカム 35, 40
青空文庫 124
アメリカ言語聴覚協会 145
アメリカ国立衛生研究所 145
アメリカ国立補完統合衛生センター 145
アメリカ疾病管理予防センター 145
アメリカ食品医薬品局 145

い

医学雑誌編集ガイドライン 166
医学雑誌編集者国際委員会 77, 166
医学中央雑誌刊行会 128, 129
医書ジェーピー 150
一次資料 3, 126
医中誌 Web 126, 127, 128, 151
一般化可能性 58
インターネット書店一括検索 121
インパクトファクター 19
インフォームドコンセント 16, 83
隠蔽 45

う

ウォッシュアウト期間 44
後ろ向き研究 35
後ろ向きコホート研究 41

え

英文抄録 97
エビデンス 28, 61
エビデンスピラミッド 30
エビデンスレベル 63, 64
エビデンスレベルの分類 63
エブスコホスト 143
エラーバー 178, 179, 180, 184
円グラフ 182, 186

エンドノート……………………………………… 156
エンドポイント…………………………………… 47
エンベース………………………………………… 142

お

横断研究………………………… 10, 28, 29, 32, 33
オーサーシップ…………………………………… 74
オーストラリア国立図書館……………… 115, 121
オッズ比……………………………………… 36, 38
帯グラフ…………………………………… 182, 186
思い出しバイアス………………………………… 55
折れ線グラフ………………… 179, 181, 183, 184
オンライン書店………………… 112, 114, 121, 150
オンライン書店一括検索………………… 122, 146
オンライン・データベース……………………… 126
オンライン・ファースト………………………… 126

か

カーリル………………… 114, 115, 116, 120, 146
介入研究………………………… 10, 13, 28, 29, 42
科学技術情報流通技術基準………………… 74, 166
科学研究費助成事業……………………………… 17
学術機関リポジトリ……………………………… 133
学術論文の執筆と構成…………………………… 74
科研費……………………………………………… 17
画像所見…………………………………………… 191
カバーレター……………………………………… 99
観察研究………………… 10, 13, 28, 29, 31, 35, 58

き

キーワード………………………………………… 78
記述的研究………………………………………… 32
紀伊國屋ウェブストア…………………………… 122
ギフト・オーサーシップ………………………… 75

く

偶然誤差…………………………………………… 54
クリニカル・クエスチョン………… 6, 7, 8, 9, 12, 13
クロスオーバー試験……………………………… 42
クロスオーバーデザイン…………………… 42, 43

け

系統誤差…………………………………………… 54
系統抽出法………………………………………… 59
系統的レビュー…………………………………… 51
ケースコントロール研究………………… 28, 29, 35
研究計画…………………………………………… 55
研究計画書………………………… 6, 10, 14, 15, 16
研究デザイン………………………………… 28, 82
研究費……………………………………………… 17
原著………………………………………………… 2
原著論文…………………………………………… 72
限定…………………………………………… 57, 58, 60

こ

校正………………………………………………… 198
校正記号…………………………………… 198, 199
校正原稿…………………………………………… 24
校正の原則………………………………………… 198
構造化抄録…………………………………… 72, 77
交絡………………………………………………… 60
交絡因子……………………………………… 28, 60
交絡バイアス……………………… 45, 54, 56, 57
ゴースト・オーサーシップ……………………… 75
国際栄養士連盟…………………………………… 145
国際看護師協会…………………………………… 145
国際義肢装具協会………………………………… 145
国際理学療法連盟………………………………… 145
コクラン共同計画………………………………… 51
コクラン・ハンドブック………………………… 51
コクラン・ライブラリー………………… 141, 142
国立国会図書館…………………………………… 130
国立国会図書館サーチ…………………………… 126
国立国会図書館蔵書……………………………… 153
国立国会図書館蔵書検索………………………… 116
国立情報学研究所………………………… 118, 119
誤差………………………………………………… 54
古書………………………………………………… 124
誤分類……………………………………………… 55
コホート研究………………… 28, 29, 35, 38, 39, 40
コホート内症例対照研究………………………… 37
根拠に基づく医療………………………………… 61
コンシールメント………………………………… 45

さ

最新看護索引 Web ……………………… 126, 127, 132
三重盲検化………………………………………… 60
三重盲検化試験…………………………………… 48
散布図……………………………………… 181, 186

サンプルサイズ……………………………………… 81

し

システマティックレビュー… 28, 29, 50, 51, 52, 64
実験的研究……………………………………………… 28
実験ノート……………………………………………… 16
執筆要項……………………………………………… 166
重回帰分析……………………………………………… 57
修士論文………………………………………………… 2
縦断研究…………………………………………… 28, 35
集落抽出法……………………………………………… 59
出生コホート研究……………………………………… 39
準ランダム化…………………………………………… 45
準ランダム化比較試験………………………………… 45
情報バイアス………………………… 32, 54, 56, 60
情報リテラシー……………………………………… 155
症例研究……………………………………………… 102
症例集積………………………………………… 28, 29, 32
症例対照研究………… 10, 28, 29, 35, 36, 38, 40
症例報告………………………… 2, 3, 28, 29, 31, 102
書誌データベース…………………………………… 113
書誌的事項…………………………………… 94, 112
事例報告………………………………………… 2, 3, 102
新奇性………………………………………………… 102
信頼区間……………………………………………… 179
信頼性………………………………………………… 82

す

推奨グレード………………………………………… 64
スーパー源氏……………………………………… 124, 125
スコーパス…………………………………………… 143
図の作成の仕方……………………………………… 178
図の種類と意義……………………………………… 178

せ

制限…………………………………………………… 58
世界作業療法士連盟………………………………… 145
世界保健機関………………………………………… 145
説明と同意…………………………………………… 16
説明変数……………………………………………… 12
セブンネットショッピング………………………… 122
全国書店ネットワーク e-hon…………… 122, 146
選択的………………………………………………… 55
選択的誤分類………………………………………… 55
選択バイアス……………… 45, 54, 55, 56, 59, 60

そ

層化…………………………………………………… 57
層化抽出法…………………………………………… 59
蔵書目録…………………………………………… 114, 115
総説…………………………………………………… 3
相対危険度…………………………………………… 40
相対リスク…………………………………………… 40
層別無作為化………………………………………… 46
層別ランダム化……………………………………… 46
層別ランダム割り付け……………………………… 60

た

大英図書館………………………………………… 115, 121
対応のあるマッチング……………………………… 60
多重ロジスティック回帰分析……………………… 57
多段抽出法…………………………………………… 59
多変量解析…………………………………………… 57
単一盲検……………………………………………… 47
単純無作為化………………………………………… 45
単純盲検……………………………………………… 47
単純ランダム化……………………………………… 45
短報…………………………………………………… 3
単盲検………………………………………………… 47
単盲検化……………………………………………… 60
単盲検化試験………………………………………… 48

ち

地域コホート研究…………………………………… 39

つ

追跡率………………………………………………… 41
積み上げ棒グラフ…………………………………… 189

て

定性的システマティックレビュー………………… 51
定量的システマティックレビュー………………… 52
データベース…………………………………… 146, 151
データベース・ポータルサイト…………………… 116
テーマ…………………………………………… 6, 14
電子データベース…………………………………… 112
電子図書館サービス TRC-DL……………………… 124

と

統計解析 …………………………………………… 82
投稿規定 …………………………………………… 166
独立行政法人科学技術振興機構 … 74, 129, 130, 166
図書館間相互貸借（Inter-Library Loan：ILL）
サービス ………………………………… 112, 146, 152

な

内的妥当性 ………………………………………… 58

に

二次研究 ……………………………………… 28, 29, 51
二次資料 ……………………………………………… 3, 126
二重投稿 …………………………………………… 18
二重マスキング …………………………………… 47
二重盲検 …………………………………………… 47
二重盲検化 ………………………………………… 60
二重盲検化試験 …………………………………… 48
日本医書出版協会 ………………………… 115, 121
日本看護協会図書館編集 ………………………… 132
日本国内の大学図書館関係 WWW サーバ … 115, 121
日本図書館協会の図書館リンク集 ……… 115, 121
日本の古本屋 ……………………………… 124, 125

ね

ネットオフ ………………………………… 124, 125

は

ハーバード方式 ……………………………… 72, 92
バイアス …………………… 28, 36, 42, 54, 56, 58
博士論文 …………………………………………… 2
曝露 …………………………………………… 34, 35
曝露要因 ……………………………… 35, 38, 40, 41, 56
箱ひげ図 …………………………………… 189, 190
バックナンバー …………………………………… 144
発生率 ……………………………………………… 40
パラレル比較デザイン ……………………… 42, 43
バンクーバー方式 ……………………………… 72, 92, 93
ハンドサーチ ……………………………………… 144

ひ

比較臨床試験 ……………………………………… 45
非選択的誤分類 …………………………………… 55
非対応のマッチング ……………………………… 60
人を対象とする医学系研究に関する倫理指針 …… 16
批判的吟味 ………………………………………… 52
非盲検化試験 ……………………………………… 48
標準化 ……………………………………………… 57
標準誤差 …………………………………………… 179
標準偏差 …………………………………………… 179
表の意義 …………………………………………… 178
表の作成の仕方 …………………………………… 178
非ランダム化比較試験 ……………… 10, 28, 29, 48

ふ

ファーストオーサー ……………………………… 74
複合グラフ ………………………………………… 186
ブラインディング ………………………………… 46
プラセボ …………………………………………… 46
フローチャート …………………………… 183, 186, 187
ブロック無作為化 ………………………………… 46
ブロックランダム化 ……………………………… 46
プロトコール ……………………………………… 14
文献管理ソフトウェア …………………… 112, 155
文章作法のポイント ……………………………… 166
文章表現の原則 …………………………………… 166
分析的研究 ………………………………………… 32

へ

並行群間比較試験 …………………………… 42, 43
米国議会図書館 …………………………… 115, 121
ヘルシンキ宣言 …………………………………… 83

ほ

棒グラフ …………………………………… 179, 181
ポータルサイト …………………………… 121, 146
本・書籍通販検索 ………………………… 121, 122
ホンヤクラブ ……………………………………… 122

ま

マインドマップ …………………………………… 174
前向き研究 ………………………………………… 35
前向きコホート研究 ……………………………… 38
マスキング ………………………………………… 60
マスク化 …………………………………………… 60
マッチング ………………………………… 57, 58, 60
マッピング ………………………………… 166, 173

丸善＆ジュンク堂ネットストア……………………… 122

む

無作為化比較試験………………………………… 42
無作為抽出………………………………… 36, 45, 58

め

メタアナリシス………………… 28, 29, 50, 52, 53
メタ解析……………………………………… 52
メディカルオンライン………………… 127, 134, 151
メディカルオンライン イーブックス …………… 150
メテオ・メディカル
　ブックセンター………………………………… 122

も

盲検化………………………………… 46, 48, 58, 60
盲検法……………………………………… 46, 48
模式図……………………………………… 187
持ち越し効果……………………………………… 44

ゆ

有意水準……………………………………… 82
有病率……………………………………… 32, 40

ら

楽天ブックス……………………………………… 122
ラストオーサー…………………………………… 74
ランダム化………………………… 42, 45, 57, 60
ランダム化比較試験………… 10, 28, 29, 42, 49, 60
ランダムサンプリング………………………… 36, 58
ランダム抽出………………… 36, 45, 55, 58, 59
ランダム割り付け…………………………… 45, 58, 60

り

利益相反……………………………………… 91
リサーチ・クエスチョン………… 6, 7, 8, 12, 13, 14
リスクファクター………………………………… 34
倫理審査委員会………………………………… 15
倫理的配慮…………………………………… 15, 83

れ

連続横断研究……………………………………… 32

全国医学書取り扱い主要書店リスト

エリア	書店名	住所	電話	FAX
北海道	喜久屋書店　小樽店	〒047-0008 小樽市築港11番　ウイングベイ小樽　5番街2F	0134-31-7077	0134-31-3211
	ジュンク堂書店　旭川店	〒070-0031 北海道旭川市一条通8丁目108番地　フィール旭川5階	0166-26-1120	0166-26-1180
	リライアブルブックス　運動公園通店	〒085-0621 北海道釧路町桂木3丁目	0154-37-6112	0154-37-4854
	コーチャンフォー美しが丘店	〒004-0811 北海道札幌市清田区美しが丘1条5丁目	011-889-2000	011-889-2810
	MARUZEN&ジュンク堂書店　札幌店	〒060-0061 北海道札幌市中央区南1条西1-8-2　高桑ビル地下2階～4階	011-223-1911	011-223-1900
	紀伊國屋書店　札幌本店	〒060-0005 北海道札幌市中央区北5条西5-7　sapporo55	011-231-2131	011-241-0526
	コーチャンフォーミュンヘン大橋店	〒062-0921 札幌市豊平区中の島1条13丁目	011-817-4000	011-817-4088
	東京堂書店	〒001-0024 北海道札幌市北区北24条西5丁目1番15号	011-756-2570	011-756-2573
	昭和書房	〒040-0011 北海道函館市本町7-24	0138-54-3316	0138-54-3361
東北	東山堂　都南店・北日本医学書センター	〒020-0831 岩手県盛岡市三本柳7-18-2	019-637-3831	019-637-4079
	ジュンク堂書店　盛岡店	〒020-0022 岩手県盛岡市大通2-8-14　MOSSビル3階・4階	019-601-6161	019-629-2444
	丸善雄松堂　岩手医科大学矢巾キャンパス売店	〒028-3600 紫波郡矢巾町医大通1-1-1　岩手医大矢巾キャンパスモール棟1階	019-697-1651	019-698-3272
	丸善　仙台アエル店	〒980-6101 宮城県仙台市青葉区中央1-3-1　AER1階	022-264-0151	022-264-0112
	八文字屋書店　泉店	〒981-3116 宮城県仙台市泉区高玉町4-1	022-371-1988	022-371-1987
	アイエ書店	〒982-0011 宮城県仙台市若林区六丁の目中町2番21号	022-738-8670	022-738-8671
	紀伊國屋書店　仙台店	〒982-0011 宮城県　仙台市　太白区長町7-20-3　ザ・モール仙台長町3F	022-308-9211	022-308-9230
	高陽堂書店	〒990-0073 山形県山形市大野目3-1-17	023-631-6001	023-632-1168
	八文字屋　本店	〒990-0043 山形県山形市本町2丁目4-11	023-622-2150	023-622-6736
	西村書店　秋田支店	〒010-0041 秋田県秋田市広面字蓮沼68-2	018-835-9611	018-835-1450
	ジュンク堂書店　秋田店	〒010-0874 秋田県秋田市千秋久保田町4-2　秋田オーパ6階	018-884-1370	018-884-1377
	加賀谷書店　外商部	〒010-0873 秋田県秋田市千秋城下町6-1	018-833-3111	018-833-1928
	ジュンク堂書店　弘前中三店	〒036-8182 青森県弘前市土手町49-1　中三百貨店6階	0172-80-6010	0172-80-2002
	鹿島ブックセンター	〒971-8141 福島県いわき市鹿島町走熊字小神山18-8	024-628-2222	0246-28-6311
	ヤマニ本店	〒970-8026 福島県いわき市平字二町目7-2	0246-23-3481	0246-25-3704
	ジュンク堂書店　郡山店	〒963-8004 福島県郡山市中町13-1　うすい百貨店9階	024-927-0440	024-927-0441
	岩瀬書店　富久山店	〒965-8051 福島県郡山市富久山町八山田字大森新田36-1	024-936-2220	024-936-2221
	岩瀬書店本社　外商部　福島販売課	〒960-8252 福島県福島市御山字中川原80-1	024-533-1122	024-533-1130

エリア	書店名	住 所	電 話	FAX
関東甲信越	くまざわ書店　ACADEMIA イーアスつくば店	〒305-0817 茨城県つくば市研究学園 5-19　イーアスつくば 3F	029-868-7407	029-868-7424
	廣川書店　高崎店	〒370-0828 群馬県高崎市宮元町 238	027-322-4804	027-323-2639
	廣川書店　前橋店	〒371-0034 群馬県前橋市昭和町 3-7-31	027-231-3077	027-231-3214
	紀伊國屋書店　前橋店	〒371-0801 群馬県前橋市文京町 2-1-1　けやきウォーク前橋 1F	027-220-1830	027-243-1360
	佃文教堂	〒330-0063 埼玉県さいたま市浦和区高砂 2-11-14　文教堂ビル 2F	048-822-2378	048-831-5848
	紀伊國屋書店　さいたま新都心店	〒330-9559 埼玉県さいたま市大宮区吉敷町 4-267-2　コクーン 1 東館 1F	048-600-0830	048-600-0833
	ジュンク堂書店　大宮高島屋店	〒330-8511 埼玉県さいたま市大宮区大門町 1-32　大宮高島屋ビル 7 階	048-640-3111	048-640-3121
	大学書房　大宮店	〒330-0834 埼玉県さいたま市大宮区天沼町 1-847　自治医科大学附属さいたま医療センター内	048-648-5643	048-648-5644
	文光堂書店　埼玉医科大学店	〒350-0495 埼玉県入間郡毛呂山町毛呂本郷 38-2　埼玉医科大学・5 号館内	049-295-2170	049-295-2170
	西村書店　新潟本店	〒951-8122 新潟県新潟市中央区旭町通一番町 754-39	025-223-2388	025-224-7165
	考古堂書店	〒951-8063 新潟県新潟市中央区古町通 4 番町 563 番地	025-229-4050	025-224-8654
	ジュンク堂書店　新潟店	〒950-0911 新潟県新潟市中央区笹口一丁目一番地　プラーカ１　1 階・地下 1 階（Junku.COM　併設）	025-374-4411	025-242-0003
	紀伊國屋書店　新潟店	〒950-0088 新潟県新潟市中央区万代 1-5-1　ラブラ万代 6F	025-241-5281	025-245-2747
	戸田書店　長岡店	〒940-2024 新潟県長岡市堺町浦田 25	0258-22-5911	0258-22-5910
	丸善　東海大学伊勢原売店	〒259-1193 神奈川県伊勢原市下糟屋 143　東海大学伊勢原校舎 3 号館 B1F	046-391-0460	0463-91-0470
	有隣堂　書籍外商部医書課	〒244-8585 神奈川県横浜市戸塚区品濃町 881-16　有隣堂営業本部ビル 3F	045-825-5501	045-825-5540
	紀伊國屋書店　横浜店	〒220-8510 神奈川県横浜市西区高島町 2-18-1　そごう横浜店 7F	045-450-5901	045-450-5902
	有隣堂　横浜駅西口店医学書センター	〒220-0004 神奈川県横浜市西区北幸 1-1-8　エキニア横浜 B1F	045-311-6265	045-312-8905
	有隣堂　伊勢佐木町本店医学書センター	〒231-8623 神奈川県横浜市中区伊勢佐木町 1-4-1　伊勢佐木町本店 4F	045-261-1231	045-253-3851
	鈴文堂	〒232-0023 神奈川県横浜市南区白妙町 4 丁目 42-3	045-252-6766	045-252-2114
	有隣堂　厚木店	〒243-0018 神奈川県厚木市中町 2-6　三成ほていやビル	046-223-4111	046-223-4110
	有隣堂　医学書センター北里大学病院店	〒252-0375 神奈川県相模原市南区北里 1-15-1	042-778-5201	042-778-5202
	ジュンク堂書店　藤沢店	〒251-0052 神奈川県藤沢市藤沢 559　ビックカメラ藤沢店 7 階〜8 階	0466-52-1211	0466-52-1215
	丸善　津田沼店	〒275-0026 千葉県習志野市谷津 7-7-1　Loharu 津田沼 B 棟 2 階・3 階	047-470-8311	047-470-8316
	志学書店	〒260-0856 千葉県千葉市中央区亥鼻 3-1-22	043-224-7111	043-222-8600
	旭屋書店・船橋店	〒273-0005 千葉県船橋市本町 7-1-1　東武百貨店船橋店内	047-424-7331	047-425-0606
	紀伊國屋書店　流山おおたかの森店	〒270-0139 千葉県流山市おおたかの森南 1-5-1　流山おおたかの森 S・C 2F	04-7156-6111	04-7156-1156
	明倫堂書店　松本店	〒390-0802 長野県松本市旭 2 丁目 10 番 10 号	0263-35-4312	0263-35-1757

エリア	書店名	住所	電話	FAX
	丸善　松本店	〒390-0815 長野県松本市深志1丁目3-11　コングロM　地下1階～2階	0263-31-8171	0263-31-8177
	文永堂書店	〒105-8461 東京都港区西新橋3-25-8　東京慈恵会医科大学　高木会館内	03-3431-5805	03-3431-5805
	文光堂書店・杏林大学医学部店	〒181-0004 東京都三鷹市新川6-20-2　杏林大学医学部内	0422-48-0335	0422-48-0347
	紀伊國屋書店　新宿本店	〒160-0022 東京都新宿区新宿3-17-7	03-3354-0131	03-3354-0275
	飯田書店・外商部	〒204-0022 東京都清瀬市松山2-10-11	0424-91-3241	0424-91-1888
	丸善　丸の内本店	〒100-8203 東京都千代田区丸の内1-6-4　丸の内オアゾ1階～4階	03-5288-8881	03-5288-8933
	丸善　お茶の水店	〒101-0062 東京都千代田区神田駿河台2-8　瀬川ビル1階～2階	03-3295-5581	03-3295-6036
	丸善　多摩センター店	〒206-0033 東京都多摩市落合1-46-1　ココリア多摩センター5階	042-355-3220	042-355-3066
	東邦稲垣書店	〒143-0015 東京都大田区大森西5-21-20	03-3766-0068	03-3767-9686
	丸善　日本橋店	〒103-8245 東京都中央区日本橋2-3-10	03-6214-2001	03-6214-2002
	八重洲ブックセンター・本店	〒104-8456 東京都中央区八重洲2-5-1	03-3281-1811	03-3281-7081
	文進堂書店	〒173-0002 東京都板橋区稲荷台2-2	03-3964-3305	03-3963-3016
	帝京ブックセンター	〒173-8605 東京都板橋区加賀2-11-1　帝京大学板橋キャンパス内	03-6912-4081	03-6912-4082
	文光堂書店・板橋日大店	〒173-8610 東京都板橋区大谷口上町30　日本大学医学部本館地下1階	03-3958-5224	03-3958-5243
	医学堂書店	〒142-0064 東京都品川区旗の台1-9-22	03-3783-9774	03-3783-3156
	サツマヤ書店	〒141-0021 東京都品川区上大崎2-3-25	03-3442-7901	03-3443-6982
	ジュンク堂書店　吉祥寺店	〒180-0004 東京都武蔵野市吉祥寺本町1 11 5　コピス吉祥寺B館6階～7階	0422-28-5333	0422-28-5322
	文光堂書店・日本医科大学店	〒113-0022 東京都文京区千駄木1-1-5　日本医科大学内	03-3824-3322	03-3824-3323
	文光堂書店・外商部	〒113-0033 東京都文京区本郷5-23-13	03-3818-7621	03-3817-0472
	文光堂書店・本郷店	〒113-0033 東京都文京区本郷5-23-13	03-3815-3521	03-3815-3891
	旭屋書店・池袋店	〒171-0021 東京都豊島区西池袋1-1-25　東武百貨店プラザ館7F	03-3986-0311	03-3985-1493
	ジュンク堂書店　池袋本店	〒171-0022 東京都豊島区南池袋2-15-5	03-5956-6111	03-5956-6100
	オリオン書房・ルミネ立川店	〒190-0012 東京都立川市曙町2-1-1　ルミネ立川8F	042-527-2311	042-527-6388
	オリオン書房・ノルテ店	〒190-0012 東京都立川市曙町2-42-1　パークアベニュー3F	042-522-1231	042-522-1233
	大学書房・獨協医科大学店	〒321-0293 栃木県下都賀郡壬生町北小林880　獨協医科大学内	0282-86-2850	0282-86-5818
	廣川書店・外商部	〒321-0204 栃木県下都賀郡壬生町緑町4-7-2	028-286-2847	0282-86-5562
	大学書房・自治医大店	〒329-0498 栃木県下野市薬師寺3311-1　自治医科大学内	0285-44-8061	0285-44-8062

エリア	書店名	住所	電話	FAX
中部	紀伊國屋書店　名古屋空港店	〒480-0288 愛知県西春日井郡豊山町豊場林先1-8　エアポートウォーク名古屋401	0568-39-3851	0568-29-1032
	精文館書店・豊橋本店	〒440-8517 愛知県豊橋市広小路1-6	0532-54-2345	0532-54-4164
	丸善　藤田医科大学売店	〒470-1101 愛知県豊明市沓掛町田楽ヶ窪1-98　藤田医科大学医学部内	0562-93-2582	0562-93-4418
	丸善　名古屋本店	〒460-0008 愛知県名古屋市中区栄三丁目8番14号地下1階〜7階	052-238-0320	052-238-0730
	大竹書店	〒460-0012 愛知県名古屋市中区千代田5-15-18	052-262-3828	052-262-7453
	ジュンク堂書店　名古屋店	〒450-0002 愛知県名古屋市中村区名駅3-25-9　堀内ビル1階	052-589-6321	052-589-6322
	大垣書店・岐阜高島屋店	〒500-8525 岐阜県岐阜市日ノ出町2-25　岐阜高島屋9F	058-262-5661	058-262-5663
	ワニコ書店	〒514-0001 三重県津市江戸橋1-84-1	059-231-3000	059-231-1622
	吉見書店・外商部	〒420-0035 静岡県静岡市葵区七間町3	054-252-0157	054-254-2477
	MARUZEN&ジュンク堂書店　新静岡店	〒420-8508 静岡県静岡市葵区鷹匠1丁目1番1号　新静岡セノバ5階	054-275-2777	054-275-2700
	谷島屋・浜松本店	〒430-0926 静岡県浜松市中区砂山町6-1　メイワン	053-457-4165	053-450-1521
	谷島屋・浜松医科大学売店	〒431-3192 静岡県浜松市東区半田山1-20-1　浜松医科大学内	053-433-7837	053-433-7837
	ガリバー　浜松店	〒431-3125 静岡県浜松市東区半田山5-11-11	053-433-6632	053-433-6617
	谷島屋・連尺店	〒430-0939 静岡県浜松市中区連尺町309-1	053-453-9121	053-456-4414
北陸	金沢ビーンズ明文堂書店	〒920-8203 石川県金沢市鞍月5丁目158	076-239-4400	076-239-4401
	前田書店	〒920-0935 石川県金沢市石引1-14-4	076-261-0055	076-261-0063
	文苑堂書店・福田本店	〒933-0829 富山県高岡市福田43	0766-27-7800	0766-27-7805
	BOOKSなかだ掛尾本店専門書館	〒939-8212 富山県富山市掛尾町180-1	076-492-1192	076-492-1195
	中田図書販売・富山大学杉谷キャンパス売店	〒930-0152 富山県富山市杉谷2630　富山大学杉谷キャンパス内	076-434-0929	076-434-1699
	紀伊國屋書店　富山店	〒930-0083 富山県富山市総曲輪3-8-6　総曲輪フェリオ7F	076-491-7031	076-491-7081
	中田図書販売・外商部	〒939-8642 富山県富山市大泉東町1-3-7	076-421-0100	076-491-4041
	勝木書店・福井大学医学部売店	〒910-1104 福井県吉田郡永平寺町松岡下合月23　福井大学医学部内	0776-61-3300	0776-61-3300
	勝木書店・外商部	〒910-0001 福井県福井市大願寺3-8-1	0776-23-8464	0776-27-3133
	紀伊國屋書店　福井店	〒910-8582 福井県福井市中央1-8-1　西武福井店7階	0776-28-9851	0776-28-9855
	SuperKaBoS・新二の宮店	〒910-0015 福井県福井市二の宮5-18-8	0776-27-4678	0776-27-6352
近畿	辻井書院・本社	〒606-0861 京都府京都市左京区下鴨西高木町47	075-791-3863	075-791-6067
	ガリバー　京都店	〒606-8397 京都府京都市左京区聖護院川原町2-2	075-751-7151	075-751-7153
	神陵文庫・京都営業所	〒606-8203 京都府京都市左京区田中関田町2-7　思文閣会館1F	075-761-2181	075-751-2920
	アバンティブックセンター京都店	〒601-8003 京都府京都市南区東九条西山王町31　京都アバンティ	075-671-8987	075-671-8989
	大垣書店・イオンモールKYOTO店	〒601-8417 京都府京都市南区八条通西洞院下ル　イオンモールKYOTO	075-692-3331	075-692-3370
	大垣書店・フォレオ大津一里山店	〒520-2153 滋賀県大津市一里山7-1-1　フォレオ大津一里山	077-547-1020	077-547-1030

エリア	書店名	住所	電話	FAX
	神陵文庫・大阪府立大学羽曳野キャンパス店	〒583-0872 大阪府羽曳野市はびきの 3-7-30　大阪府立大学羽曳野キャンパス内	0729-58-8661	0729-58-8661
	ジュンク堂書店　松坂屋高槻店	〒569-8522 大阪府高槻市紺屋町 2-1　松坂屋高槻店 4 階	072-686-5300	072-686-5320
	神陵文庫・大阪医科薬科大学店	〒569-8686 大阪府高槻市大学町 2-7　大阪医科薬科大学新講義実習棟 2F	072-683-1161	072-683-7760
	神陵文庫・大阪大学医学部病院店	〒565-0871 大阪府吹田市山田丘 2-15　大阪大学医学部附属病院 1F	06-6879-6581	06-6875-6130
	関西医書	〒550-0015 大阪府大阪市西区南堀江 3-13-8	06-6185-2185	06-6185-2200
	丸善雄松堂　大阪支店（外商）	〒559-0034 大阪市住之江区南港北 1 丁目 13 番 65 号　コスモプラザビル 12 階	06-7166-0380	06-7166-0387
	神陵文庫・大阪支店	〒541-0042 大阪府大阪市中央区今橋 1-7-3	06-6223-5511	06-6223-5522
	神陵文庫・大阪サービスセンター	〒541-0042 大阪府大阪市中央区今橋 1 丁目 7 番 3 号　神陵文庫大阪支店内	06-6206-5551	06-6206-5550
	辻井書院・大阪歯科大学附属病院売店	〒540-0008 大阪府大阪市中央区大手前 1-5-17	06-6910-1500	
	旭屋書店・なんば CITY 店	〒542-0076 大阪府大阪市中央区難波 5-1-60　なんば CITY B2	06-6644-2551	06-6634-2524
	紀伊國屋書店　梅田本店	〒530-0012 大阪府大阪市北区芝田 1-1-3　阪急三番街	06-6372-5821	06-6376-2934
	MARUZEN& ジュンク堂書店　梅田店	〒530-0013 大阪府大阪市北区茶屋町 7-20　チャスカ茶屋町　地下 1 階〜7 階	06-6292-7383	06-6292-7385
	ジュンク堂書店　大阪本店	〒530-0003 大阪府大阪市北区堂島 1-6-20　堂島アバンザ 2 階〜3 階	06-4799-1090	06-4799-1091
	ジュンク堂書店　難波店	〒556-0017 大阪府大阪市浪速区湊町 1-2-3　マルイト難波ビル 3 階	06-4396-4771	06-4396-4781
	辻井書院・大阪歯科大学楠葉売店	〒573-1121 大阪府枚方市楠葉花園町 8-1	072-856-4337	072-856-4337
	奈良栗田書店	〒634-0813 奈良県橿原市四条町 583　奈良県立医科大学厳橿会館	074-422-8657	074-422-8657
	奈良栗田書店・外商部	〒634-0813 奈良県橿原市四条町 583　奈良県立医科大学厳橿会館	0744-24-3225	0744-24-2491
	ジュンク堂書店　三宮駅前店	〒651-0096 兵庫県神戸市中央区雲井通 6-1-15　サンシティビル 7 階	078-252-0777	078-252-0616
	ジュンク堂書店　三宮店	〒650-0021 兵庫県神戸市中央区三宮町 1-6-18	078-392-1001	078-392-1024
	神陵文庫・本店	〒652-0032 兵庫県神戸市兵庫区荒田町 2-2-14	078-511-5551	078-531-5550
	紀伊國屋書店　川西店	〒666-0033 兵庫県川西市栄町 11-1　ラソラ川西 4F	072-740-2622	072-740-2626
	ジュンク堂書店　姫路店	〒670-0914 兵庫県姫路市豆腐町 222　ピオレ姫路 2　2 階	079-221-8280	079-221-8281
	神陵文庫・和歌山営業所	〒641-0012 和歌山県和歌山市三井寺 840-39	073-444-7766	073-444-2900
中国	泰山堂書店・鹿田本店	〒700-0914 岡山県岡山市北区鹿田町 1-6-12	086-226-3211	086-225-0067
	神陵文庫・岡山営業所	〒700-0906 岡山県岡山市北区大学町 2-13	086-223-8387	086-222-5551
	紀伊國屋書店　クレド岡山店	〒700-0821 岡山県岡山市北区中山下 1-8-45　NTT クレド岡山ビル 2F	086-212-2551	086-212-2550
	丸善　岡山シンフォニービル店	〒700-0822 岡山県岡山市北区表町 1-5-1　岡山シンフォニービル地下 1 階　〜1F	086-233-4640	086-233-4649
	泰山堂書店・川崎医科大学店	〒700-0822 岡山県倉敷市松島 577　川崎医科大学病院 8F	086-462-2822	086-462-2822

エリア	書店名	住所	電話	FAX
	喜久屋書店・倉敷店	〒710-0802 岡山県倉敷市水江1番地　イオンモール倉敷2F	086-430-5450	086-430-5452
	フタバ図書 MEGA 中筋店	〒731-0122 広島県広島市安佐南区中筋 4-11-7	082-830-0601	082-830-0611
	神陵文庫・広島営業所	〒733-0033 広島県広島市西区観音本町 1-10-5	082-232-6007	082-293-2377
	紀伊國屋書店　広島店	〒730-0011 広島県広島市中区基町 6-27　アクア広島センター街 6F	082-225-3232	082-211-0223
	丸善　広島店	〒730-0021 広島県広島市中区胡町 5-22　天満屋八丁堀ビル7階〜8階	082-504-6210	082-504-6230
	井上書店	〒734-0001 広島県広島市南区出汐 1-4-10	082-254-5252	082-254-5253
	ジュンク堂書店　広島駅前店	〒732-0822 広島県広島市南区松原町 9-1　福屋広島駅前店 10 階	082-568-3000	082-568-3666
	啓文社・ポートプラザ店	〒720-8523 広島県福山市入船町 3-1-25	0849-71-1211	0849-71-1216
	井上書店・宇部店	〒755-8566 山口県宇部市南小串 2-3-1	0836-34-3424	0836-34-3090
	島根井上書店	〒693-0024 島根県出雲市塩冶神前 3-8-19	0853-22-6577	0853-23-6365
四国	ジュンク堂書店　松山三越店	〒790-0011 愛媛県松山市一番町 3-1-1　松山三越 5F	089-915-0075	089-915-0076
	新丸三書店・本店 / 外商部	〒790-0924 愛媛県松山市南久米 525-1	089-955-7381	089-955-7384
	新丸三書店・愛媛大学医学部店	〒791-0295 愛媛県東温市志津川　愛媛大学医学部内	089-964-1652	089-964-1652
	宮脇書店・本店	〒760-0029 香川県高松市丸亀町 4-8	087-851-3733	087-822-4797
	宮脇書店・卸センター（外商）	〒760-0064 香川県高松市朝日新町 2-19	087-851-3732	087-822-4796
	宮脇書店・南本店	〒761-8071 香川県高松市伏石町 2139-11	087-869-9361	087-869-9362
	宮脇書店・香川大学医学部店	〒761-0701 香川県木田郡三木町池戸 1750-1　香川大学医学部内	087-898-4654	087-898-4654
	金高堂・野市店	〒781-5232 高知県香南市野市町西野 2611-1	0887-56-5152	0887-56-5156
	金高堂・本店	〒780-0841 高知県高知市帯屋町 2-2　帯屋町チェントロ1階	088-822-0161	088-822-0257
	金高堂・朝倉ブックセンター	〒780-8085 高知県高知市大谷公園町 20-15	088-840-1363	088-843-4154
	金高堂外商センター	〒780-8085 高知県高知市大谷公園町 17-11	088-855-5111	088-855-5122
	金高堂・高知大学医学部店	〒783-0043 高知県南国市岡豊町小蓮　高知大学医学部　大学会館内	088-866-1461	088-866-1461
	紀伊國屋書店　徳島店	〒770-0831 徳島県徳島市寺島本町西 1-5　アミコ東館 5 階	088-602-1611	088-602-1605
	久米書店・医大前店	〒770-0042 徳島県徳島市蔵本町 2-21	088-632-2663	
	久米書店	〒770-0842 徳島県徳島市通町 3-12	088-623-1334	088-626-3035
	メディカル田中	〒889-1692 宮崎県宮崎郡清武町木原 5200　宮崎大学医学部内	0985-85-2976	0985-85-2976
	見聞読タナカ・吉村店	〒880-0841 宮崎県宮崎市吉村町長田甲 2358	0985-23-5500	0985-23-4411
	田中図書販売（外商）	〒880-0841 宮崎県宮崎市吉村町長田甲 2375-1	0985-27-1158	0985-23-1424
	九州神陵文庫・熊本大学医学部病院店	〒860-0811 熊本県熊本市中央区本荘 1-1-1　熊本大学医学部附属病院内	096-373-5884	096-373-5884
	金龍堂・まるぶん店	〒860-0845 熊本県熊本市中央区上町通 5-1	096-356-4733	096-352-5665
	九州神陵文庫・熊本出張所	〒860-0811 熊本県熊本市中央区本荘 4-1-2	096-372-5522	096-372-5522
	紀伊國屋書店　佐賀大学医学部ブックセンター	〒849-0937 佐賀県佐賀市鍋島 5-1-1　佐賀大学鍋島キャンパス内	0952-30-0652	0952-31-6567

エリア	書店名	住所	電話	FAX
	紀伊國屋書店　佐賀店	〒849-0919 佐賀県佐賀市兵庫北5-14-1　ゆめタウン佐賀2F	0952-36-8171	0952-33-8534
	九州神陵文庫・鹿児島営業所	〒892-0846 鹿児島県鹿児島市加治屋町2-22	099-225-6668	099-224-6381
	ジュンク堂書店　鹿児島店	〒892-0826 鹿児島県鹿児島市呉服町6-5　マルヤガーデンズ6階	099-216-8838	099-216-8830
	紀伊國屋書店　鹿児島店	〒890-0053 鹿児島県鹿児島市中央町1-1　アミュプラザ鹿児島4F	099-812-7000	099-812-7003
	金海堂・本社（外商）	〒891-0122 鹿児島県鹿児島市南栄4-9-11	099-266-0022	099-210-1688
	ジュンク堂書店　大分店	〒870-0035 大分県大分市中央町2丁目3-4　大分中央BESTビル1～5階	097-536-8181	097-533-7761
	九州神陵文庫・大分営業所	〒870-0867 大分県大分市東野台1-17-6	097-549-3133	097-549-3171
	ブックス玉屋（外商）	〒874-0022 大分県別府市亀川東町13-19	0977-67-6573	0977-66-8311
	九州神陵文庫・大分大学医学部店	〒879-5593 大分県由布市狭間町医大ヶ丘1-1　大分大学医学部内	097-549-4881	097-549-3007
	紀伊國屋書店　長崎店	〒850-0035 長崎県長崎市元船町10-1　ゆめタウン夢彩都4F	095-811-4919	095-811-4923
	メトロ書店・本店	〒850-0058 長崎県長崎市尾上町1-1　アミュプラザ長崎3F	095-821-5400	095-821-5490
	好文堂書店	〒850-0853 長崎県長崎市浜町8-29	095-823-7171	095-827-3773
	九州神陵文庫・久留米大学医学部店	〒830-0011 福岡県久留米市旭町67　久留米大学本館1F	0942-34-8660	0942-34-8660
	紀伊國屋書店　久留米店	〒839-0865 福岡県久留米市新合川1丁目2-1　ゆめタウン久留米2F	0942-45-7170	0942-45-7174
	ジュンク堂書店　福岡店	〒810-0041 福岡県福岡市中央区大名一丁目15番1号　天神西通りスクエア1～3階	092-738-3322	092-738-3230
	九州神陵文庫・本社	〒812-0044 福岡県福岡市博多区千代4-29-29	092-641-5555	092-641-3060
	丸善　博多店	〒812-0012 福岡県福岡市博多区博多駅中央街1番1号　JR博多シティ8階	092-413-5401	092-413-5402
	紀伊國屋書店　福岡本店	〒812-0012 福岡県福岡市博多区博多駅中央街2-1　博多バスターミナル6F	092-434-3100	092-434-3104
	喜久屋書店・小倉店	〒802-0002 福岡県北九州市小倉北区京町3丁目1番1号　セントシティ7F	093-514-1400	093-514-1415
	九州神陵文庫・九州歯科大学店	〒803-0844 福岡県北九州市小倉北区真鶴2-6-1　九州歯科大学内	093-571-5453	093-571-5453
	井上書店・小倉店	〒802-0077 福岡県北九州市小倉北区馬借2-1-29	093-533-5005	093-533-9789
	白石書店・産業医科大学店	〒870-0804 福岡県北九州市八幡西区医生ケ丘1-1　産業医科大学3号館	093-693-8300	093-603-4504
沖縄	考文堂・メディカルブックセンター	〒900-0036 沖縄県那覇市西1－2－16　琉球光和ビル1F	098-988-3112	098-988-3368
	ジュンク堂書店　那覇店	〒900-0013 沖縄県那覇市牧志1-19-29　D-NAHA　地下1階～3階	098-860-7175	098-860-7176

【著者略歴】

西尾　正輝（にしお　まさき）

新潟医療福祉大学・大学院教授，医学博士．

東京大学大学院医学系研究科修了．国保旭中央病院，国際医療福祉大学を経て現職．Academic Society for Quality of Life：Director of the Review Board Committee，日本摂食嚥下リハビリテーション学会評議員，日本音声言語医学会評議員，日本ディサースリア臨床研究会会長（編集委員長兼任）

〈主な著書〉

『ディサースリア臨床標準テキスト 第2版』，『ディサースリア 臨床標準テキスト 第2版 完全対応ワークブック』（以上，医歯薬出版），『MTPSSE：高齢者の発話と嚥下の運動機能向上プログラム 第1巻〜第3巻』（学研メディカル秀潤社），『ノドトレ』（Gakken），『Motor Speech Disorders：A Cross-Language Perspective（共著）』（Multilingual Matters, UK），『Speech Disorders：Causes, Treatment and Social Effects（共著）』（Nova Science Publishers, Inc., NY），『ことばと障害のケア・ガイドブック―失語症・脳卒中・神経難病の人のために―（編著）』（中央法規出版），『標準ディサースリア検査』，『ディサースリアの基礎と臨床 第1巻〜第3巻』，『スピーチ・リハビリテーション❶〜❺』，『摂食嚥下障害の患者さんと家族のために 第1巻〜第2巻』，『新しい介護食・嚥下食レシピ集―食を楽しんで栄養を取り入れるために―』，『発話メカニズムの解剖と生理（翻訳）』，『動画で学ぶディサースリア：発話速度の調節法』，『お口の元気力アップ運動』（以上，インテルナ出版）など多数．

コメディカルスタッフのための論文の書き方
―初心者から上級者まで―　　　　　　　　　　　　　ISBN 978-4-900637-55-9

2018年7月15日　第1版・第1刷発行
2023年3月27日　第1版・第2刷発行

　　著　者　西尾正輝
　　発行者　稲葉友哉
　　発行所　インテルナ出版株式会社
　　　　　　〒102-0072　東京都千代田区飯田橋4-7-11　カクタス飯田橋ビル
　　　　　　電話 03-3944-2591（編集）・2691（販売）　FAX 03-5319-2440
　　　　　　http://www.intern.co.jp/　E-mail：hanbai@intern.co.jp

乱丁・落丁の際はお取り替えいたします．

Ⓒ Masaki Nishio, 2018, Printed in Japan〔検印廃止〕

本書の内容を無断で複写・複製・転写すると，著作権・出版権の侵害となることがありますのでご注意下さい．
JCOPY〈（社）出版者著作権管理機構　委託出版物〉
本書の無断複写は著作権法上での例外を除き禁じられています．複写される場合は，そのつど事前に，（社）出版者著作権管理機構（電話 03-3513-6969，FAX 03-3513-6979, E-mail:info@jcopy.or.jp）の許諾を得てください．